Bewegung!

Motivation – Training – Ernährung

Wage den ersten Schritt, und ein Weg wird sich auftun.
Zen-Weisheit

PETER GERFEN

BEWEGUNG!

▸ MOTIVATION ▸ TRAINING ▸ ERNÄHRUNG

Meyer & Meyer Verlag

Für meinen Vater Rolf Gerfen

Bewegung!
Motivation – Training – Ernährung

Bibliografische Information der Deutschen Nationalbibliothek
Die Deutsche Nationalbibliothek verzeichnet diese Publikation in der Deutschen Nationalbibliografie; detaillierte bibliografische Details sind im Internet über <http://dnb.d-nb.de> abrufbar.

Auckland, Beirut, Dubai, Hägendorf, Hongkong, Indianapolis, Kairo, Kapstadt, Manila, Maidenhead, Neu-Delhi, Singapur, Sydney, Teheran, Wien

Member of the World Sport Publishers' Association (WSPA)

Gesamtherstellung: Print Consult GmbH, München

FSC
www.fsc.org
MIX
Paper from responsible sources
FSC® C084279

ISBN 978-3-8403-7642-9
E-Mail: verlag@m-m-sports.com
www.dersportverlag.de

INHALT

PROLOG - IHR WEG ZUM ZIEL

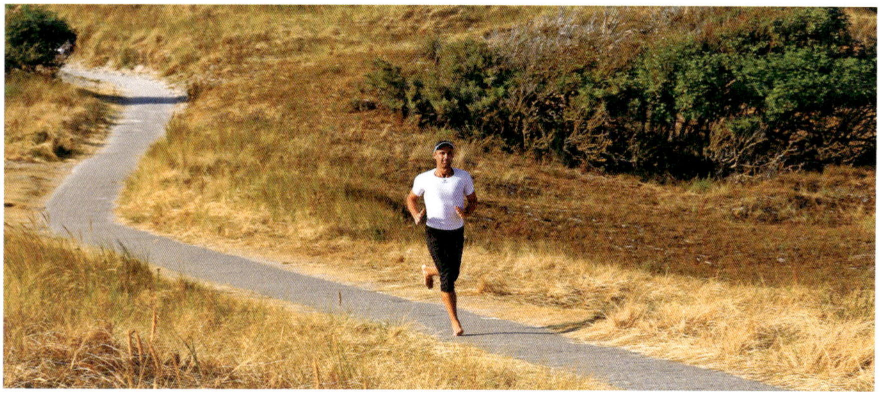

Sie haben Ihr Ziel vor Augen.
Der Weg zum Ziel war nicht immer einfach und nicht selten mussten Sie den einen oder anderen Stolperstein von Ihrem Weg entfernen. In manchen Situationen gingen Sie Umwege, aber auch das hat Sie nicht davon abgehalten, immerzu an Ihre Visionen und Ziele zu glauben und zu wissen, dass nichts und niemand Sie aufhalten kann.
Es gab Tage, an denen Ihnen die Energie fehlte und Sie zweifelten.
Je weiter Sie jedoch auf Ihrem Weg voranschritten, umso häufiger erlebten Sie Momente, die Sie inspirierten und beflügelten. Es schien fast so, als ob Sie die Welt verändern könnten auf dieser Wegstrecke, so viel Kraft und Energie floss in Ihnen.
Step by Step und in kleinen Etappen kamen Sie Ihrem Ziel immer näher.
Sie haben gelernt, dass Rückschläge zu einem erfolgreichen Weg gehören. Jeder Fehler, jeder scheinbar noch so verlorene Tag, hat Sie am Ende stärker gemacht.
Sie haben niemals aufgegeben. Ihr Durchhaltevermögen und Ihr Wille, es zu schaffen, haben Sie an Ihr Ziel geführt.

Im Wort „Bewegung" ist der „Weg" als Wortbaustein bereits enthalten. Der hier beschriebene **Weg** steht vielleicht sinnbildlich für Ihren ganz persönlichen Weg zu Ihren Zielen. Gleichgültig, ob Ihr Fokus auf einer Gewichtsreduzierung oder auf einer Körpermodellierung liegt, Ihr Weg wird nicht immer einfach sein, aber Sie werden ihn mit *Bewegung!* und der GEHZEIT-Formel (Seite 12) meistern, wenn Sie an sich und an Ihr Potenzial fest genug glauben.

DIE MTE-ERFOLGSPYRAMIDE

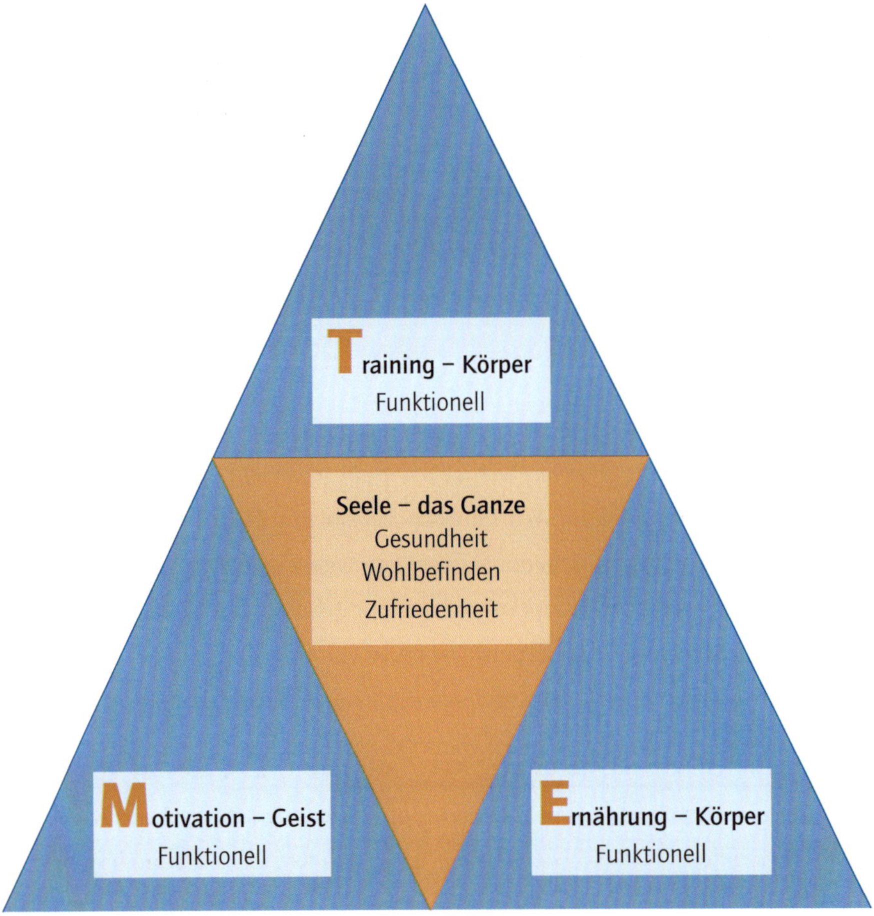

ALLES HÄNGT MIT ALLEM ZUSAMMEN

Die „MTE-Erfolgspyramide" spiegelt meine jahrzehntelangen Erfahrungen als Profisportler und Trainer wider.

Ich habe sehr oft beobachten können, dass der Wegfall eines Elements aus der Pyramide dazu führte, dass das ganze System Mensch ins Wanken geriet und Ziele unerreichbar wurden.

Die einzelnen Elemente der Pyramide sind aufeinander angewiesen und füreinander da.

Es wird Ihnen beispielsweise wenig nutzen, auf einem hohen Level zu trainieren, ohne sich dabei gesund zu ernähren oder notwendige Erholungszeiten einzuhalten.

Dieses Buch erklärt, wie Sie Ihren ganz persönlichen und erfolgreichen Weg beschreiten können. Es ist revolutionär, weil es Ihnen völlig neue Ansätze in der Trainings- und Ernährungsplanung aufzeigen wird. Es wird Ihnen in vielen kleinen Geschichten von Profisportlern und meinen Erfahrungen als Trainer klar werden, wie wichtig es für Sie sein sollte, immer fokussiert auf Ihre Ziele zu sein. Lassen Sie sich durch dieses Buch inspirieren, lernen Sie und handeln Sie.

Die *BEWEGUNG!*-Trainingspläne geben Ihnen die Möglichkeit, in jedes Fitnesslevel einzusteigen. Vom Anfänger bis hin zum Profi werden Sie Anleitungen für ein hocheffizientes Training finden. Das Punktesystem wird Ihnen dabei helfen und als Orientierung und Motivation dienen.

Das individuell auf Sie abgestimmte Ernährungsprogramm wird Sie auf jedem Meter Ihres Weges und in Ihrer Bewegung unterstützen, ohne dass Sie dabei auf Genuss verzichten müssen.

Zusammen mit den mentalen Elementen des ersten Kapitels werden Sie ohne Zweifel Ihre Lebensqualität auf eine neue Stufe heben.

DIE „GEHZEIT"-FORMEL AUF IHREM ERFOLGSWEG

GLAUBEN:	Glauben Sie an sich und an Ihr Vorhaben.
EIGENVERANTWORTUNG:	Verlassen Sie sich auf sich selbst – es ist Ihr ganz persönlicher Weg.
HANDELN:	Werden Sie aktiv! Setzen Sie das Erlernte in die Tat um.
ZIELE:	Werden Sie sich klar über Ihre Ziele. Halten Sie sich Ihre Ziele immer vor Augen.
ETAPPEN:	Erfolgserlebnisse, Step by Step zum großen Ziel.
INSPIRATION:	Lassen Sie sich inspirieren durch dieses Buch und von Ihrer Begeisterung.
TRÄUME:	Sind der Anfang von allem. Träumen Sie und halten Sie an Ihren Träumen fest.

„Auf einfache Wege schickt man nur die Schwachen."

Hermann Hesse

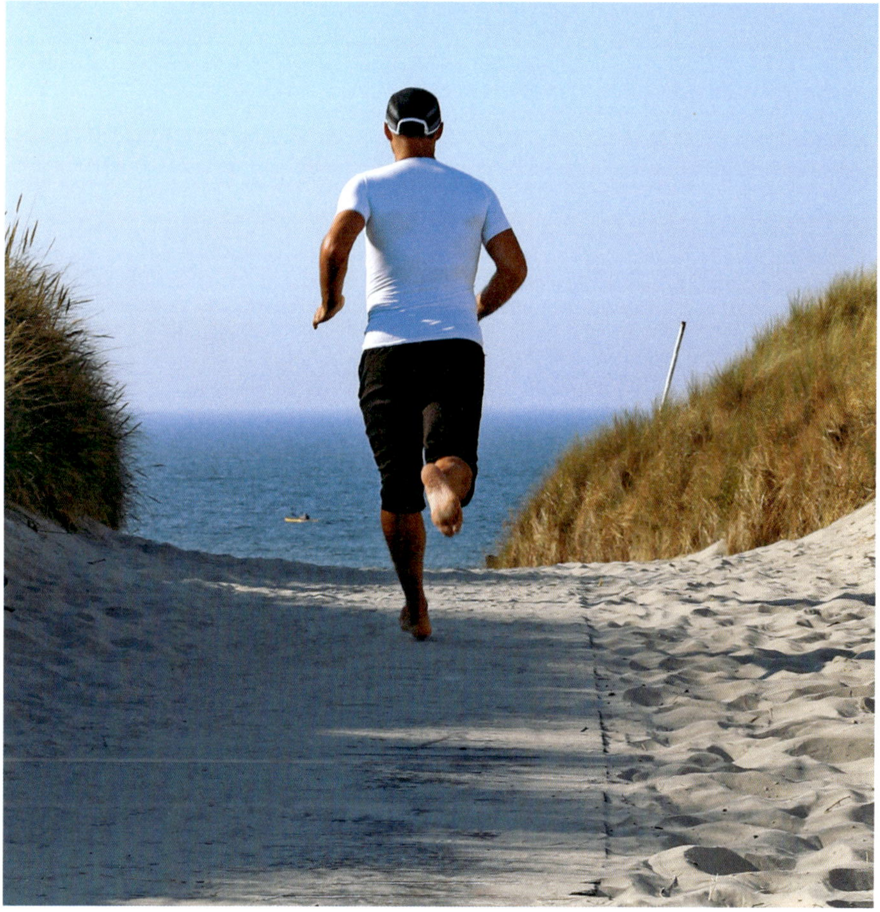

SIE SIND STARK!

Machen Sie sich nun auf den Weg zu Ihren Zielen.

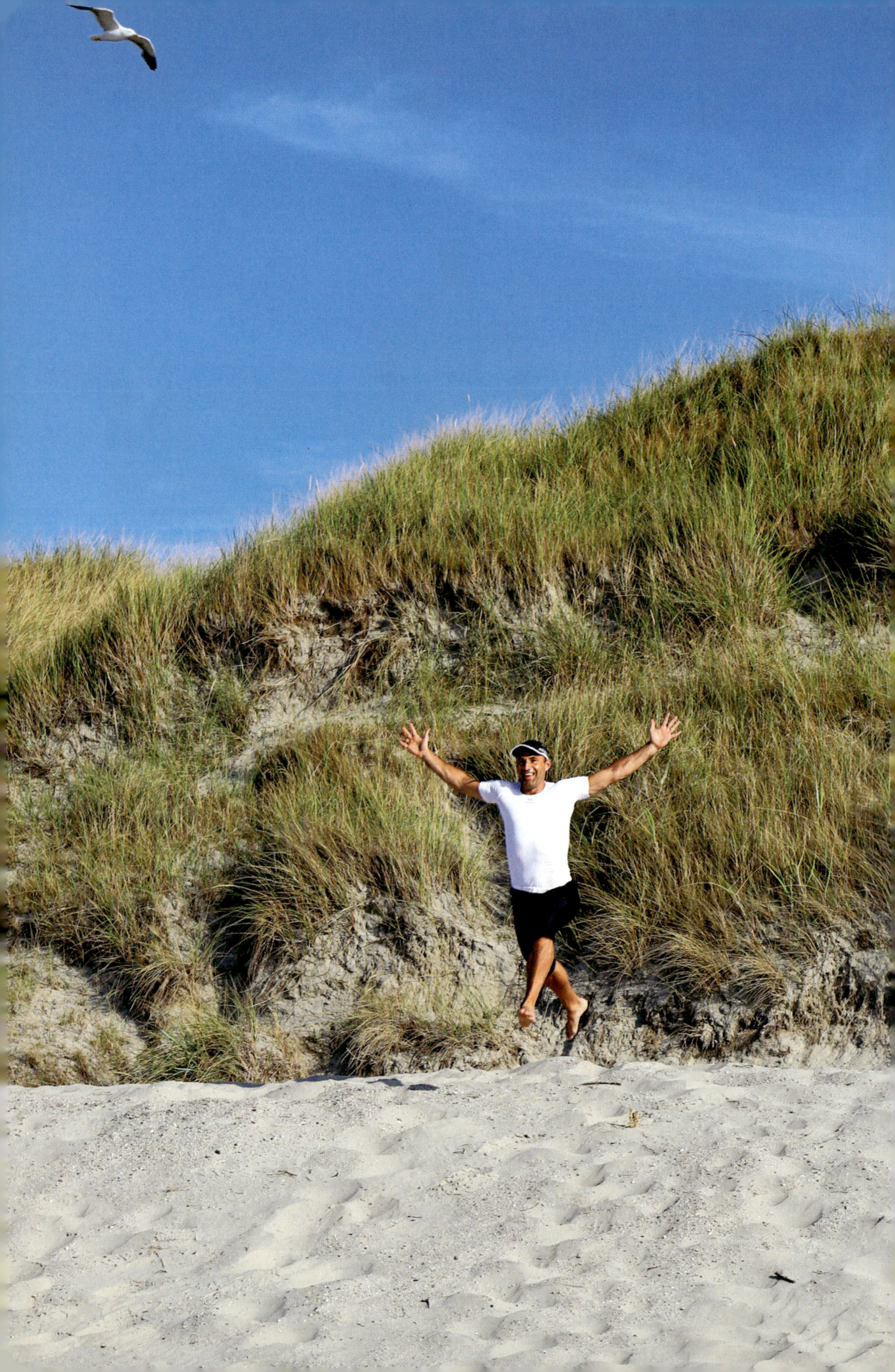

1 MOTIVATION

1.1 MOTIVATION = BEWEGUNG!

„MOTIVATION HÄNGT ZUSAMMEN MIT BEGEISTERUNGSFÄHIGKEIT, MIT SINNGEBUNG, MIT VISIONEN – UND ZWAR AUS MIR SELBST HERAUS.“

Reinhold Messner

Motivation, abgeleitet von dem lateinischen Wort *motus*, zu Deutsch *Bewegung*, definiert sich, einfach ausgedrückt, über die Beweggründe, die das Handeln eines Menschen bestimmen.

Motivation ist in Ihnen. Sie ist in Ihrem Unterbewusstsein fest verankert.

Motivation ist stark, aber durch innere und äußere Einflüsse auch sehr zerbrechlich. Ganz sicher haben Sie schon feststellen müssen, dass nach einer anfänglichen Euphorie ein Vorhaben, bei zwischenzeitlichen Misserfolgen, oft in einer Frustration endet.

Das wohl klassische Beispiel hierfür ist das Scheitern einer Diät.

In den Erstgesprächen mit meinen Personal-Training-Kunden zeichnet sich in den meisten Fällen ein sehr interessantes Bild ab.

Der anfängliche Wunsch, abzunehmen, hat sich bereits in ein: „Ich will abnehmen", gesteigert. Das ist gut, denn die (Eigen-)Motivation ist somit vorhanden. Sie haben dieses Buch gekauft. Aus welchem Motiv? Um abzunehmen oder um Muskulatur aufzubauen? Aus einem Motiv wird Motivation. Glückwunsch, Sie sind auf dem richtigen Weg!

Unsere Gesellschaft ist schnelllebig, alles fliegt an uns vorbei. Wir haben uns angepasst und wir schwimmen in diesem Strom von Erwartungshaltungen und Schönheitsidealen. Der Druck ist gewaltig und, um im Thema zu bleiben, die Pfunde sollen innerhalb kürzester Zeit fallen und der fiese Jo-Jo-Effekt, den man in der Vergangenheit nach Diäten oft erlebt hat, soll sich gefälligst auch nicht mehr blicken lassen.

Reflektieren Sie bitte einmal. Wie lange haben Sie dafür gebraucht, um in den momentanen Zustand zu gelangen, der Ihnen, gleichgültig, ob überschüssige Pfunde oder mangelnde Fitness, so viel Unbehagen bereitet?

Sie ahnen, worauf ich hinauswill. Erwarten Sie nicht zu viel auf einmal von sich. Falls Sie 10 Jahre lang keinen Sport mehr betrieben haben, ist das nicht gleichbedeutend damit, dass Sie 10 Jahre trainieren müssen, um wieder fit zu werden, aber erwarten Sie nicht, dass Sie sich in vier Wochen auf der höchsten Fitnessstufe dieses Buchs wiederfinden.

Setzen Sie sich realistische Ziele in kleinen Etappen. Step by Step, Woche für Woche.

Vielleicht erreichen Sie auch bereits mit der zweiten Stufe des *BEWEGUNG!*-Programms Ihre Ziele. Bleiben Sie am Ball und geben Sie niemals auf.

Die Trainingspläne dieses Buchs sind im Baukastensystem hinterlegt. Neue Elemente, die auf bereits Erlerntem aufbauen, garantieren einen fortwährenden Motivationsstrom in allen Fitnessstufen.

1.2 POTENZIAL

„DER MENSCH IST DAZU GEBOREN, GROSSES ZU LEISTEN, WENN ER VERSTEHT, SICH SELBST ZU BESIEGEN."

Bruce Lee

Bevor Sie mit Ihrem Training starten, lassen Sie uns vorab auf Ihr Potenzial schauen, das nur darauf wartet, von Ihnen abgerufen zu werden.

Ihre Möglichkeiten sind nahezu unbegrenzt. Die einzigen Grenzen, die Sie daran hindern, Ihr Potenzial auszuschöpfen, existieren nur in Ihrem Kopf.

Der Sieg über sich selbst bedeutet in erster Linie, seine Vorurteile gegen sich selbst aufzugeben und auszutauschen gegen einen unerschütterlichen Glauben an seine eigene innere Kraft.

Reinhold Messner, der Extrembergsteiger und Abenteurer, behauptet gar, dass ein jeder Mensch, ein wenig Erfahrung und Training vorausgesetzt, in der Lage sei, die Antarktis zu durchqueren oder den Mount Everest zu besteigen, wenn er nur mit der gleichen Vehemenz und Besessenheit, wie er es tat, zu Werke ginge.

Sehr wahrscheinlich wird eine Antarktisexpedition nicht auf Ihrer To-do-Liste stehen, aber ich möchte Ihnen mit dieser Aussage klarmachen, dass Sie Ihre Ziele, gleichgültig, wie Sie auch aussehen mögen, realisieren werden.

Sie wollen einen Traumkörper bekommen? Dann werden Sie ihn bekommen. Ihr Wille entscheidet und zusammen mit Mut und Ausdauer kann er Berge versetzen.

TIPP

HANDELN Sie, machen Sie den ersten Schritt und begeben Sie sich auf den Weg. Ein starker Wille sowie Mut und Ausdauer sollten Ihre ständigen Wegbegleiter sein.

GEHZEIT »

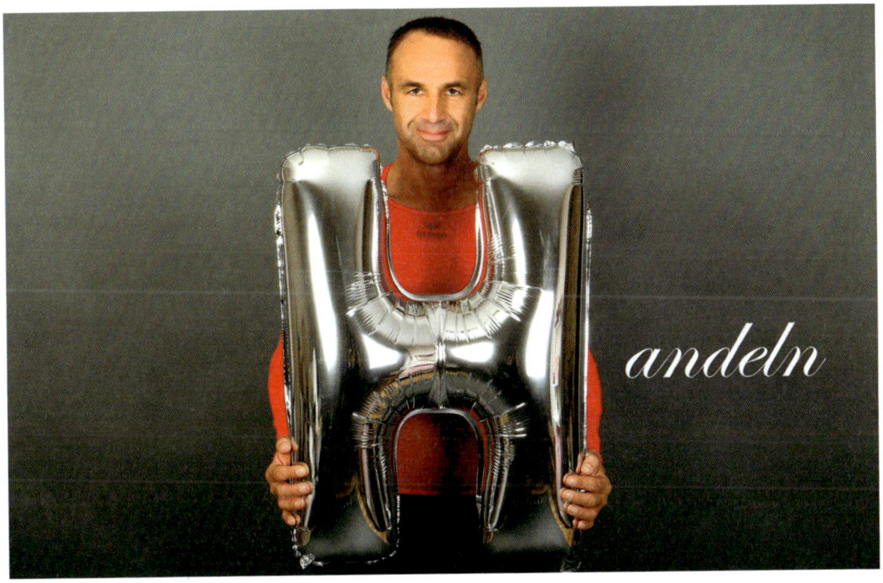

1.3 SEIEN SIE EIN VORBILD...

...für sich selbst und für andere Menschen in Ihrem Umfeld!

Kennen Sie Sprüche wie: „Der Lack ist ab!" oder: „Dafür bist du doch schon viel zu alt!"?

Falls Sie, wie ich auch, schon etwas „älter" sind (ich bin 1969 geboren), setzt das Schubladendenken der Gesellschaft ein und in vielen Bereichen wird man aufgrund seines Alters in seinen Möglichkeiten für limitiert gehalten. Zumindest will man uns das einreden.

„Mit Mitte/Ende 40 ist man eben nicht mehr so fit wie mit Anfang 20", ist ein weiteres Beispiel dafür, in dem uns suggeriert wird, einem unabänderlichen Weg des körperlichen Zerfalls nicht entkommen zu können.

Ich selbst war schon immer sehr sportlich. Es gibt keine spektakulären Vorher-nachher-Fotos von mir, aber doch glaube ich, behaupten zu können, mich diesem Schubladendenken und den Klischees der Gesellschaft entzogen zu haben.

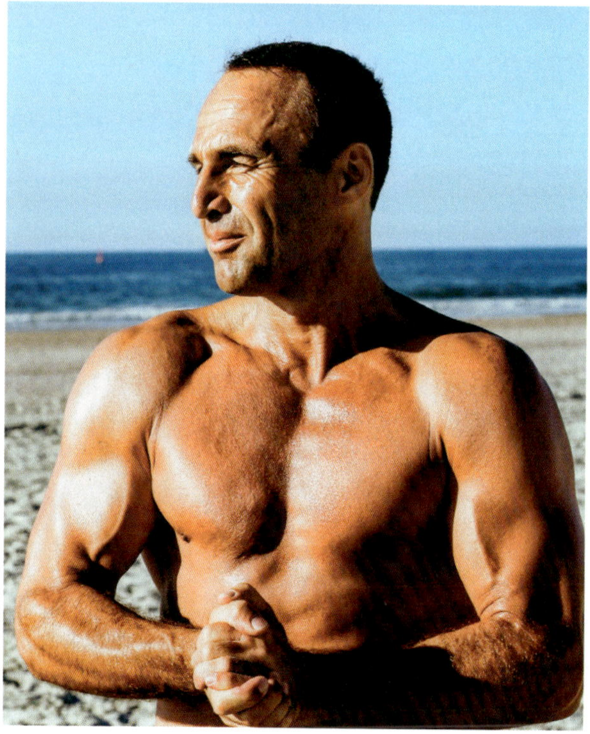

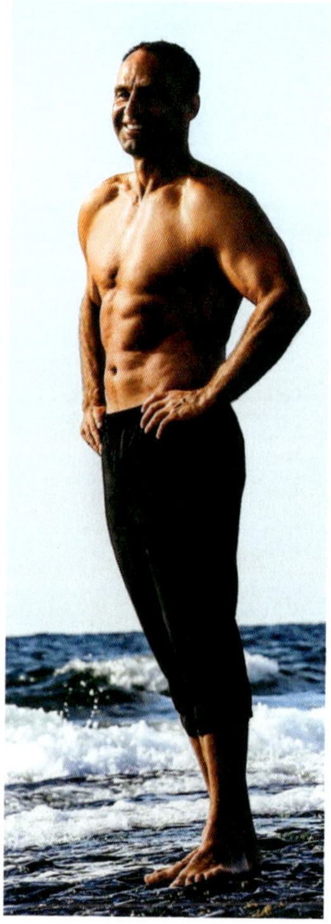

Natürlich verändern sich körperliche Prozesse im Laufe der Zeit. Das Ausmaß dieser natürlichen Vorgänge ist jedoch bei Weitem nicht so dramatisch und degenerativ, wie uns unsere Mitmenschen und leider wir uns auch selbst oft einreden wollen.

Ich könnte Ihnen unzählige Beispiele aus meinem Berufsleben als Personal-Fitness-Trainer aufzählen, in welchen Menschen, gleich welchen Alters und welcher Vorgeschichten, unglaubliche Erfolge und Veränderungen in ihrem Leben und in ihrem Erscheinungsbild erzielt haben.

» Ein Mann, 38, der mit dem *BEWEGUNG!*-Gesamtprogramm dieses Buchs seinen Körperfettanteil innerhalb eines halben Jahres von 25 % auf 6 % senken konnte und heute aussieht wie ein Fitnessmodell.
» Eine Frau, Ende 40, die es innerhalb eines Jahres schaffte, ihr Körpergewicht um 50 kg zu reduzieren und ihr neues Gewicht bis heute hält.
» Eine ältere Dame, damals 72, die mit dem Gedanken spielte, in ein Seniorenheim umzuziehen und heute, fünf Jahre später, in bester Gesundheit und Fitness eine Weltreise unternimmt.

Dies sind nur drei Beispiele aus meinem ganz persönlichen Kundenstamm, die aufzeigen, was für Sie möglich ist und warum Sie, ganz gleichgültig, was Ihnen jemand auch sagen mag, nie daran denken sollten, Ihre **Ziele** aufzugeben.

GEH**Z**EIT »

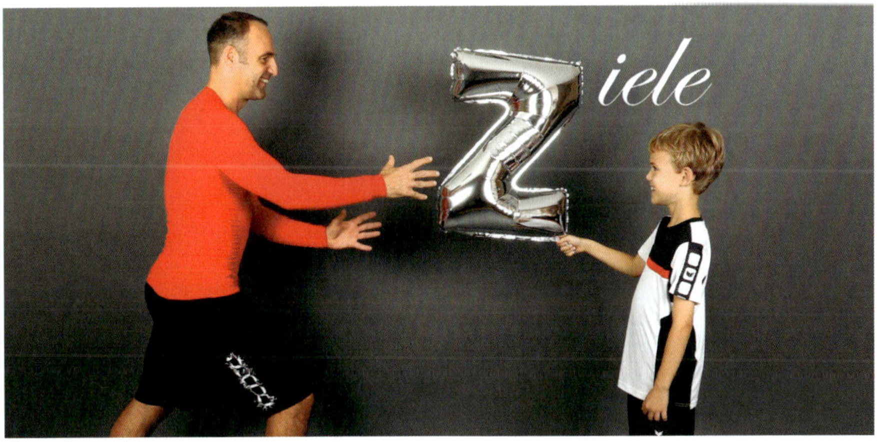

1.4 STRATEGIE

„In meiner Laufbahn habe ich mehr als 9.000 Würfe verschossen. Ich habe fast 300 Spiele verloren. 26-mal war ich derjenige, der das Spiel gewinnen konnte und ich habe daneben geworfen. Ich bin immer und immer wieder gescheitert. Und genau deshalb bin ich erfolgreich.“

Michael Jordan

Bereits als Kind bestand meine Motivation darin, der beste Handballspieler in Deutschland zu werden. Ich war sehr ehrgeizig und bereits in jungen Jahren erkannten Trainer mein Talent und mein Potenzial.

Ich schaffte es bis in die Erste Bundesliga. Endlich war ich dort, wo ich immer hinwollte, aber doch war es noch nicht das erträumte Ziel. Nur dabei zu sein, war mir nicht genug, ich wollte **DER** beste Spieler in Deutschland werden.

Mein Ziel war es, Torschützenkönig in der Ersten Handball-Bundesliga und Handball-Nationalspieler zu werden. Das war meine persönliche Definition von Erfolg.

Im Jahr zuvor war ich bereits der erfolgreichste Torschütze in der Zweiten Bundesliga. Der qualitative Unterschied zwischen der Zweiten und der Ersten Bundesliga war damals wie heute allerdings sehr groß. Ich hatte keine Ahnung, was mich in der höchsten Liga erwarten würde und ließ es auf mich zukommen.

Nach den ersten fünf Saisonspielen in der Ersten Bundesliga befand ich mich unter den Top-fünf-Torschützen der Ersten Liga. Ich konnte mithalten und ich sah eine realistische Chance, meinen Traum zu verwirklichen.

Ich wollte Torschützenkönig werden und von nun an gab ich alles dafür, es zu schaffen.

Im ersten Schritt meiner Strategie sah ich mir den Tordurchschnitt des aktuell besten Torschützen an. Im zweiten Schritt rief ich die Statistik der Torschützenkönige der letzten drei Jahre auf.

Ich wusste, dass ich meine Trefferquote verbessern müsste, um am Ende meinen Traum zu verwirklichen.

Auf einem alten Stundenplan mit Mickey-Maus-Motiv rechnete ich Spiel für Spiel meine Trefferzahl hoch, sodass ich am Ende bei 223 Treffern als Sollwert für meinen Traum kam.

Es waren zu diesem Zeitpunkt noch 25 Spieltage zu bestreiten.

Am Ende der Saison 1993/94 wurde ich mit 224 Toren Torschützenkönig der Ersten Handball-Bundesliga.

Aus eigener Erfahrung kann ich Ihnen eines versprechen. Träume lassen sich erfüllen und Ziele realisieren, wenn Sie beharrlich daran festhalten, wenn Sie einen realistischen Hintergrund haben und wenn Sie Ihre Ziele klar für sich formulieren.

Im Laufe der Saison gab es Spiele, in denen ich weit unter meinen Schnitt blieb und der Sollwert in weite Ferne rückte.

TIPP

Es wird Ihnen ähnlich ergehen. Kleinere und größere Rückschläge müssen Sie in Ihre Strategie und auf Ihrem Weg einplanen. Lassen Sie sich jedoch nicht davon entmutigen, sondern halten Sie daraufhin erst recht an Ihren Zielen fest. Sehen Sie wie Michael Jordan Rückschläge auch als Chance und Lernprozess.

Nach diesen Spielen arbeitete ich noch härter an mir. Ich haderte nicht lange, sondern setzte alles daran, es im nächsten Spiel wieder besser zu machen.

Und falls Sie doch mal in ein Motivationsloch fallen sollten, klettern Sie ganz schnell wieder heraus. Und wenn es Ihnen hilft, stellen Sie sich dabei bildlich vor, wie Sie aus dem dunklen Loch mit großem Kraftaufwand wieder an die Oberfläche kommen. Dieses imaginäre Training kann die Muskeln ebenfalls stärken.

Das will zumindest der Sportwissenschaftler Vinoth Ranganathan von der Cleveland Clinic in den USA herausgefunden haben. (Ranganathan, Siemionow, Liu, Sahgal & Yue, 2004) Nun ja, der Glaube versetzt bekanntlich Berge. Sollte doch etwas dran sein an dieser Theorie, wird das Visualisieren des Hinauskletterns aus Ihrem Motivationsloch Ihre überschüssigen Pfunde gleich schon wieder zum Schmelzen bringen.

HINWEIS

„Hinfallen ist keine Schande, liegen bleiben schon."

1.5 ZIELE UND ETAPPEN KLAR DEFINIEREN!

Mein Traum und meine Vorstellung vom erfolgreichen Handballspieler war noch nicht ausgeträumt.

Ich war Torschützenkönig, aber immer noch kein Nationalspieler. Der damalige Nationaltrainer Arno Ehret lud mich, trotz der Erfolge in der Bundesliga, nicht in die DHB-Auswahl ein. Erst nachdem die Presse immer lauter meine Berufung in die Nationalmannschaft forderte, wurde mein Traum Wirklichkeit.

Am 13. Mai 1994 gab ich in Paris im Länderspiel gegen Japan mein Debüt als Handball-Nationalspieler.

Ich hatte es geschafft.

Zum damaligen Zeitpunkt herrschte eine eher unkollegiale Stimmung in der Handball-Nationalmannschaft.

Ich fühlte mich nicht wohl. War das der Traum, den ich erleben wollte?

Nach einigen weiteren Länderspielen wurde der Kader für die anstehende Handball-Europameisterschaft in Portugal bekannt gegeben.

An einem Gepäckband auf dem Madrider Flughafen, nach zwei Länderspielen gegen Spanien, teilte mir der damalige Bundestrainer mit, dass ich nicht im Kader für die EM stehen würde.

Meine Nationalmannschaftskarriere war vorbei, bevor sie richtig angefangen hatte.

Ich gab allen die Schuld. Dem Trainer, seinem Co-Trainer, der Mannschaft, aber nicht mir selbst, auch wenn meine Leistungen im Spiel und Training nicht dem entsprachen, was ich eigentlich zu leisten imstande war.

Heute kenne ich den Grund für mein Motivationsloch.

Ich hatte meine Ziele nicht klar genug definiert. Anders als bei meinem Vorhaben, Torschützenkönig zu werden, fehlte mir die Klarheit, die Beharrlichkeit und auch der Mut, schwierige Situationen zu meistern und mich durchzubeißen.

Passend dazu, sah ich vor Kurzem im TV eine Reportage über den sehr sympathischen Hawaii-Ironman-Gewinner von 2017 und 2018, Patrick Lange, der nach seinem ersten triumphalen Zieleinlauf 2017 überglücklich in die Mikrofone sagte, dass er schon als kleiner Junge davon träumte, Iron-Man-Gewinner zu werden und dass es für ihn nichts Größeres gäbe.

Laura Dahlmeier, die Doppel-Olympiasiegerin von Pyeongchang 2018, schrieb auf die Frage nach ihrem Berufswunsch bereits als Kind einer Mitschülerin ins Poesiealbum: „Olympiasiegerin werden."

Je klarer Sie Ihre Ziele formulieren, umso höher wird die Wahrscheinlichkeit sein, dass Sie Ihre Ziele auch erreichen werden.

„Denke groß und du wirst groß", ist ein bekannter Slogan, in dem viel Wahrheit steckt. Trauen Sie sich, in großen Dimensionen zu träumen. Das hat nichts mit Größenwahn oder Überheblichkeit zu tun, sondern hilft Ihnen dabei, ein klares Ziel immer vor Augen zu haben.

Roger Federer, der wohl beste Tennisspieler aller Zeiten, skizzierte mit 15 Jahren seinen weiteren Werdegang sehr präzise.

„In die Top Ten vorstoßen und später die Nummer eins werden."

Ich habe meinen Traum vom Handball-Nationalspieler verwirklicht, aber ich habe nie bei einem großen Turnier um die Weltmeisterschaft oder um einen Olympiasieg gespielt.

Es fehlte mir der Mut, der Glaube und die Beharrlichkeit, diese großen Ziele zu träumen und zu erreichen.

TIPP

Sie wollen 10 kg abnehmen? Dann winken diese 10 kg am Horizont. Denken Sie an meinen Plan zum Torschützenkönig. Ich brauchte dafür ein Jahr und viele kleine Etappensiege.

ETAPPENsiege sind Erfolgserlebnisse. Sie werden Sie beflügeln und Sie immer näher an Ihr Ziel bringen. Definieren Sie Ihr Ziel und denken Sie in Etappen wie Roger Federer.

Glauben und träumen Sie wie Patrick Lange oder Laura Dahlmeier von Ihrem Erfolg.

Je nach Ausgangsposition und Zielvorstellung kann der Weg zu Ihrem Traumkörper kürzer oder länger sein, aber mit Beharrlichkeit, Disziplin, Mut und mit positivem Denken werden Sie Ihren Weg meistern.

GEHZEIT »

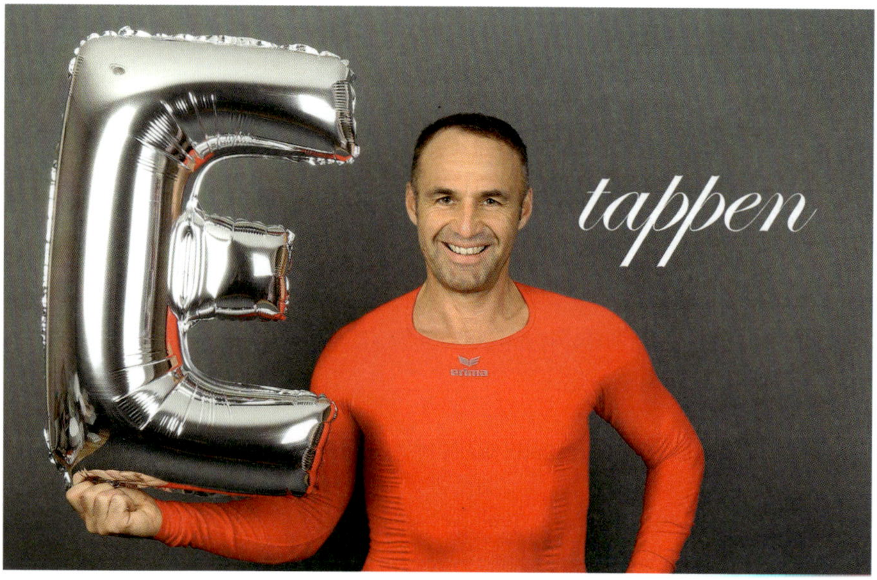

1.6 REALISTISCHER HINTERGRUND

Roger Federer hatte bereits als Kind ein unglaubliches Talent zum Tennisspielen. Ich war als Kind bereits sehr erfolgreich als Handballspieler.

Ihre Träume sollten einen realistischen Bezug zu Ihren Fähigkeiten haben.

Sie werden sehr wahrscheinlich kein Usain Bolt werden, wenn Sie in der Schule maximal eine Siegerurkunde bei den Bundesjugendspielen gewonnen haben.

Sie werden vermutlich auch kein Popstar werden, wenn Sie es nicht schaffen, auch nur einen Ton zu treffen.

Federers folgende Aussage unterstreicht diese Theorie. Auf die Frage eines Reporters, wie er es schafft, über einen langen Zeitraum so konstant gute Leistungen zu zeigen, entgegnete Federer: „Wissen Sie, daraus kann man kein Geheimnis machen. Ich bin definitiv ein sehr talentierter Spieler."

Aber, um im Thema dieses Buchs zu bleiben, Ihre körperlichen Ziele können Sie immer erreichen. Es spielt keine Rolle, auf welchem Level Sie sich momentan befinden.

Ich habe in all den Jahren meiner Arbeit als Trainer die unglaublichsten Verwandlungen gesehen. Anders als in spezifischen Bereichen (Beispiel Tennisspielen), in denen ein Grundtalent die Voraussetzung für eine sportliche Höchstleistung ist, wird eine rein körperliche Transformation bei entsprechender Betätigung und Anstrengung immer von Erfolg gekrönt sein. Talent ist hierbei nicht entscheidend.

Seien Sie konkret in Ihrem Vorhaben und formulieren Sie klar Ihre Ziele. Störfeuer um Sie herum werden Sie ansonsten scheitern lassen.

1.7 ZIELCOLLAGE

Der Micky-Maus-Stundenplan, auf dem ich Step by Step meinen Zielweg zum Torschützenkönig zeichnete, war nichts anderes als eine Zielcollage.

Natürlich kann man so eine Zielcollage auch schöner gestalten. Ihrer Kreativität sind dabei keine Grenzen gesetzt.

Es ist wichtig, dass Sie sich Ihre Zielcollage tagtäglich vor Augen führen und in Ihrem Bewusstsein verankern.

Platzieren Sie Ihre Zielcollage als Bildschirmschoner oder Desktophintergrund. Suchen Sie sich einen Platz in Ihrer Wohnung, an dem Sie Ihre Ziele immer begleiten.

Vielleicht ist es der Kühlschrank für den Fall, dass Sie abnehmen möchten. Vielleicht ist es auch der Schuhschrank, in dem Ihre Joggingschuhe stehen.

Ich habe meine aktuelle Zielcollage an meinen Arbeitsplatz aufgestellt. Ein gelegentlicher Blick darauf weckt neue Energie und spornt mich an.

TIPP

Im Internet finden Sie viele Anleitungen und Inspirationen für die Erstellung von Zielcollagen oder Vision Boards. Machen Sie sich bewusst, was Sie wirklich von ganzem Herzen wollen.

Formulieren Sie Ihre Ziele so kurz, klar und prägnant wie möglich. Pauschale Aussagen wie: „Ich will abnehmen", sind zu schwammig und werden sich nicht in Ihrem Unterbewusstsein verankern. Platzieren Sie Ihre Zielcollage so, dass Sie sie jeden Tag sehen können. Halten Sie mindestens einmal am Tag kurz inne, TRÄUMEN, visualisieren und fühlen Sie Ihre Ziele.

GEHZEIT »

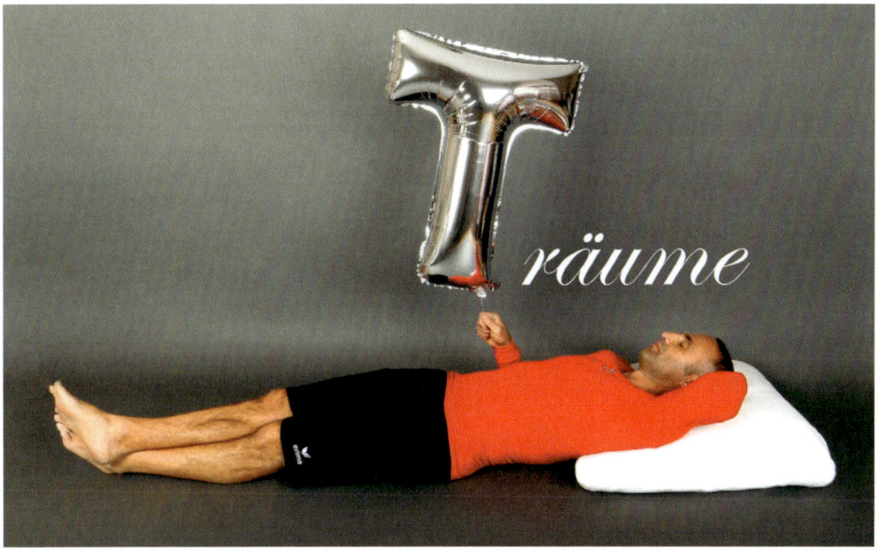

PS

Meine Ziele für 2018 konnte ich, nicht zuletzt durch die ständige Sichtbarkeit meiner Zielcollage, alle realisieren.

Sie schaffen das auch mit Ihren Zielen!

1.8 MOTIVATIONSTYPEN

In der Herangehensweise Ihrer Ziele ist es wichtig für Sie, zu wissen, wie Sie Ihre Motivation am besten für sich einsetzen können.

Es wird Ihnen wenig nutzen, Freunden und Bekannten von Ihrem Vorhaben zu erzählen, wenn Sie anschließend von einem äußerlichen Erwartungsdruck förmlich erdrückt werden würden. Was für den einen ein zusätzlicher Ansporn sein kann, bedeutet für den anderen unnötigen Stress, der sich negativ auf die Erreichung von Zielen auswirkt.

Ich unterscheide zwischen drei Motivationstypen: zwischen dem *offensiven* Motivationstyp, dem *aggressiven* Motivationstyp, den man jedoch meistens nur im Leistungssport antrifft und dem *defensiven* Motivationstyp.

Alle Typen sind natürlich aktiv in ihrem Handeln. Sie unterscheiden sich jedoch grundlegend in ihrem Charakter und in ihrer Außendarstellung.

DER OFFENSIVE MOTIVATIONSTYP

Viele Diätratgeber fokussieren sich auf diesen Motivationstyp. Ein Vorher-nachher-Foto, eine ganze Bilderserie, in der die Verwandlung sichtbar wird oder ein Internetblog, in dem über den Weg der Transformierung berichtet wird, sind typische Merkmale eines offensiven Motivationstyps.

Hierbei wird nach immer wiederkehrender Bestätigung gesucht. Das positive Feedback von Freunden, Bekannten und einer „Fangemeinde" im Internet spornt zu immer neuen Höchstleistungen an.

Dieser Motivationstyp braucht den Druck, es sich selbst, aber auch allen anderen zu zeigen.

Speziell im Social-Media-Zeitalter von Facebook®, Instagram®, Twitter® und Co. ein Phänomen, das immer häufiger zu beobachten ist.

Ich bewerte das nicht negativ. Falls Sie sich in dieser Beschreibung wiederfinden, gehen Sie diesen offensiven Weg an und lassen Sie sich von keinen selbsternannten Moralaposteln davon abbringen.

DER AGGRESSIVE MOTIVATIONSTYP

Eine besondere Form des Motivationstyps ist in der Regel im Hochleistungssport zu finden, was die folgende Geschichte beweist.

Im Handball ist es üblich, sich vor dem Spiel, neben einer allgemeinen Erwärmung, mit einem Ball und einem Partner auf das Spiel vorzubereiten.

Mein damaliger Partner für diese Phase des Warm-ups war ebenfalls ein bekannter Nationalspieler.

In der Regel positionieren sich zwei Spieler hierfür gegenüberstehend quer zum Spielfeld.

Der Abschluss dieses fünfminütigen Aufwärmprogrammpunkts besteht darin, sich den Ball mit höchstmöglicher Wurfkraft aus größerer Entfernung zuzuspielen. Es ist nicht leicht, diese Bälle noch zu fangen, da in der Bundesliga Spitzengeschwindigkeiten von bis zu 120 km/h bei Würfen erreicht werden können.

Mein Aufwärmpartner warf den Handball zum Ende dieser Übung nicht direkt zu mir, sondern ganz „unabsichtlich" über mich hinweg in die Zuschauermenge.

Er brauchte diese Provokation, den Adrenalinkick, die Emotionen der Zuschauer und die damit erzielte Aufmerksamkeit, wenngleich diese natürlich nicht gerade positiv ausfiel.

Es sei aber hier gleich erwähnt, dass niemals etwas Ernstes passiert ist.

Diese Geschichte soll nur als kleine Anekdote dienen. Aggressive Motivationstypen sind im Fitnesssport allenfalls unter dem einen oder anderen Bodybuilder zu finden, wobei ich an dieser Stelle keinen Generalverdacht äußern möchte. Die Aggressivität hat hierbei in den meisten Fällen ihren Ursprung im Konsum von Steroiden.

DER DEFENSIVE MOTIVATIONSTYP

Erinnern Sie sich noch an Ihre Schulzeit? An die Gespräche unter den Schulkameraden nach einer Klausur?

Hier wurde im Hinblick auf das Ergebnis der Klausur tief gestapelt und mit dem Schlimmsten gerechnet.

Dies ist ein typischer Selbstschutzmechanismus und dem dritten Motivationstyp, dem defensiven Motivationstyp, zuzuordnen.

Ihrem Charakter entsprechend, konzentrieren sich diese Personen nur auf ihren individuellen Plan und auf sich selbst. Sie sprechen ihre Ziele ungern öffentlich aus, da sie sich nicht angreifbar machen und in Gefahr geraten wollen, sich von ihrem Weg abbringen zu lassen.

Defensive Motivationstypen sind Träumer, sie glauben jedoch fest an ihre Visionen und lassen keine äußere (negative) Einflussnahme zu.

Defensive Motivationstypen scheuen nicht unbedingt das Rampenlicht. Sie holen sich ihren Applaus jedoch erst zum Ende ab, wenn die gewünschte Figur oder das persönlich definierte Ziel erreicht wurde.

TIPP

Halten Sie inne und überlegen Sie genau, wie Sie an Ihr „Projekt“ und Ihre Ziele herangehen möchten. Sind Sie mehr der extrovertierte Typ, gehen Sie Ihr Vorhaben offensiv an. Als eher introvertierter Typ sollten Sie sich defensiver verhalten und sich nicht von gut gemeinten Ratschlägen irritieren lassen. So oder so, machen Sie Ihr Ding so, wie Sie es für richtig halten!

HINWEIS

Für den Fall, dass Sie als Zuschauer demnächst einmal live ein Handballspiel in der Bundesliga erleben möchten. Sie brauchen nicht in Deckung zu gehen, mein damaliger Aufwärmpartner ist mittlerweile nur noch als Trainer und nicht mehr als Spieler in der Ersten Handball-Bundesliga aktiv.

1.9 KÖRPER, GEIST UND SEELE

„Der Körper ist der Übersetzer der Seele ins Sichtbare."

Christian Morgenstern

Die Voranstellung des Wortes Körper, in der Überschrift „Körper, Geist und Seele" beweist einmal mehr, wie unterschiedlich wir die Prioritäten in uns verteilen.

Wir müssen funktionieren, der Körper muss funktionieren. Alles andere wird sich schon quasi im Vorbeigehen irgendwie richten.

In anderen Kulturkreisen und Religionen sieht man die Seele als Ursprung und Quelle unserer Energie an. Der Geist verarbeitet und motiviert, der Körper führt aus.

Ich möchte Ihnen gerne zwei Fragen stellen:

Erste Frage

Überlegen Sie bitte, wie viel Zeit Sie heute in Ihren Körper investiert haben, um ihn auf den heutigen Tag vorzubereiten, ihn zu waschen, anzukleiden und ihn zu füttern.

Zweite Frage

Wie viel Zeit haben Sie heute verwendet, um Ihren Geist und Ihre Gedanken auf den Tag vorzubereiten?

Lassen Sie mich raten. Die täglichen Startvorbereitungen vernachlässigen in hohem Maße unsere Seele und unseren Geist. Wir funktionieren mehr, als dass wir bewusst leben. Bestenfalls liegen Sie bei einer Zeitinvestition von 20 % in Ihre Gedanken. In der Regel fällt dieser Wert noch schlechter aus.

Ihre Motivation zielt sehr wahrscheinlich auf einen gesunden und modellierten Körper. Der Weg dorthin ist nicht immer einfach und funktioniert langfristig auch nur, wenn Sie mit sich selbst im Reinen sind und Sie Ihre inneren Energiequellen nicht vernachlässigen. (siehe MTE-Erfolgspyramide).

Sie haben Ihr Leben selbst in der Hand. Stellen Sie sich die erste Stunde eines Tages wie das Ruder eines Schiffs vor. Sie sind der Kapitän und Sie haben die Macht, zu entscheiden, in welche Richtung Sie Ihren Tag steuern möchten.

Bauen Sie Ihre Wohlfühlmomente gedanklich in Ihren Tag ein. Wecken Sie Ihre Vorfreude auf Essensmahlzeiten, Verabredungen mit Freunden oder Kollegen oder auf ein Workout aus diesem Buch.

TIPP

Entscheiden Sie sich für einen guten Tag! Trainieren Sie nicht nur Ihren Körper. Pflegen und nähren Sie Ihren Geist und lassen Sie Ihre Seele baumeln.

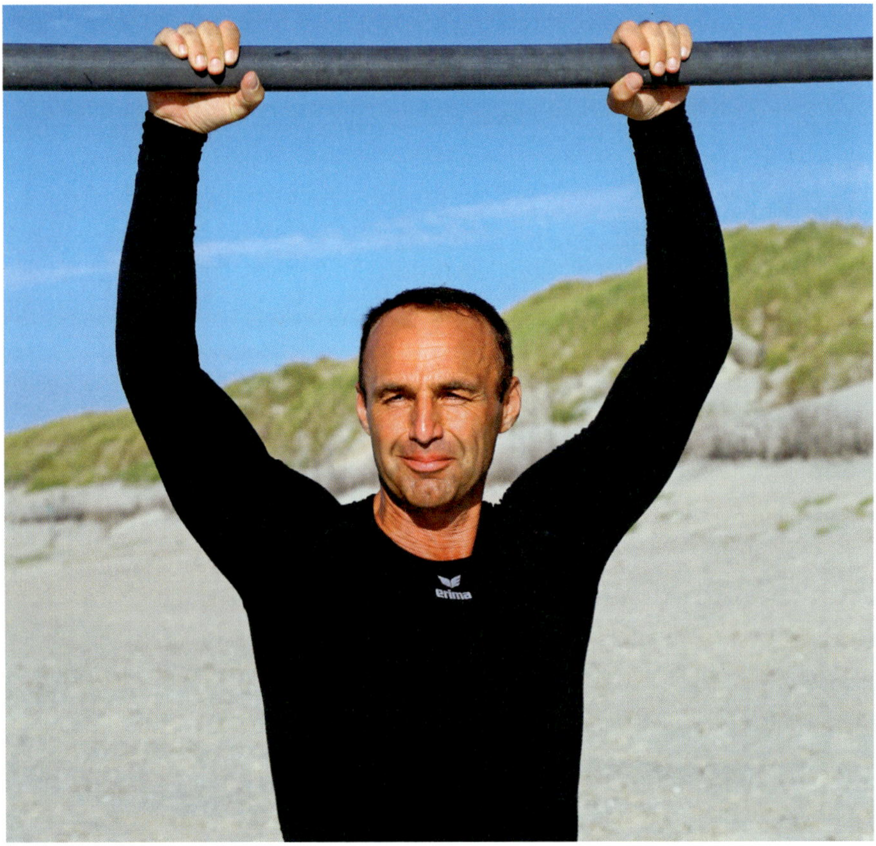

1.10 „EVENT DAYS“ UND WOHLFÜHLOASEN

Der Harz als Mittelgebirge ist nur ca. 45 Autominuten von meinem Wohnort entfernt. Der Brocken, als höchster Berg Norddeutschlands, misst 1.141 m und ist als Lauf- und Wanderweg herrlich zu erklimmen. Ich nehme mir einmal im Monat einen halben Tag Zeit dafür, an meinem Berglauf-„Event-Day" nicht nur meine Fitness zu verbessern, sondern auch die Landschaft und den Ausblick zu genießen. Ganz nebenbei sammle ich sehr viele Bewegungspunkte, die mir anschließend auch 1-2 Tage Regenerationszeit erlauben.

Regenerationszeiten sind Auszeiten vom Sport. Es ist immens wichtig, der Muskulatur Zeit zur Erholung zu geben und Kopf und Akkus wieder aufzuladen. Dafür reicht schon ein Tag in der Woche, den Sie nur für sich reservieren. Ihr Tag und Ihre Erholung!

Ich liebe es, solche Tage in Wellnessoasen zu verbringen. Die Seele baumeln zu lassen und Körper und Geist die Zeit zur Regeneration zu geben.

Saunagänge fördern zudem Trainingseffekte, indem sie Muskelspannungen lockern und durch eine bessere Durchblutung dafür sorgen, dass die Muskulatur mit Nährstoffen optimal versorgt wird. Von daher empfehlen sich Saunagänge auch zeitnah nach den Sporteinheiten.

Der wichtigste Aspekt eines Wohlfühltags ist jedoch das Abschalten und Loslassen vom Alltag. Genießen Sie diese Momente und tanken Sie auf.

TIPP

Planen Sie in regelmäßigen Abständen einen Sport-Event-Tag ein. Sei es in den Bergen, am Meer oder einfach an einem schönen Sommertag in einem Naherholungsbereich ganz in Ihrer Nähe. Denken Sie daran, ausreichend Flüssigkeit, Proviant und Wechselsachen mitzunehmen.

Organisieren Sie Ihre Wohlfühltage und Saunagänge so, dass Sie abseits der Besucherströme liegen. Dadurch vermeiden Sie unnötige Stressmomente aufgrund überfüllter Saunen und Umkleiden.

HINWEIS

Event Days sind wahre Punktelieferanten in Ihrem Plan, aber auch ein Saunagang wird wegen seiner vielen positiven Eigenschaften mit einem halben Bewegungspunkt für Sie belohnt.

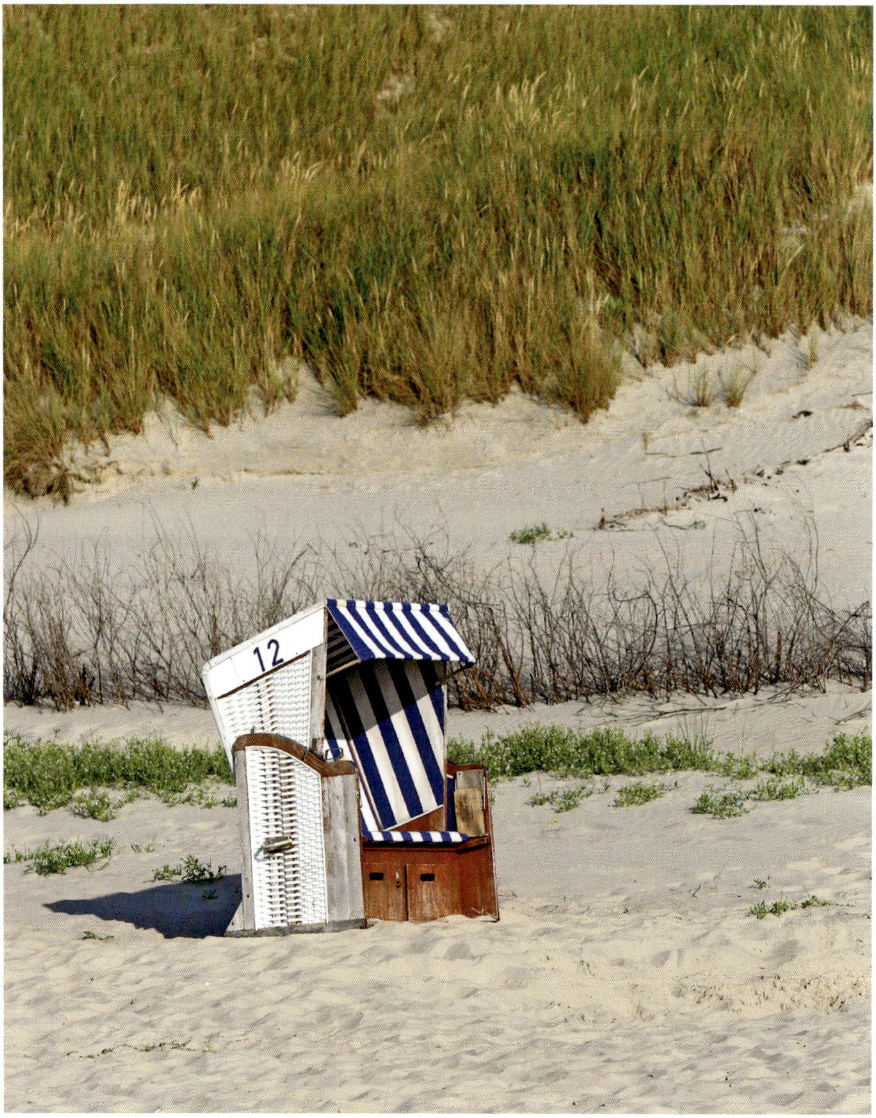

1.11 KAMPF DER KOMFORTZONE

Die *Komfortzone*, dieser wunderbar wohlige Ort, an dem alles gut zu sein scheint. Draußen mag es regnen oder schneien. All das spielt keine Rolle, wenn Sie es sich bei einem warmen Kakao mit einer Schale voll Keksen auf Ihrer Couch gemütlich gemacht haben.

Stellen Sie sich bitte folgende Situation vor:

Sie liegen gemütlich, in weiche Kissen gekuschelt, auf Ihrer Wohlfühlcouch und das TV-Programm rieselt auf Sie ein. In Ihrem Kopf macht sich jedoch immer öfter ein schlechtes Gewissen breit. Sie fragen sich, ob das nun tatsächlich schon alles gewesen sein soll, was Ihr Leben Ihnen zu bieten hat. In Ihrer Komfortzone gibt es keine Herausforderungen mehr für Sie und somit auch kein Wachstum. Alles ist ziemlich angenehm, aber auch unglaublich eintönig und langweilig.

Sie wollten doch schon längst mit Sport angefangen haben. Sie möchten fitter sein und die überschüssigen Pfunde loswerden.

Doch statt endlich loszulegen, beginnt ein Prozess der Ausreden. „Ich brauche erst noch die neuen Laufschuhe und die passende Sportbekleidung." Oder: „Ist es nicht zu spät, loszulegen, weil ein beruflicher oder privater Termin näherrückt?"

Die Liste der Ausreden ließe sich über die nächsten fünf Seiten dieses Buchs verlängern.

Haben Sie Lust auf ein Experiment?

Ja? Dann legen Sie los mit dem Sport! Nein, nicht morgen oder übermorgen.

Jetzt!

Nehmen Sie ruhig Ihre alten Sportschuhe und kleiden Sie sich dem Wetter angepasst an. Keine Angst, es reicht dafür auch die alte Sofa-Jogginghose und ein normales T-Shirt.

Übertreiben Sie es nicht gleich. Laufen, ohne zu schnaufen, ist ein guter Ratgeber. Sie sind schon sporterfahren? Dann beginnen Sie gleich mit dem Programm ab Seite 184.

WIE FÜHLEN SIE SICH NACH DEM „EXPERIMENT“?

Hat die Sauerstoffdusche beim Laufen ein Glücksgefühl in Ihnen ausgelöst? Oder war jeder Schritt schwer wie Blei und Sie haben mit jedem gelaufenen Meter eine neue Schimpfkanonade in Richtung des Autors dieses Buchs ausgestoßen?

Erwarten Sie am Anfang nicht zu viel von sich. Wahrscheinlich hat es lange gedauert, bis Sie den momentanen Zustand der Trägheit und Schwere durch einen Bewegungsmangel erreicht haben. Seien Sie nicht zu streng mit sich selbst, aber, und darum möchte ich Sie bitten, geben Sie nicht auf.

Anhand neuester Forschungsergebnisse gibt es einen weiteren großartigen Grund, Ihrer Komfortzone „Lebewohl" zu sagen.

Forscher der Universität Massachusetts fanden heraus, dass Hirnbereiche weitaus effizienter arbeiten, wenn Sie starken Emotionen ausgesetzt werden (Sun et al., 2016). Diese Emotionen definieren die Forscher nicht als Gefühlsausbrüche wie in einer Partnerschaft oder in einem dramatischen Kinofilm. Vielmehr geht es darum, sich psychischen, aber eben auch physischen Herausforderungen wie einem Sportprogramm zu stellen, dessen Bewältigung man sich zu Beginn nicht zutraut. Im Ergebnis bedeutet das für Sie, dass Sie im Zuge des Trainings, neben all den optischen und gesundheitlichen Verbesserungen, auch Ihre Gehirnleistung und Ihre Intelligenz steigern.

TIPP

Ihre Träume, Ihre Visionen und Ihre Ziele, all das liegt außerhalb Ihrer Komfortzone. Trauen Sie sich, neue und anfangs vielleicht noch unsichere Pfade zu gehen, um Ihre Träume zu leben und Ihre Ziele zu verwirklichen.

Machen Sie sich auf den Weg, seien Sie INSPIRIERT und handeln Sie.

Starten Sie jetzt in Ihr neues Leben!

GEHZEIT »

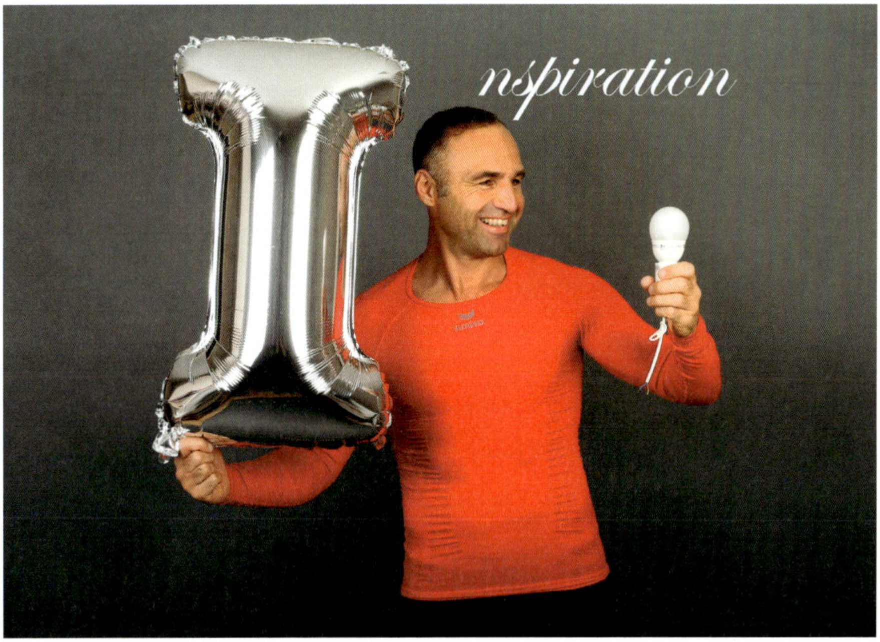

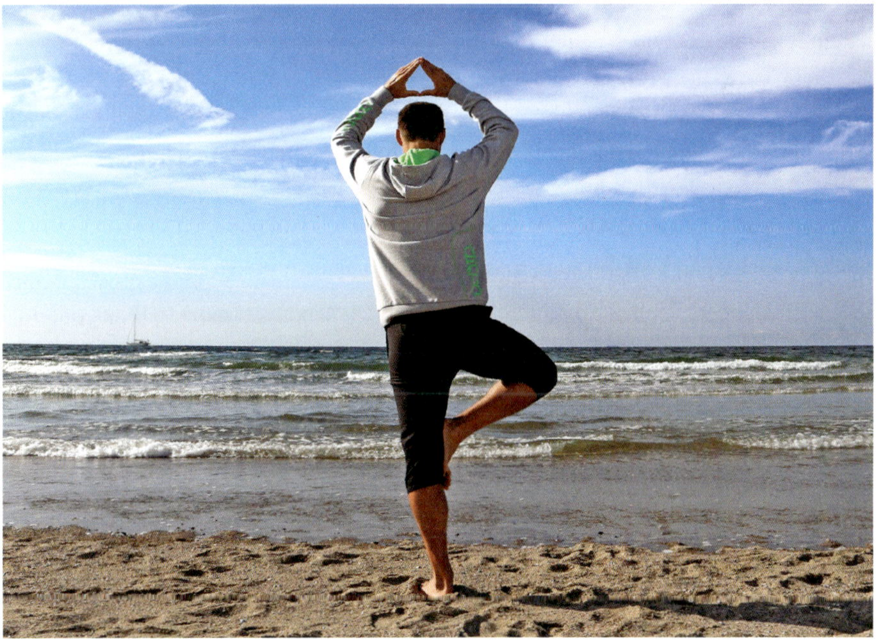

1.12 LUST AN DER BEWEGUNG

Der Begriff *Lust* zielt auf die Wahrnehmung eines Erlebnisses durch unterschiedliche Sinneseindrücke ab. Beim Sport in der Natur sauge ich meine Umwelt auf. Ich sehe und rieche die Natur, ich spüre meinen Herzschlag und schmecke meinen Schweiß. Ich tue meinem Körper und meiner Seele etwas Gutes. Viele Menschen empfinden Sport gar als eine Art Selbstreinigung. Aus dieser Reinheit entdecken sie wieder ihre Wurzeln und der Geist wird klar.

Viele Menschen (mich eingeschlossen) berichten zudem darüber, dass ihnen beim Sport oft die besten Ideen in den Sinn kommen.

Sport kann so viel bewirken und in gelenkten Bahnen entfaltet er eine ganze Palette an positiven Einflüssen auf Ihren Körper.

Gäbe es das Medikament „Sport", wäre es unbezahlbar und die Menschheit würde von den Geißeln der meisten modernen Zivilisationskrankheiten befreit werden.

Viele Menschen, mit denen ich spreche, möchten Spaß am Sport haben. Das ist natürlich völlig in Ordnung. Ich selbst würde keinen Sport ausüben, wenn er mir keinen Spaß bereiten würde. Aber doch ist der Zustand „Spaß" eher oberflächlich und fragil.

Es wird Tage geben, an denen Ihnen der Sport keinen Spaß bereitet. Sie haben vielleicht schlecht geschlafen oder die Beine sind noch schwer vom letzten Training.

Ich liebe diese Tage. Sie geben mir das Gefühl, auf dem richtigen Weg zu sein. Etwas zu machen, auch wenn der Kopf sagt, sich den Aufgaben nicht stellen zu wollen. Gehen Sie raus und schlagen Sie Ihrer Komfortzone ein Schnippchen. Auch wenn es Ihnen anfangs keinen Spaß bereitet.

Mit der Zeit werden Ihr Körper und speziell Ihr Kopf sich immer weiter von Ihrem „inneren Schweinhund" entfernen und ganz allmählich wird sich die Lust auf Training einstellen und den Spaß als Wegbegleiter mitnehmen.

1.13 POSITIVE ERWARTUNGSHALTUNG

„Eine glückliche Person ist nicht eine Person in einem bestimmten Rahmen von Umständen, sondern vielmehr eine Person mit einem bestimmten Rahmen an Einstellungen.“

Hugh Downs (amerikanischer Autor)

Ich wage einmal einen realistischen Blick auf die ersten Tage Ihrer Fitnesstransformation. Es ist Dienstagabend. Noch nicht einmal die Hälfte der Wochenarbeitszeit liegt hinter Ihnen. Der Tag war anstrengend und alles in Ihnen schreit nach Ruhe und dem Gang zum Sofa und der Ablenkung aus der Glotze.

Sie fragen sich: „Heute noch Training? Es wird schon dunkel und das Wetter ist doch auch eher bescheiden."

Glauben Sie mir, diese Gedanken sind völlig normal und machen auch vor mir nicht halt. Ganz gleichgültig, auf welchem Fitnessniveau Sie sich befinden, diese Gefühle werden sich immer mal wieder einschleichen.

Entscheidend ist es, sich in solchen Momenten immer wieder die positiven Aspekte einer Trainingseinheit ins Gedächtnis zu rufen.

Ganz im Sinne einer selbsterfüllenden Prophezeiung, dass der Glaube an ein positives Erleben einer Sportaktivität und an ihren gesundheitlichen Nutzen auch eine beachtliche Auswirkung auf das allgemeine Wohlbefinden hat.

Die nachfolgenden Motivationsübungen können Ihnen in diesen Momenten sprichwörtlich auf die Sprünge helfen.

1.14 MOTIVATIONSÜBUNGEN

Zu der Zeit, als ich in der Handball-Bundesliga spielte, verbrachten wir auf den Fahrten zu den Auswärtsspielen viele Stunden im Mannschaftsbus.

Ein Großteil meiner Kollegen schlug die Zeit mit Kartenspielen oder Zeitunglesen tot. Zu Anfang der 1990er-Jahre gab es noch keine Handys, sodass uns diese Art der Ablenkung zum Glück erspart blieb.

Im Vorfeld und in der Vorbereitung auf die Spiele wurde aber auch damals schon viel Wert auf Videoanalysen gelegt.

Ich zog mich im Bus auf einen Einzelplatz zurück und spielte das Spiel, das in wenigen Stunden angepfiffen wurde, in meinem Kopf durch. Mit welchen Finten kann ich an meinem Gegenspieler vorbeiziehen, wie überliste ich den Torwart von der Außenposition oder vom Sieben-Meter-Punkt aus?

Ich kannte meine Gegenspieler aus den Videos und ich spielte in meinen Gedanken durch, wie sie auf meine Aktionen reagieren könnten und welche Strategie ich daraufhin einsetzen würde. Gute Spieler, gleichgültig, in welcher Mannschaftssportart, denken mehrere Spielsituationen voraus und können sich so einen entscheidenden Vorteil verschaffen.

Skirennfahrer wie Felix Neureuther oder Skispringer visualisieren jede Bewegung ihres Torlaufs und Skisprungs vor dem Wettkampf.

Vielleicht haben Sie im TV schon einmal gesehen, wie diese Athleten sich wie in einer Art Trance mit geschlossenen Augen auf den Wettkampf vorbereiten.

In den 1970er-Jahren elektrisierte das Duell der beiden Ausnahmefahrer Niki Lauda und James Hunt den Formel-1-Rennsport.

James Hunt, der große Widersacher Laudas im Kampf um den WM-Titel, legte sich in Vorbereitung auf ein Rennen mit einem Lenkrad in der Hand auf den Boden und stellte sich jede Rennrunde bis ins kleinste Detail vor. Sekunde für Sekunde, Runde für Runde fuhr er vor seinem geistigen Auge durch die Rennbahn.

Sie werden sehr wahrscheinlich kein Spitzensportler sein, der sich so akribisch auf sein Training oder einen Wettkampf vorbereiten muss.

Aber doch können Ihnen diese Techniken aus der Welt des Profisports helfen, Ihr Training und Ihre Motivation zu verbessern.

Ich wende hier folgende mentale Techniken an, die im Übrigen auch in anderen Lebenssituationen sehr hilfreich sind.

Fallbeispiel

Es ist kalt, Sie haben keine Lust auf das Training und Sie sind drauf und dran, das Training ausfallen zu lassen.

Aktivieren Sie die Kraft Ihrer Gedanken und die Macht Ihrer Vorstellungskraft.

ÜBUNG 1

Schließen Sie Ihre Augen und stellen Sie sich vor, wie Sie auf einer Ihrer Trainingsstrecken laufen. (Wichtig bei dieser Visualisierung ist es, dass Sie die Strecke vor Ihrem geistigen Auge sehen, die Sie gleich absolvieren werden.) Jetzt rufen Sie eine positive Empfindung aus einer vergangenen Trainingseinheit ab.

Beispiele hierfür könnten sein, dass Ihnen eine bestimmte Passage der Strecke leichtgefallen ist, Sie eine neue Bestzeit beim letzten Lauf gesetzt haben oder Sie eine besondere Sinneswahrnehmung gespürt haben, wie den Geruch von Laub oder die Geräusche eines Vogels.

Atmen Sie jetzt tief durch die Nase in den Bauchraum ein und durch den Mund wieder aus.

Jetzt sagen Sie sich laut oder leise: „Ich bin bereit für eine neue, erfrischende Trainingseinheit. Ich freue mich darauf und ich werde mein Training und die positiven Auswirkungen auf meine Fitness und Gesundheit genießen."

Spüren Sie den Unterschied?

Mit dieser einfachen Übung durchbrechen Sie Ihren negativen Gedankenstrom und Sie gewinnen neue, positive Energie.

Fallbeispiel

Sie fühlen sich schlecht. Sie glauben nicht an sich und an Ihren Erfolg. Sei es in der Erfüllung Ihrer Fitnessziele oder aber in schlechten beruflichen Phasen und vor Prüfungen.

ÜBUNG 2

Die nachfolgende Affirmationsübung besteht darin, ganz bewusst die eigene Körperhaltung zu verändern. Selbst wenn Sie kein Fußballfan sind, wird Ihnen Cristiano Ronaldo, den zusammen mit Lionel Messi wohl besten Fußballspieler der Welt, ein Begriff sein.

Neben seinem exzellenten fußballerischen Können fällt Cristiano Ronaldo mit seinen extravaganten Posen auf, die ihm von außen oft eine Menge an Spott einbringen und ihm den Ruf eines arroganten und narzisstischen Sportlers einbrachten.

Am bekanntesten sind seine auffälligen Körperhaltungen bei Freistößen und Elfmetern. Ronaldo stärkt dadurch sein Selbstbewusstsein und seine Konzentration. Im Ergebnis dieser Konzentrationstechniken schneidet er, statistisch gesehen, 30 % besser und erfolgreicher in den Aktionen ab, als seine Kollegen, die nicht auf diese Technik zurückgreifen.

Stellen Sie sich zu Hause vor einen Spiegel. Begeben Sie sich nun in die (Ronaldo) Supermanpose:

Die Beine stehen schulterbreit auseinander und die Hände sind in die Hüften gestemmt, die Ellbogen sind nach außen abgewinkelt oder die Arme werden gen Himmel gestreckt. Halten Sie diese Position 1-2 Minuten und sagen Sie sich mehrmals: „Nichts und niemand kann mir etwas anhaben und ich bin immer Herr der Lage." Atmen Sie dabei tief durch die Nase in den Bauchraum ein und anschließend durch den Mund wieder aus.

FAZIT

Ich wende diese beiden Tricks in vielen Situationen meines Lebens an. Vor Seminaren oder Vorträgen lassen sich Lampenfieber und Ängste stark reduzieren, indem ich mir in Erinnerung rufe, wie positiv diese Situationen in der Vergangenheit verliefen. Die zweite Übung stärkt zudem enorm mein Selbstbewusstsein.

TIPP

Stellen Sie sich Erfolg vor. Tauschen Sie Ängste und negative Gefühle gegen Freude und gegen eine positive Erwartungshaltung aus. Setzen Sie die beiden Motivationsübungen gezielt ein.

1.15 DAS „ITALIEN-PHÄNOMEN"

Im Rahmen meines Bewegungskonzepts veranstaltete ich viele Jahre lang Sportreisen in Europa. Neben dem *BEWEGUNG!*-Programm dieses Buchs standen dabei auch immer kleinere oder größere Tagestouren mit dem Fahrrad auf der Agenda.

Ich baute ganz bewusst zu einem frühen Zeitpunkt der Sportwoche eine Radtour in das Programm ein und beobachtete die Teilnehmer während der Fahrt. Je nach Fitnesslevel empfanden die Teilnehmer die Anstrengungen des Tages als höchst unterschiedlich.

Unabhängig vom subjektiven Anstrengungsempfinden eines Teilnehmers war für mich als Leiter des Seminars folgender Aspekt wichtig.

WIE REAGIEREN DIE TEILNEHMER MENTAL AUF DIE BELASTUNGEN WÄHREND DER TOUR?

Im Ergebnis gab es zwei unterschiedliche Reaktionen unter den Teilnehmern.

In der einen Gruppe überwog der „Schmerz" der Belastung und der Wunsch, die Tour möglichst bald hinter sich gebracht zu haben.

Typische Fragen und Aussagen der Teilnehmer während der Fahrt waren:

„Wie lange noch?" oder: „Es ist doch viel zu heiß!"

Die andere Gruppe genoss die Fahrt durch die herrlichen Landschaften der italienischen Marken und der Toskana und nahm, trotz der Anstrengung, die Tour mit allen Sinnen wahr.

Typische Fragen und Aussagen dieser Teilnehmer während der Fahrt waren:

„Können wir das wiederholen?" oder: „Sonne, Landschaft und Gerüche, einfach traumhaft!"

FAZIT

Eine Tour, eine mehr oder weniger homogene Gruppe, aber zwei völlig unterschiedliche Sichtweisen auf eine Anstrengung.

TIPP

Insofern Sie zur zweiten Gruppe gehören, werden Ihnen die Tipps und die Umsetzung der Empfehlungen aus diesem Buch leichter fallen.

Tendieren Sie eher zum ersten Typus aus meinem Beispiel, wenden Sie beharrlich die vorgenannten Motivationsübungen an. Bauen Sie auf die Technik des Visualisierens und rücken Sie positive Empfindungen stärker in Ihr Bewusstsein.

Halten Sie öfter inne in Ihrem Leben und öffnen Sie die Augen für das Wesentliche.

Oder, um bei dem Phänomen bzw. der Metapher zu bleiben...

Sehen Sie wieder mehr „Italien" in Ihrem Leben!

1.16 INNERE ZUFRIEDENHEIT

Aus eigener Erfahrung weiß ich nur zu gut, welche Auswirkungen Unzufriedenheit auf Körper, Geist und Seele haben kann. Bei fehlendem Sport macht sich das in Form von Unruhe, Gereiztheit und Abgeschlagenheit bemerkbar.

Sie planen schon lange, mit dem Sport und Ihrem Bewegungsprogramm anzufangen? Das nächste Training steht auf dem Programm, aber Sie schaffen es einfach nicht, das Training zeitlich umzusetzen? An manchen Tagen wird es wirklich so sein, dass Sie die Umsetzung des Trainingsprogramms nicht realisieren können.

Verzweifeln Sie nicht gleich. Das *BEWEGUNG!*-Programm erlaubt es Ihnen, einmal verpasste Trainingszeit nachzuholen. Übertreiben Sie es aber nicht, die Grenze zur „Ausrederitis" ist sehr schmal. Der Effekt eines absolvierten Trainings ist oft überwältigend. Beim Laufen spricht man von einem *Runner's High*. Glückshormone werden ausgeschüttet und das Gefühl, es geschafft zu haben, wird Sie mit Stolz und einer inneren Zufriedenheit ausfüllen.

1.17 WECKEN SIE DAS KIND IN IHNEN!

Als Vater von zwei Kindern und als Leiter meines Kindersportcamps, mit dem ich deutschlandweit in den Ferienzeiten unterwegs bin, fasziniert mich immer wieder die Leichtigkeit und Unbekümmertheit der Kinder.

Spielen, lachen, toben und glücklich sein. Nach diesem Motto erleben Kinder unbeschwerte und spannende Tage in unseren Camps.

In meinen Vorträgen frage ich die Erwachsenen, was sie daran hindert, nach dieser Lebenseinstellung ihr Leben zu gestalten.

Die Antworten darauf decken sich vielleicht mit Ihren Denkweisen:

- „Das Leben ist nicht nur ein Ponyhof."
- „Beruf und Alltag erfordern Seriosität und Disziplin."
- „Verantwortung für Kinder und Familie lähmt."
- „Die Gesellschaft erwartet ein angepasstes Verhalten."

Die Frage, die sich mir nach den immer gleichen Antworten stellt, ist, warum wir uns in diese selbstgewählten negativen Sichtweisen begeben, die uns in vielen Bereichen unseres Lebens so quälen und lähmen.

Natürlich möchte ich Sie nicht dazu animieren, in der nächsten beruflichen Teamsitzung mit Papierfliegern zu werfen oder beim nächsten Restaurantbesuch das Steak mit den Fingern zu essen.

Vielmehr würde ich mir jedoch wünschen, dass Sie es schaffen, Ihre kindliche Lebensfreude wieder zu wecken. Rennen Sie einfach, wenn Ihnen danach ist. Balancieren Sie auf einem Baumstamm. Lachen Sie. Singen Sie. Gerne beides auch mal laut. Befreien Sie sich von den „Normen" der Gesellschaft und leben Sie.

Mein Trainingsprogramm ist ebenfalls anders als alles, was Sie bisher gelesen oder ausprobiert haben. Ist es schlecht, weil es nicht alle machen oder ist es etwas Besonderes, weil es etwas Neues ist?

TIPP

Wagen Sie etwas in Ihrem Leben. Genießen Sie und spüren Sie das Leben.

Für mich ist es ein schönes Kompliment, wenn meine Frau zu mir sagt: „Peter, du bist manchmal wirklich wie ein Kind."

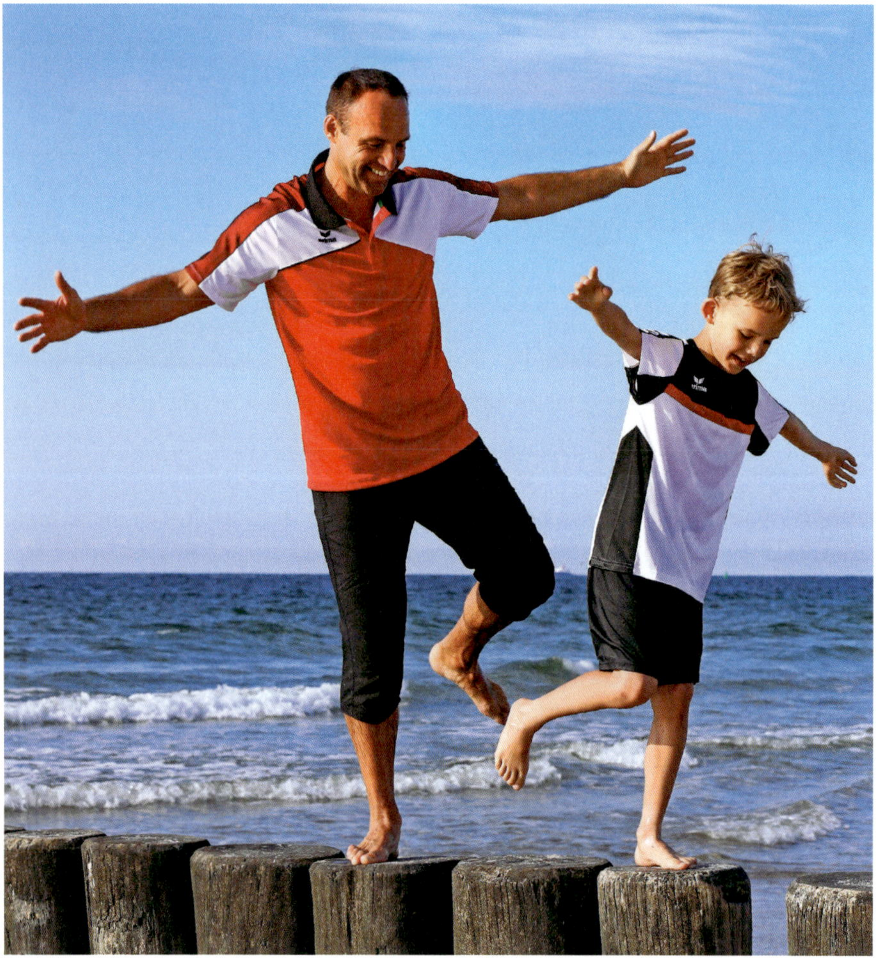

1.18 (M)EINE MUTMACHGESCHICHTE

Die Halle ist voll. Das Spiel steht auf des Messers Schneide. Der Gegner ist in Ballbesitz. Ich kann Spielzüge und Passwege gut antizipieren. Ich weiß, wenn der Spieler auf der linken Seite einläuft, wirft der Nebenspieler einen weiten Pass auf die rechte Seite. Das ist meine Chance. In so vielen Spielen habe ich meine Schnelligkeit eingesetzt, um in diesen Situationen den Ball abzufangen, nach vorne zu laufen und das entscheidende Tor zu werfen.

In den 1990er-Jahren galt ich als einer der schnellsten und trickreichsten Spieler in der Ersten Handball-Bundesliga. Ich war Bundesligatorschützenkönig, Nationalspieler und stand mit meinem Verein im Europokalfinale.

Zum Zeitpunkt dieses Spiels Ende der 1990er-Jahre war ich bereits krank.

Die nächste Aktion im Spiel entscheidet über Sieg oder Niederlage. Ich fühle mich nicht gut. Es dreht sich alles um mich herum, ich sehe verschwommen. Was ist nur mit mir los?

Was, wenn ich zum Sprint ansetze und ich ins Stolpern gerate? Mein Herz rast. Ein Sprint wird es noch schneller rasen lassen. Überlebe ich diesen Zustand?

Oh, mein Gott, was soll ich nur machen? Bitte, lasse mich diese Sekunde überstehen. Der Ball fliegt über mich hinweg. Mein Gegenspieler hat nun freie Bahn. Ich kann nicht mehr eingreifen. Eine Sekunde später fällt das Tor für den Gegner und das Spiel ist aus und verloren.

In den nächsten Monaten und Jahren versuchte ich verzweifelt, herauszufinden, was die Ursache dieser negativen Empfindungen sein konnte. Eine Odyssee an Arztbesuchen mit unterschiedlichen Behandlungsmethoden war die Folge. Am Ende fand ich mich in einer psychosomatischen Klinik in Bad Bramstedt wieder.

DIE DIAGNOSE

Angst- und Panikattacken und eine generalisierte Angststörung, verbunden mit einer Depression.

DIE URSACHEN

Ein finanzielles Desaster und Schulden nach einer Kette unglücklicher Umstände im Zuge eines Hausbaus mit anschließendem Zwangsverkauf. Eine schwere Erkrankung meines geliebten Vaters. Das Ende einer langjährigen Beziehung und nicht zuletzt auch die Kälte des Handballumfelds meines damaligen Vereins, die nach der Bekanntgabe eines Vereinswechsels auf mich niederging.

Mit der heutigen Einstellung und der Sichtweise auf sich verändernde Lebensumstände wäre mir diese Zeit der Depression erspart geblieben. Trotzdem bin ich dankbar für diese Erfahrungen.

Das mag seltsam klingen, aber doch haben mich diese Ereignisse zu dem Menschen gemacht, der ich heute bin. Natürlich hat mich meine Krankheit um eine größere Sportkarriere gebracht. Sie hat mich gleichzeitig aber auch viel über mich und das Leben gelehrt.

Sie fragen sich bestimmt, wie ich aus der damaligen Situation herausgekommen bin. Zum einen tat es gut, in der Klinik Menschen zu treffen, die ähnliche Erfahrungen gemacht hatten. Der Austausch mit anderen Betroffenen war ein erster großer Schritt aus dem Tal der Tränen und der Depression.

Zum anderen war es eben auch wieder der Sport, der mir half, ins Leben zurückzukehren. Mein Körper war immer mein Kapital. Ich hatte das Vertrauen in mich und in meinen Körper verloren und gegen irrationale Ängste eingetauscht.

Mit jedem Lauf und mit jedem Training kam jedoch die Sicherheit und das Vertrauen zurück und die Ängste verschwanden immer mehr.

Der Sport und die neue Einstellung zum Leben ließ mich wieder stark werden. Ich übernahm Verantwortung für mich selbst und ich suchte fortan die Schuld für meine Krankheit nicht mehr in anderen Menschen oder unglücklichen Umständen.

In den Folgejahren widmete ich mich mit großem Ehrgeiz meinem Sportstudium. In mir wuchs der Wunsch, mein Trainingsprogramm und meine erlernten Verhaltensstrategien weiterzugeben.

TIPP

Hadern Sie nicht mit sich selbst. Übernehmen Sie **EIGENVERANTWORTUNG**, aber scheuen Sie sich auch nicht, um Hilfe zu bitten.

GEHZEIT »

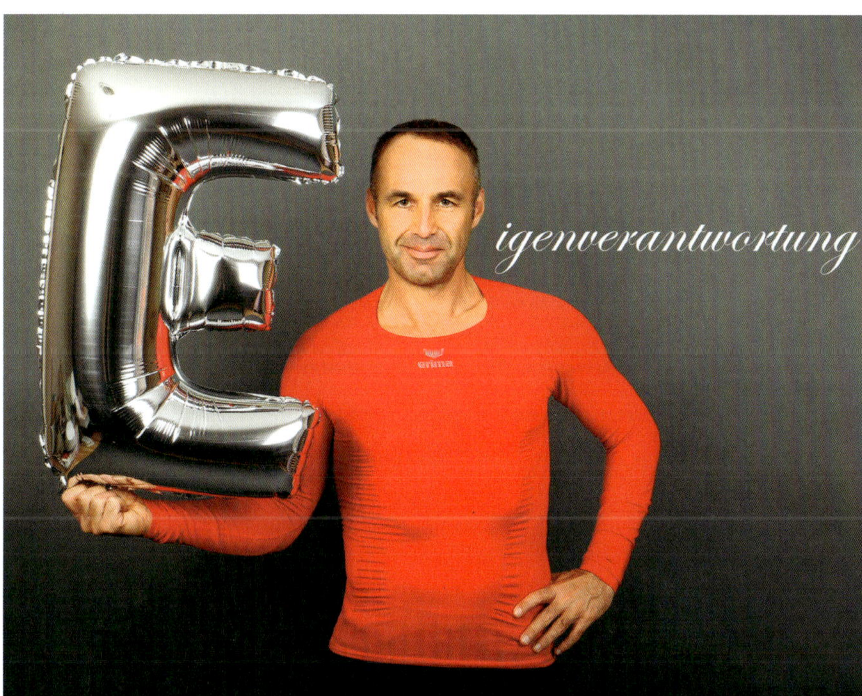

1.19 DIE FRANZ-BECKENBAUER-TAKTIK

„Geht's raus und spielt's Fussball."

Franz Beckenbauer – Fußball-WM 1990

Nein, natürlich sollen Sie jetzt nicht Fußball spielen. Es sei denn, Sie haben gerade Lust darauf. Vielmehr soll dieser Spruch Sie im übertragenen Sinne dazu animieren, Ihren Kopf auch mal auszuschalten und Ihren Empfindungen und Wünschen nachzugeben.

Wir stecken voller Termine und Verpflichtungen. Wir sind kopfgesteuert. Unsere Gefühle und unsere seelischen Bedürfnisse kommen, wenn überhaupt, erst an zweiter Stelle.

Viele meiner Personal-Training-Kunden fragen mich zu Beginn unserer Zusammenarbeit nach Apps für das Training und einer grafisch hochwertig ausgearbeiteten Erfolgsanalyse in Bezug auf ihre Trainingsergebnisse.

Sie möchten ihren Erfolg in Zahlen sehen, in Diagrammen, Grafiken und Tabellen. Nach 20 Jahren Erfahrung als Personal Trainer kann ich Ihnen sagen, dass diese Kunden in den allermeisten Fällen nach kurzer Zeit die Lust am Training verlieren, trotz aller blinkenden und bunten Grafiken und ungeachtet der anfänglichen Erfolge.

Wir fordern oft nur den Weg nach oben. Eine abfallende Leistungskurve treibt uns schnell in ein Motivationsloch und lässt uns am Erfolg zweifeln.

Oder, um es im Schuldeutsch auszudrücken, wir erwarten von uns eine Eins mit Sternchen. Sobald sich eine Vier oder eine noch schlechtere Note dazugesellt, verlieren wir schnell den Blick für das Ganze und die Motivation geht verloren.

Kleine Rückschläge sind immer einprogrammiert und gehören für jeden Menschen zu einem erfolgreichen Weg.

1.20 WENIGER IST MEHR

Erinnern Sie sich an meine Aufforderung an Ihr erstes Training? Sie brauchen keine Hightechausrüstung für Ihren Sport. Selbstverständlich macht es Sinn, sich schnellstmöglich nach entsprechender Beratung in einem Fachhandel das passende Schuhwerk und eine bedarfsgerechte Sportkleidung zuzulegen, aber Sie werden Ihrem Körper nicht schaden, wenn Sie die ersten Einheiten mit dem, was Ihr Kleiderschrank hergibt, starten.

Erst recht brauchen Sie anfangs und auch später nicht eine App für Ihr Training oder teures Zusatzequipment. Bleiben Sie minimalistisch und konzentrieren Sie sich ganz auf sich selbst. Verzichten Sie nach Möglichkeit auf Musik beim Training und hören Sie mehr in sich hinein und lauschen Sie der Natur. Das wirkt sehr beruhigend und reinigt Ihren Geist.

Ach ja, auch das Smartphone sollte ebenfalls tabu sein beim Sport. Sie können gut und gerne für einige Zeit darauf verzichten. Und wenn in der Zeit doch die Welt untergehen sollte, so können Sie sich trösten, dass Sie vorher noch etwas Gutes für sich getan haben.

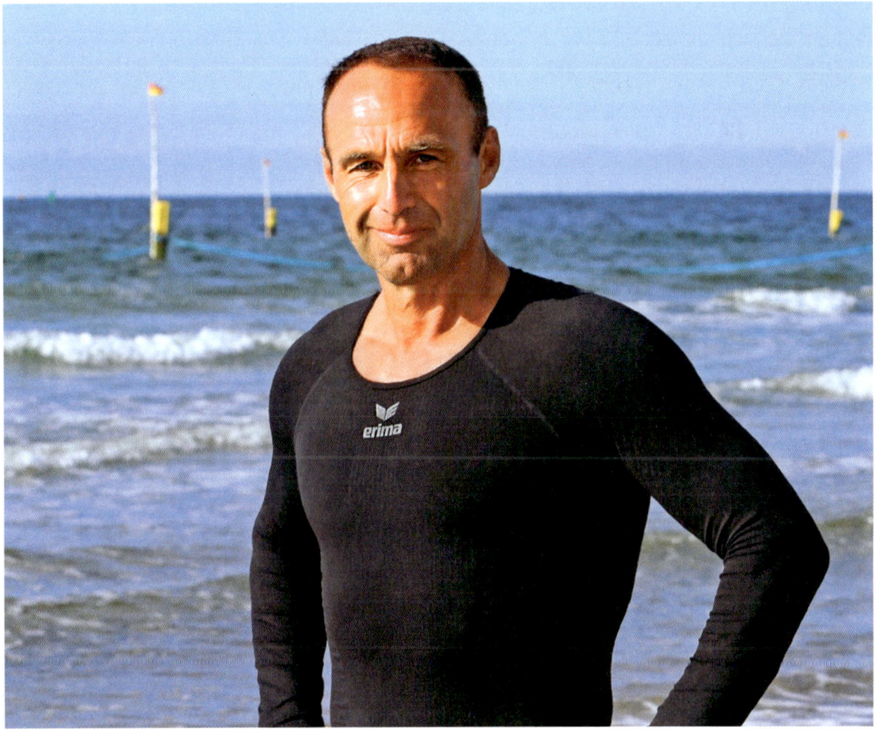

1.21 STOLZ WIE OSKAR

Ein wohl beeindruckendes Beispiel an Willenskraft und Durchhaltevermögen kann man in regelmäßigen Abständen im Kino bewundern. Hollywood-Stars unterwerfen sich strengen Diäten und Trainingsplänen, um eine Rolle perfekt ausfüllen zu können. Verwandlungen und Körpertransformationen, wie von Brad Pitt in *Troja* oder Hugh Jackman in *Wolvering*, sind sehr beeindruckend.

Gesund abzunehmen und dabei eine Körpersilhouette zu erreichen, wie Sie es sich vorstellen, erfordert ebenfalls eine Menge an Disziplin und Durchhaltevermögen.

Stars winken am Ende oft Preise, Prestige und Geld, wenn das staunende Publikum ihre Leistungen mit Applaus würdigt.

Seien Sie Ihr eigener Star. Was denken Sie, lohnt es sich nicht auch, die beneidenswerten und staunenden Blicke von Arbeitskollegen, Freunden und Familie zu ernten, wenn Sie Ihre Transformation abgeschlossen haben?

Halten Sie sich dieses Bild vor Augen. Am Ende werden Sie Ihren ganz persönlichen (Fitness-)Oscar in den Händen halten und stolz darauf sein, dass Sie sich für ein gesünderes Leben und für Ihre Traumfigur entschieden haben.

Eines kann ich Ihnen ganz sicher sagen. „Es ist nie der Körper, der aufgibt, sondern immer nur der Kopf."

TIPP

Lassen Sie das Scheitern nicht zu. Genießen Sie Ihren Erfolg und seien Sie stolz wie Oskar auf sich.

Stolz gibt Ihnen Kraft. Die Kraft schenkt Ihnen ein gesundes Selbstwertgefühl. Das positive Selbstwertgefühl schützt Sie und sorgt dafür, dass Sie unbeirrt Ihren Weg gehen können.

1.22 FITNESS-BENCHMARKS SETZEN

Mit meinen Kunden absolviere ich im *Bewegung!*-Programm Trainingsläufe auf unterschiedlichen Laufstrecken.

Nachfolgend die Geschichte eines Kunden, der auf einem Fitnesslevel 2 (Fortgeschrittener) mit dem Trainingsprogramm startete. Ich hatte als Maßstab und zum Vergleich eine Laufstrecke ausgewählt, die sowohl leichte als auch schwierige Passagen beinhaltete. In der zweiten Woche unseres Trainings stoppte ich seine Zeit auf dieser Strecke. Der Kunde benötigte für die Laufstrecke, inklusive einer kleinen Kraftübungsserie, 43 Minuten und 39 Sekunden.

Im Laufe der nächsten Monate wiederholten wir diese Prozedur. Zielsetzung war es, die bisherige persönliche Bestzeit zu unterbieten. Der Kunde entwickelte einen großen Ehrgeiz. Heute steht seine Bestzeit bei 26 Minuten und 24 Sekunden! Er hat seine Bestzeit binnen weniger Monate um 40 % verbessern können.

Auch wenn es ihm aktuell nicht immer gelingt, seine Bestzeit aufs Neue zu unterbieten, so pendeln sich seine Zeiten jedoch permanent unter 30 Minuten ein. Sein Leistungsvermögen ist durchgängig auf einem sehr hohen Niveau.

TIPP

Nutzen Sie Benchmarks als Motivationssteigerung und Erfolgskontrolle. Neue persönliche Bestzeiten garantieren Ihnen ein überwältigendes Gefühl und pushen Sie in Ihrem weiteren Training.

Bauen Sie die Benchmarks nicht zu oft in das Training ein, da diese „Wettkampfläufe" aufgrund der hohen Pulsbelastung zwar Ihre Wettkampfhärte steigern, jedoch nicht Ihre allgemeine Fitness.

Laufen Sie Ihren persönlichen Wettkampf gegen die Zeit vielleicht einmal im Monat und nur an Tagen, an denen Sie sich richtig gut fühlen. Es wird Tage geben, an denen Sie Ihre Bestzeit nicht unterbieten, aber insgesamt wird sich Ihr Leistungsniveau auf einem hohen Level einpendeln.

1.23 GLAUBEN SIE AN SICH!

Vor einigen Jahren betreute ich eine Kundin, die voller Selbstzweifel war und nicht daran glauben wollte, ihr Leben durch Sport und durch eine gesunde Ernährung (sie war stark zuckersüchtig) ändern zu können. In den ersten Trainingsstunden bestätigte sich das Bild. Die Kundin war unausgeglichen und sie war drauf und dran, das Training mit mir zu beenden.

Unser Activity Run bestand aus einem kleinen Rundkurs, der in einer kurzen Passage mit einer ca. 12 % Steigung versehen war.

Zu Anfang war natürlich nicht daran zu denken, dass meine Kundin diesen Hügel im Laufen zurücklegen konnte. Als sie nach wenigen Wochen aber immer schneller und mit kürzeren Pausen diese Passage meisterte, machte ich sie darauf aufmerksam, wie sehr sich doch in so kurzer Zeit ein positiver Trainingseffekt eingestellt hat. Sie selbst haderte immer noch damit, dass sie den Hügel noch nicht komplett hochlaufen könnte, aber in Wirklichkeit hatte sie enorme Fortschritte erzielt.

Nach weiteren vier Wochen lief sie den Hügel in einem durchgehenden Tempo hoch. Heute, nach zwei Jahren, sprintet sie den Hügel hoch! Mit dem Trainingsplan und der Ernährungsumstellung pendelt sie zwischen den Fitnessstufen 2 (Fortgeschrittener) und 3 (Sportler). Sie hat bis heute insgesamt 17 kg Körpergewicht verloren und sie ist, ich denke, das kann ich ganz ohne Übertreibung behaupten, ein neuer Mensch.

Setzen Sie sich immer neue (Etappen-)Ziele und verlangen Sie nicht zu viel auf einmal von sich. Kleine Rückschläge gehören dazu und werden Sie nur stärker machen.

Meine Kundin war voller Selbstzweifel. Heute ist sie, trotz anfänglicher Schwierigkeiten, an einem Punkt angekommen, den sie selbst nicht für möglich gehalten hätte.

Als sie anfing, an sich zu glauben und überzeugt davon war, ihren Weg zu schaffen, hatte sie den entscheidenden Schritt gemacht.

Ich versichere Ihnen, auch Sie werden es schaffen, wenn Sie an sich glauben und allen Widrigkeiten zum Trotz Ihren Erfolgsweg weitergehen.

TIPP

Seien Sie konsequent und **GLAUBEN** Sie an sich. Bei einem zeitlichen Trainingsumfang von 60 Minuten, was gerade einmal ca. 4 % eines Tages ausmacht, investieren Sie in das größte Kapital, das Sie besitzen… **IN SICH SELBST!**

GEHZEIT »

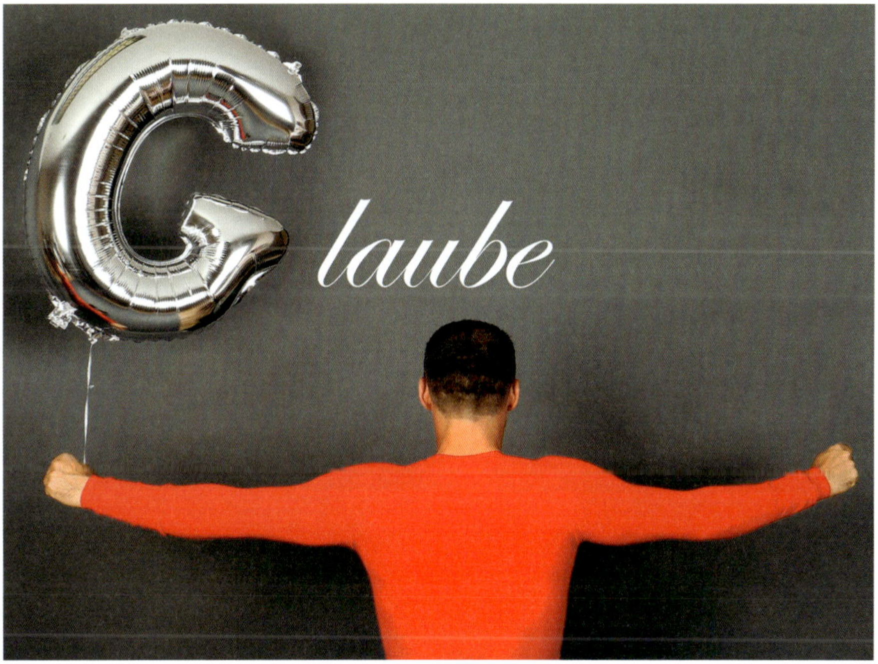

1.24 VERTRAG

Sie wissen es nur zu gut. Ein Vorhaben, wie beispielsweise abzunehmen und fitter zu werden, löst sich in den meisten Fällen innerhalb kürzester Zeit in Wohlgefallen auf. In Untersuchungen hat man festgestellt, dass maximal nur 30 % aller Vorsätze, so, wie wir sie oft zu Jahresbeginn formulieren, langfristig eine Chance haben, erfolgreich umgesetzt zu werden.

Wir Menschen lieben Gewohnheiten. Es ist schwer, diese zu durchbrechen, denn dies erfordert eine Menge an Disziplin und Durchhaltevermögen.

Ein Vertrag, am besten noch handschriftlich aufgesetzt, verleiht Ihren Vorsätzen Nachdruck und erinnert Sie bildlich daran, Ihre Vorsätze in die Tat umzusetzen.

Einen Vertrag kündigt man nicht mal eben so, ein Vertrag verpflichtet und ein Vertrag mit sich selbst ist ein guter Weg, seine Ziele nicht aus den Augen zu verlieren.

Der folgende Vertragstext steht Ihnen als kostenloser Download auf meiner Internetseite **www.bewegung-petergerfen.de** zur Verfügung.

1.25 VERTRAG MIT MIR SELBST

Ich, (Name eintragen), habe mich dazu entschlossen, vom heutigen Tage an (Datum eintragen) mein Leben zu ändern.

Ab sofort werde ich mich an den sportlichen Plänen und an den Ernährungsempfehlungen des Buchs *Bewegung!* orientieren.

Mein Ziel ist es, insgesamt (Menge in kg eintragen) Gewicht durch Sport und durch eine Ernährungsumstellung zu verlieren und mein Wunschgewicht von (Wunschgewicht in kg eintragen) in (Zeitangabe) Wochen/Monaten (bitte einen Zeitabschnitt auswählen) bis zum (Zieldatum eintragen) erreicht zu haben.

Mir ist bewusst, dass eine Gewichtsreduzierung und eine Verbesserung meiner Fitness nur in Etappen, Step by Step und mit Disziplin und Durchhaltevermögen zu erreichen ist.

Ich lege mein persönliches Gesundheitstagebuch an und fülle dieses sorgfältig mit meinen täglichen Fitness- und Ernährungsprotokollen aus.

ICH WERDE DIE „G E H Z E I T !" AUF MEINEM WEG NUTZEN:

GLAUBEN: Ich glaube an mein Vorhaben.

EIGENVERANTWORTUNG: Ich verlasse mich auf mich selbst.

HANDELN: Ich bin aktiv und setze das Erlernte in die Tat um.

ZIELE: Ich bin mir klar über meine Ziele und halte mir diese stets vor Augen.

ETAPPEN: Ich weiß, dass ein nachhaltiges Ergebnis nur in kleinen Schritten erzielt werden kann.

INSPIRATION: Ich lasse mich durch das Buch und durch mich selbst fortwährend inspirieren.

TRÄUME: Ich halte immer an meinen Träumen fest.

ALS LOHN WINKEN MIR MEIN WUNSCHGEWICHT, MEINE TRAUMFIGUR, GLÜCKSGEFÜHLE UND STOLZ, DIESEN WEG GEMEISTERT ZU HABEN.

_________________________ _________________________

Datum/Ort Unterschrift

Ihr Weg und Ihre Gehzeit werden nicht immer gerade verlaufen, aber Sie werden ankommen und Ihre Ziele erreichen.

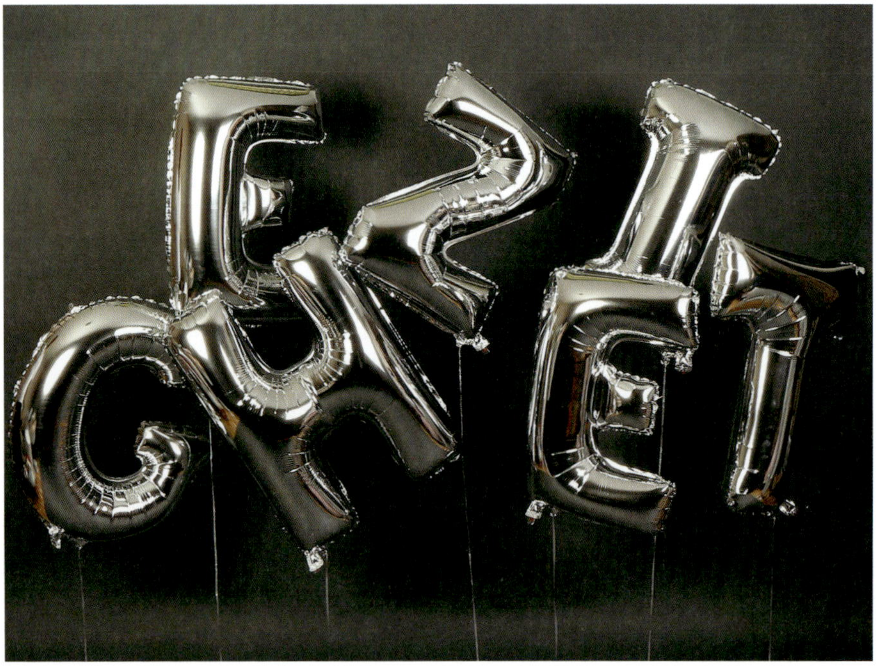

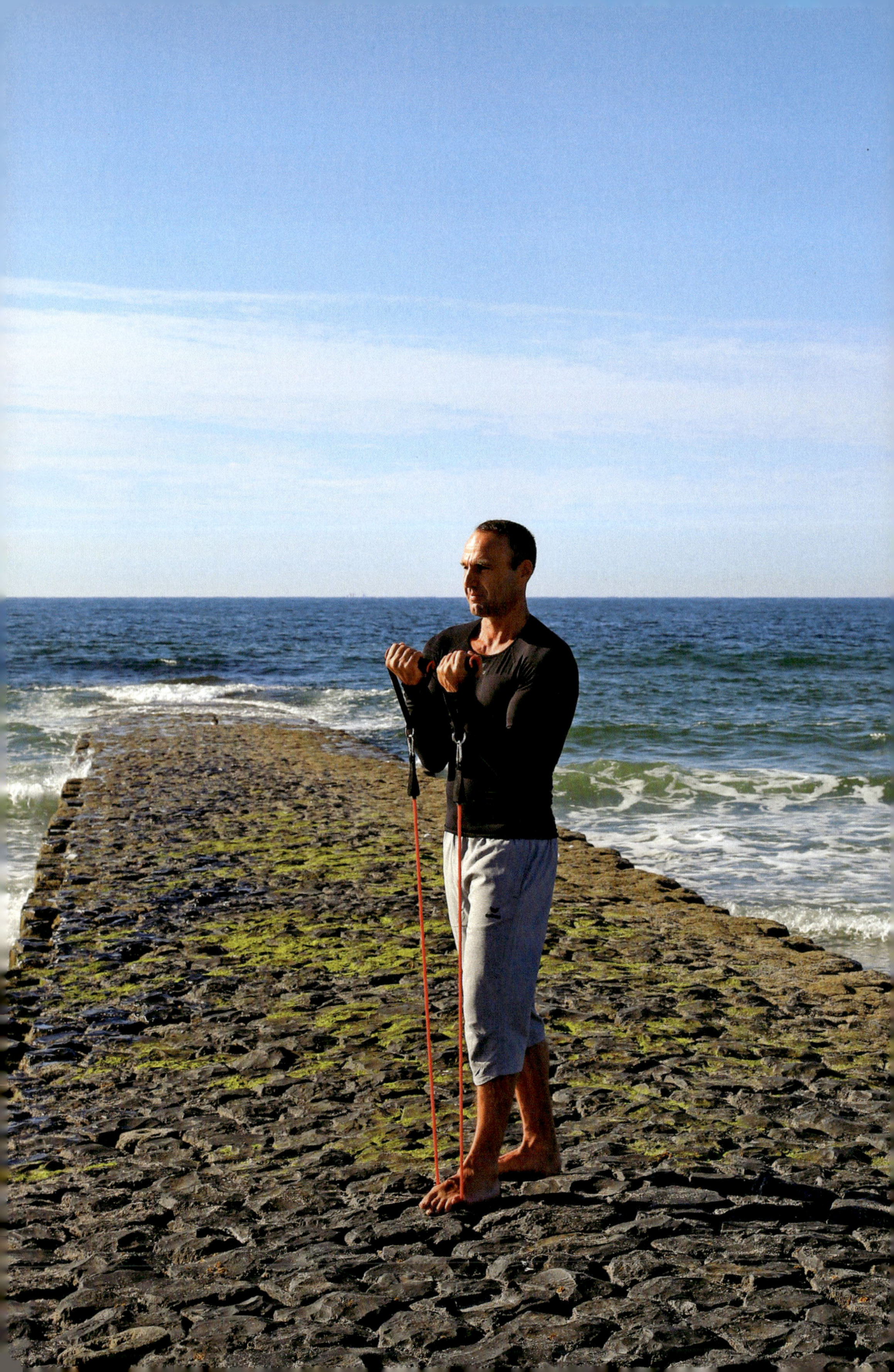

2 TRAINING

2.1 SCHÖNE (KOMPLIZIERTE) FITNESSWELT

Ein Schrank voller Bücher und gesammelte Artikel aus Fachzeitschriften der letzten 15 Jahre. In Vorbereitung auf dieses Buch stand ich vor diesem Berg an Informationen und ich fragte mich, was in all den Jahren des Sportstudiums, des Personal Trainings, der Seminare, Fortbildungen und Workshops, die Quintessenz aus diesem Sammelsurium an Wissen sein könnte. Meine Antwort darauf fiel überraschend einfach aus und sie öffnete mir die Augen.

Die Dinge sind längst nicht so kompliziert, wie wir sie uns vorstellen. Immer neue wissenschaftliche Abhandlungen, die sich alle Jahre wieder selbst ad absurdum führen, reißerische Aufmachungen in Fitnesszeitschriften, die fantastische Erfolge in kürzester Zeit versprechen und Fitness-Apps, die einem in der neuen, schönen, digitalen Fitnesswelt zu einem besseren Ego verhelfen wollen.

All diese Dinge sind oft nur Ballast und hindern uns daran, unsere ureigenen Fähigkeiten und Instinkte zu nutzen.

Ich möchte die Sportwissenschaft nicht schlechtreden. Sie hat uns neue Erkenntnisse im Hinblick auf eine optimale Trainingssteuerung vermittelt und allgemein dazu beigetragen, dass wir heute ein viel besseres Verständnis davon haben, wie unser Körper funktioniert und wie Muskeln, Nerven, Bänder und Sehnen miteinander vernetzt sind. Erkennbar nutzvolle und nachvollziehbare Studienergebnisse sind auch in diesem Buch an vielen Stellen zu finden.

BACK TO THE ROOTS

Aber doch macht sich allgemein eine stille Sehnsucht nach Einfachheit breit. Weg von den Maschinenparks der Fitnessstudios und hin zu den freien Kernübungen, die die Menschen bereits vor 100 Jahren in Bestform brachten.

Mit den elementaren Grundkenntnissen der heutigen Wissenschaft und dem Setzen von Trainingsreizen, verbunden mit einem vernünftigen Maß an Regeneration, lassen sich Trainingsziele realisieren.

Sie können sich das Geld für die Mitgliedschaft in einem Fitnessstudio sparen, insofern Sie ein Studio nur als Sportstätte und nicht als Ort sozialer Kontaktpflege nutzen.

Gegen Letzteres ist natürlich nichts einzuwenden. Ich selbst nutze mit meinen Kunden mitunter das Equipment und das Ambiente eines Studios, wobei die Effektivität eines freien Trainings und die Konzentration auf die Übungen in der Natur oder auch zu Hause deutlich höher ist.

Mittlerweile erkennen auch die Fitnessstudios immer mehr, dass sie ihr Angebot auf- oder besser abrüsten müssen, um dem neuen Fitnesstrend *funktionelles Krafttraining* gerecht zu werden.

Ich persönlich führe meine Liegestütze und andere funktionelle Übungsformen lieber in der Natur aus als in einem Fitnessstudio.

TIPP

Entscheiden Sie selbst, wo und wann Sie Ihr Trainingsprogramm absolvieren. Ob Sie Ihr Training nun zu Hause, in der Natur, im Fitnessstudio auf dem Laufband oder auf der freien Trainingsfläche im Studio absolvieren, ist von sekundärer Bedeutung.

Wichtig ist die Ausführung und nicht das Wo.

2.2 BEWEGUNGSPUNKTE

„Punkte zählen? Ich habe doch schon so viel in meinem Job mit Zahlen zu tun, darauf habe ich keine Lust", entgegnete mir eine Kundin aus einem *BEWEGUNG!*-Kurs, als ich sie mit dem Bewegungspunktesystem vertraut machte. Mittlerweile ist die Dame, trotz ihrer anfänglichen Skepsis, eine glühende Verehrerin dieses Systems.

Wir Menschen sind zahlenaffin. Wir sind aufmerksamer und disziplinierter, wenn wir etwas einordnen und greifen können. Von Kindesbeinen an haben wir uns an Zahlen gewöhnt. Zahlen sind etwas Vertrautes. Unser gesamter Tagesablauf besteht aus Zahlen.

Ich möchte Sie nicht dazu animieren, minutiös Ihr Training zu dokumentieren, aber das in diesem Buch vorgestellte Grundgerüst wird Sie in Ihrem Training enorm motivieren.

Anhand der Wochentrainingspläne werden Sie Tag für Tag Ihr Fitnesspunktepolster aufbauen, sodass Sie am Ende jeder Trainingswoche sehen werden, auf welchem Bewegungslevel Sie sich befinden und welche Fortschritte Sie erzielt haben. Ich muss oft schmunzeln, wenn Trainer behaupten, den perfekten Trainingsplan für ihren Kunden erstellt zu haben. Es gibt im Sport leider keinen perfekten oder pauschalen Plan, es gibt vielmehr einen perfekten Rahmen, in dem man sich, allen Unwägbarkeiten in einer Trainingsperiode zum Trotz, bewegen sollte.

Ich gebe Ihnen ganz bewusst sehr viel Spielraum in Ihrer Trainingsgestaltung. Am Ende muss jedoch die Bilanz stimmen. Der Weg dorthin ist variabel. Anders als bei einem Mathematiktest gibt es keinen Punktabzug, wenn der vorgegebene Lösungsweg nicht eingehalten wurde. Wichtig ist nur Ihr Ergebnis!

Beispiele:

» Sie tauschen in Ihrem Trainingsplan eine Kraftübungsserie gegen eine Sprinteinheit aus.

» Sie laufen 15 Minuten länger, verzichten dafür aber auf Sprints oder auf Sätze bei den Krafteinheiten.

» Sie setzen den Ruhetag an einem anderen Tag als vorgesehen in der Woche.

Das gesamte Trainingsprogramm dieses Buchs ist so aufgeteilt, dass Sie am Ende Ihre Ziele erreichen werden, auch wenn Sie einmal ein wenig vom vorgegebenen Weg abgekommen sein sollten.

Die Gewichtung und Punkteeinteilung der einzelnen sportiven Elemente ist nach der Intensität der Übungsinhalte gestaffelt. Längeres Laufen im Grundlagenausdauerbereich, kurze, intensivere Belastungen, wie ein HIIT-/Tabata-Training oder Kräftigungsübungen, die viele Muskeln gleichzeitig fordern, werden im Punktesystem höher bewertet oder mehrfach eingesetzt.

Für den Fall, dass ein Training aus bestimmten Gründen – ausgenommen Ausflüchte – ausfallen muss, kann das Training an einem anderen Wochentag nachgeholt werden.

Ihre Trainingspläne sind bereits auf Ihr Fitnesslevel abgestimmt. Halten Sie sich in der Umsetzung überwiegend an diese fixen Pläne, bleiben Sie jedoch so flexibel, dass Sie hin und wieder selbst Übungen in Ihren Plänen austauschen. Je fitter Sie werden (ab Stufe 3 *Sportler*), desto variabler können und sollten Sie Ihre Pläne gestalten.

In den Stufen 1 *(Starter)* und 2 *(Fortgeschrittener)* ist es sinnvoll, sich möglichst genau an die vorgegebenen Trainingspläne zu halten.

Studieren Sie vor Ihrer Trainingseinheit Ihren Trainingsplan oder drucken Sie ihn aus und nehmen Sie ihn zur besseren Orientierung des Trainingsablaufs mit zum Training. Notieren Sie sich nach Beendigung der Sporteinheit Ihre erzielten Wiederholungen und Punkte. Schreiben Sie sich nach jedem Training zudem ganz bewusst auf, welche positiven Eindrücke und Erlebnisse Sie in Ihrem Training gewonnen haben.

Keine Angst, Sie sollen keinen Roman schreiben, 3-5 Sätze oder Stichwörter reichen dafür völlig aus. Ich nutze diese Dokumentation als eine Art Tagebuch, in dem ich mir stets vergegenwärtige, welche positiven Veränderungen im Körper sich im Verlauf des Trainingsprogramms einstellen.

Die Vorlage für die nachfolgende Trainingsdokumentation erhalten Sie als Newsletter Abonnent kostenlos über meine Webseite **www.bewegung-petergerfen.de**

VORDERSEITE TRAININGSDOKUMENTATION			
Wochentag: ____________ **Datum:** ____________ **Übungen im Trainingsplan**	**Wiederholungen/Zeit** Pro Übung/Punkte Pro Anzahl	**Heutiges Ergebnis** → *in Wiederholungen/Zeit* ***(jeweils in Spalten eintragen)***	**Heutiges Ergebnis** → *in Punkten* ***(jeweils in Spalten eintragen)***
Warm-up	5 min/1 Punkt		
HIIT/Tabata	4 min/2 Punkte		
Laufen/Cardiozeit netto	15 min/3 Punkte		
Sprints	Pro Sprint 1 Punkt		
Lauf-ABC	5 min/1 Punkt		
Cool-down/Stretching	10 min/1 Punkt		
Klimmzüge (Pull)	15/1 Punkt		
Liegestütz (Push)	20/1 Punkt		
Brustpresse (Push)	20/1 Punkt		
Split-Squats (Beine)	20/1 Punkt		
Kreuzheben (Pull)	15/1 Punkt		
Plank, statisch (Pull)	30/1 Punkt		
Plank, aktiv (Pull)	20/1 Punkt		
Reverse Flys (Pull)	15/1 Punkt		
Frontheben (Push)	15/1 Punkt		
Seitheben (Push)	15/1 Punkt		
Schulterdrücken (Push)	15/1 Punkt		
Bizeps Curls (Pull)	20/1 Punkt		
Fliegende (Push)	15/1 Punkt		
Rudern (Pull)	20/1 Punkt		
Dips (Push)	25/1 Punkt		
Trizepsstrecken (Push)	20/1 Punkt		

Vorderseite Trainingsdokumentation			
Wochentag: ____________ Datum: ____________ **Übungen im Trainingsplan**	**Wiederholungen/Zeit** Pro Übung/Punkte Pro Anzahl	**Heutiges Ergebnis** → *in Wiederholungen/Zeit* ***(jeweils in Spalten eintragen)***	**Heutiges Ergebnis** → *in Punkten* ***(jeweils in Spalten eintragen)***
Squat Jumps (Beine)	20/1 Punkt		
Sit-ups (Push/Beine)	20/1 Punkt		
Holzfäller (Push/Beine)	20/1 Punkt		
Lunges (Beine)	30/1 Punkt		
Step-ups (Beine)	30/1 Punkt		
Wadenheben (Beine)	50/1 Punkt		
Urlaubsworkout (Wasser)	Pro Durchgang/ 3 Punkte		
Saunagang	1/ 0,5 Punkte		
Fußballspielen, Tennis, Handball etc. wird wie Laufen bewertet (Kräftigungsübungen im Training können separat gerechnet werden).	15 min/3 Punkte		
Heutiges *BEWEGUNG!*-Ergebnis	____________		

RÜCKSEITE TRAININGSDOKUMENTATION									
EMPFINDUNG DES EIGENEN FITNESSZUSTANDS WÄHREND DES TRAININGS Von 1 (sehr niedrig) bis 10 (sehr hoch)									
1	2	3	4	5	6	7	8	9	10

ADDITION DER WOCHENBEWEGUNGSPUNKTE (heutiges Ergebnis zu den bisherigen Wochenbewegungspunkten addieren)		
Heutiges Ergebnis in Punkten	Bisherige Gesamtpunkte Woche	**Neue Gesamtpunkte**

SOLLWERT LAUT VORGABE IM TRAININGSPLAN		
Sollwert aus dem Trainingsplan für den heutigen Trainingstag	Heutiges Ergebnis in Punkten	**Tagesdifferenz** +/−

GESAMTWOCHENDIFFERENZ ZUM TRAININGSPLAN		
Bisherige Wochendifferenz +/− (Addition der bisherigen Tagesdifferenzen)	Heutige Tagesdifferenz +/−	**Neue Gesamtdifferenz** +/− (Bisherige Wochendifferenz + heutige Tagesdifferenz)

TRAININGSEINHEITEN AM TAG

Bitte Anzahl angeben	Gesamtzeit der Trainingseinheiten

Tipp: Bei mehr als einmal Training am Tag lohnt es sich, Trainingsergebnisse auf einem separaten Zettel zu notieren und abends in die Gesamtleistung mit einzutragen.

BESONDERHEITEN DES HEUTIGEN TRAININGS IN KURZEN STICHPUNKTEN ODER SÄTZEN (zum Beispiel: schöne Momente, neue Bestzeiten, Eindrücke von einer neuen Laufstrecke, Begegnungen, Herausforderungen, Pulsfrequenz hoch/niedrig, Witterungsverhältnisse, Ideen, Gedanken, Lösungen usw.)

2.3 GESUNDHEITSTAGEBUCH

Meinen Personal-Training-Kunden lege ich im Erstgespräch nahe, sich ein **Fitness-** bzw. **Gesundheitstagebuch** anzulegen. Dieses Buch dient als Dokumentation ihrer Fitness- und Gesundheitsfortschritte über einen langen Zeitraum.

Von der Trainingsdokumentation als Reflexion des Trainingstages, über Rezeptvorschläge zu Ihrem Ernährungsprogramm, bis hin zu (sport-)medizinischen Befunden. All das findet Beachtung und sollte in Ihrem ganz persönlichen Gesundheitstagebuch einen Platz finden.

Ein Gesundheitstagebuch führt Ihnen stets vor Augen, wie gut Sie auf Ihrem Weg vorankommen. Es spornt an und es motiviert. Kurzum, ein ideales Erfolgstool, übersichtlich und mit allen wichtigen Informationen auf einen Blick.

Aufbau Ihres Gesundheitsbuchs

» Zielcollage (Deckblatt) → Seite 26.

» Vertrag mit mir selbst → Seite 59 (Download **www.bewegung-petergerfen.de**)

» Eventuell Ergebnis aus sportmedizinischer Untersuchung → Arzt

» Trainingsplan des aktuellen Fitnesslevels → ab Seite 174

» Ausreichend Blätter zur Trainingsdokumentation → ab Seite 68 (Download *BEWEGUNG!*-Webseite)

» Ausreichend Blätter Ernährungsprotokolle → Seite 255 (Download *BEWEGUNG!*-Webseite)

» Rezepte, Fitnesstipps usw. → Blog des Autors, *MetaCheck®* Analyse Katalog

2.4 ACTIVITY RUN

Ein Eckpfeiler Ihres Trainingsprogramms besteht aus Läufen in Kombination mit Kräftigungsübungen in der Natur. Diese Art des Trainings vereint alle positiven Eigenschaften aus einem Krafttraining und eines Cardiotrainings. Für einen *Activity Run* ist kein Studio erforderlich. Sie müssen keine schweren Trainingstools wie Hanteln etc. einbauen, denn die Grundlage dieses Trainings besteht neben den Laufeinheiten aus Übungen, die Sie mit Ihrem eigenen Körpergewicht ausführen.

Ob im Park, im Wald, am Strand oder in der Stadt, Bänke für Liegestütze, Dips und Aufsteiger, Stangen für Klimmzüge oder Treppenstufen für Wadenheben gibt es überall zu finden. Der Wechsel zwischen Laufen und Kraftelementen schult nicht nur Ihre Ausdauer und Kraft, sondern gleichzeitig auch Ihre Koordination.

Die manchmal aufkommende Langeweile eines Dauerlaufs wird unterbrochen, ohne dessen positive Effekte zu drosseln. *Activity Run* macht Spaß, *Activity Run* ist anders und eignet sich gleichzeitig hervorragend für ein Training mit dem Partner oder mit Freunden. Ich biete diese *Activity Runs* im Rahmen unserer *BEWEGUNG!*-Fitnesskurse auf einem abgesteckten Areal an. In einem Rundkurs bewegt sich jeder Teilnehmer in einem individuell moderaten Lauftempo. Die Teilnehmer motivieren sich gegenseitig, speziell, wenn es um die letzten Wiederholungen bei einer Kräftigungsübung oder um die letzten Meter eines Sprints geht.

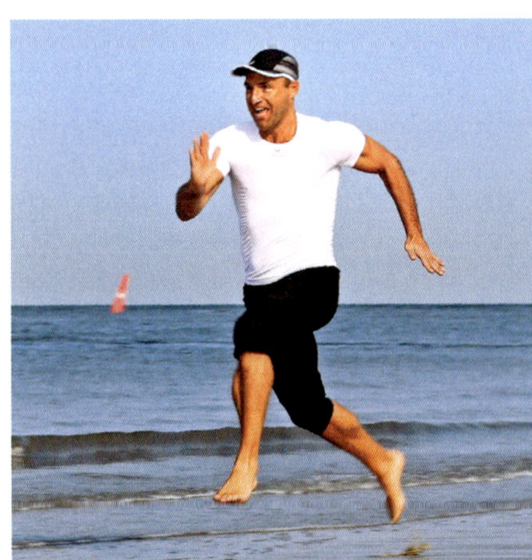

Bauen Sie, neben den Krafteinheiten und dem Laufen in einem moderaten Tempo, Sprints in Ihr Programm ein. Die Sprints sorgen für eine erhöhte Fettverbrennung und schütten gleichzeitig Wachstumshormone aus, die Ihnen bei den Kräftigungsübungen zugutekommen und Muskeln schneller wachsen lassen.

Falls Sie das Laufen nicht mogen, haben Sie auch die Möglichkeit, andere Ausdauersportarten für Ihren *Activity Run* zu nutzen. Es spricht nichts dagegen, die Sportarten hin und wieder zu wechseln.

Ihnen ist an einem Tag nicht nach Laufen zumute? Dann steigen Sie auf das Fahrrad um oder fahren Sie Inliner.

Im Vergleich zum Laufen erhöht sich jedoch das Trainingsvolumen bei alternativen Ausdauersportarten, da in der Regel weniger Muskulatur beansprucht wird.

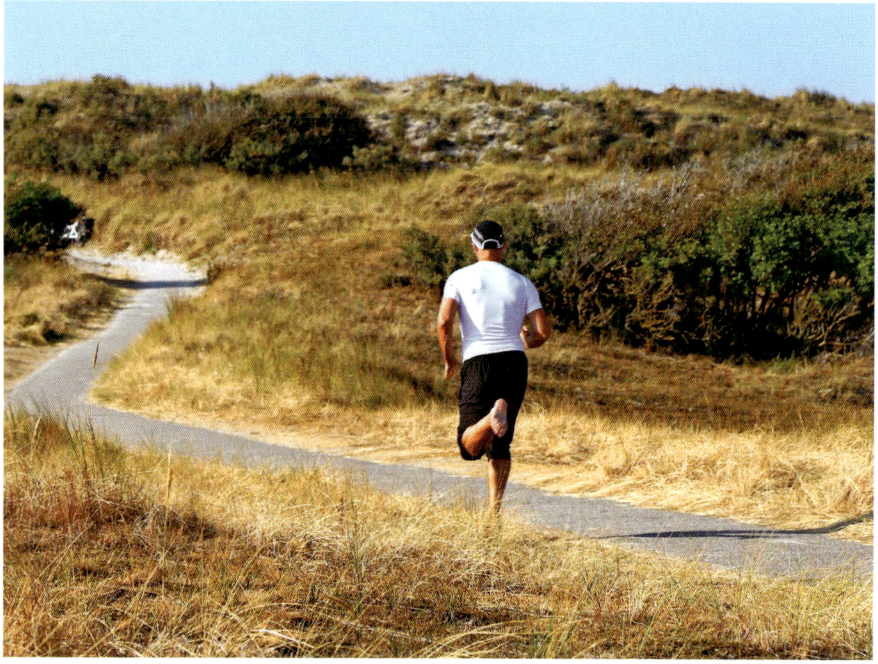

PUNKTE PRO AUSDAUEREINHEIT (ACTIVITY RUN)

ÜBUNG	ZEIT IN MINUTEN	PUNKTE
Laufen	15	3
Radfahren (alternativ)	30	3
Inlineskaten (alternativ)	30	3
Schnelles Spazierengehen (alternativ)	45	3

2.5 POWER DAY

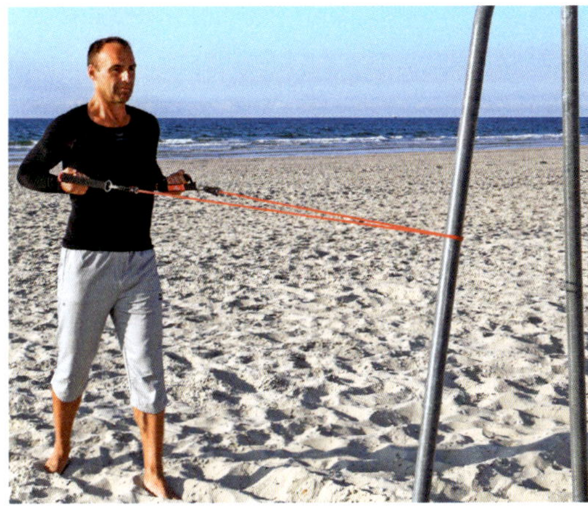

An Ihren *Power Days* trainieren Sie ausschließlich im Kräftigungsbereich. Die Auswahl an Übungen und die Kraftintensität ist im Verhältnis zu den *Activity Runs* höher, allerdings werden Sie auch an diesen Tagen nur etwas mehr als eine Handvoll an Übungen absolvieren. In den anderen Power-Day-Workouts in der Woche werden alle weiteren Übungen aus Ihren Trainingsplänen zum Einsatz kommen, sodass, neben der Aktivierung der großen Muskelgruppen durch die Grundübungen, auch kleinere Muskeln geformt werden.

Ihr Training wird insgesamt sehr ausgewogen sein, sodass ein athletisch modellierter Körper als Belohnung für Ihre Anstrengungen auf Sie wartet. Neben dem eigenen Körpergewicht habe ich Fitnesstubes in Ihre Trainingspläne integriert. Diese Widerstandsbänder sind in der Anschaffung günstig, sie sind leicht zu transportieren (ideal für Urlaub und Hotel) und an glatten Flächen sehr gut zu befestigen. Durch die unterschiedlichen Stärkegrade der Tubes lässt sich ein Training auf Basis der Trainingspläne und Wiederholungszahlen perfekt umsetzen.

TIPP

Einkaufsquellen zu hochqualitativen Fitnesstubes, Bändern, Pulsmessgeräten (für die Ermittlung und Überwachung Ihrer Trainingsbelastungszonen) und Kettlebells, die ich Ihnen ab der dritten Fitnessstufe für Ihr Training empfehle, finden Sie auf meiner Homepage.

Ich selbst nutze Tubes und Widerstandsbänder der Firma „bemaxx". Die Bänder sind von hoher Qualität und überzeugen zudem durch einen moderaten Preis.

2.6 FUNKTIONELLES KRAFTTRAINING

Erinnern Sie sich noch an die Zeit des Sommermärchens 2006 in Deutschland? Die Fußballweltmeisterschaft bescherte uns unvergessliche emotionale Augenblicke und im Zuge der medialen Berichterstattung zudem Einblicke in die Trainingswelt der deutschen Fußballnationalmannschaft.

Der Trainerstab des damaligen Bundestrainers Jürgen Klinsmann ließ die Mannschaft, unter Anleitung des Functional-Fitness-Experten Mark Versteegen, auf eine neue und unkonventionelle Weise trainieren. Der Erfolg gab dem Trainerteam recht, und die neuen Trainingsmethoden hielten mehr und mehr Einzug in die Profistrukturen der Sportverbände. Kurz gesagt, ist ein *funktionelles Training* ein zweckmäßiges Training, das sich an die Anforderungen einer Sportart anpasst. So wird, je nach Ausgangssituation und Zieldefinition, sportartspezifisches Training oder klassisches Krafttraining zum funktionellen Training.

Ziel hierbei ist es, Athleten oder eben auch Gesundheitssportler auf die Ausübung einer Sportart bzw. auf die Belastungen des Alltags optimal vorzubereiten. Anders als beim oft eindimensionalen Gerätetraining im Fitnessstudio integrieren funktionelle Bewegungsformen immer mehrere Muskeln und Muskelgruppen gleichzeitig.

Die Vorteile hierbei sind folgende:

» Eine Verringerung der Verletzungsgefahr bei gleichzeitiger Verbesserung der Leistungsfähigkeit.

» Statt einzelne Muskeln isoliert zu trainieren, werden ganze Muskelgruppen und Muskelketten gefordert.

» Komplexe Bewegungsabläufe fördern darüber hinaus die Koordinationsfähigkeit.

In der Summe werden Sie dadurch nicht nur im Sport belastbarer, sondern auch im Alltag. Die Übungen in diesem Buch sind alle „funktionell".

Anders als in vielen, mittlerweile fast zirkusreifen Fitnesskursen, in denen eine willkürliche Aneinanderkettung spektakulär anmutender Übungen ohne erkennbaren, zielorientierten Nutzen praktiziert wird, sind die Trainingspläne dieses Buchs nach einfachen wissenschaftlichen Grundprinzipien erstellt worden.

Beispiele hierfür sind:

» Push-and-Pull-Prinzip (um beanspruchter Muskulatur ausreichend Regenerationszeit zu geben);

» Training nach dem Agonist-Antagonist-Prinzip (Beuger/Strecker im Wechsel);

» große Muskelgruppen vor kleinen Muskeln zu trainieren (um einen möglichst hohen Energieverbrauch zu erzielen).

2.7 ZIELGRUPPE

Um es noch einmal deutlich zu machen. Die ersten Adressaten des funktionellen Trainings und des kompletten Trainingsprogramms dieses Buchs sind nicht Hochleistungssportler (die jedoch ebenfalls davon profitieren), sondern Sie, ganz gleichgültig, auf welchem Fitnesslevel Sie sich momentan befinden.

Vor sechs Jahren bekam ich eine Anfrage von Maria, einer älteren Dame, die ein Fitnesstraining bei mir buchen wollte. Eine Freundin berichtete ihr über die Erfolge, die sie in einem Kurs bei mir erzielen konnte. Im Anamnesegespräch stellte sich heraus, dass Maria unter Herzrhythmusstörungen, einer Altersosteoporose und chronischen Rückenbeschwerden litt. Sie war leicht übergewichtig und stark bewegungseingeschränkt. Ihre Zielvorstellung war es, neben einer Gewichtsreduktion, wieder mobiler und beweglicher zu werden.

„Sich wieder selbst ohne große Anstrengung und nicht im Liegen die Schuhe zubinden zu können", war eine Aussage von Maria. Bei einem dreimaligen Training in der Woche, das zu Anfang stark physiotherapeutische Züge hatte, machte Maria schnell Fortschritte. Nach acht Wochen konnte Sie das *Starter*-Programm dieses Buchs umsetzen.

Maria wird in zwei Jahren 80 Jahre alt. Ihr Arzt attestiert ihr mittlerweile eine sehr gute Gesundheit. Ihre gesundheitlichen Parameter haben sich in allen Bereichen deutlich verbessert. Nächstes Jahr unternimmt sie eine Weltreise, die Rückenbeschwerden gehören längst der Vergangenheit an und ihre Schuhe kann sie sich auch wieder ohne Probleme zubinden.

Ich mag Kunden wie Maria. Zu sehen, wie sich durch das Training und eine Ernährungsumstellung, selbst im hohen Alter, solch großartige Erfolge einstellen, erfüllt mich mit Freude und beweist einmal mehr, dass Bewegung eine unglaubliche Bereicherung für das Leben sein kann.

Das Training in diesem Buch empfiehlt sich, in unterschiedlichen Intensitäten und Volumina, für alle Personengruppen. Angefangen vom erstmaligen Beginn eines Trainings und der Steigerung zum Fortgeschrittenen, Sportler und Athleten, bis hin zum Profi. Vielleicht bleiben Sie auf der ersten oder zweiten Stufe dieser Einteilung stehen. Das ist völlig okay, Sie müssen kein Profi werden.

Entscheidend ist das Ergebnis und das Erreichen Ihrer ganz persönlichen Ziele! Sie erhalten in diesem Buch ein detailliertes Wissen über die Übungen und zu den Übungsausführungen.

Die Trainingspläne sind einfach aufgebaut und das Punktesystem gibt Ihnen einen schnellen Überblick darüber, wie gut und schnell Sie auf Ihrem Weg vorankommen.

2.8 VIEL HILFT VIEL?

Um diese Frage zu beantworten, bedarf es einer inhaltlichen Unterscheidung. Ein kräftezehrendes Training im Studio mit hohen Gewichten und ohne ausreichende Regenerationsphasen muss als wenig zielführend angesehen werden. Ein volumenreiches Krafttraining mit hohen Wiederholungszahlen hingegen, im Wechsel mit Cardioeinheiten, die das Herz-Kreislauf-System stärken, sollte Ihr Programm für die Zukunft werden.

Ein Team aus drei Wissenschaftlern der McMaster University in Hamilton (Kanada) hat in einer Reihe von Untersuchungen herausgefunden, dass ein Training mit leichteren Gewichten oder dem eigenen Körpergewicht genauso effizient ist wie mit schweren Gewichten im Fitnessstudio. Vorausgesetzt, die Anzahl der Wiederholungen steigt mit sinkendem Gewicht (Holloway et al., 2018). Für die Studie haben sich die Wissenschaftler auf zwei Gruppen gestützt. Über einen Zeitraum von 12 Wochen hat eine Gruppe mit leichteren Gewichten und hohen Wiederholungszahlen gearbeitet, während die andere Gruppe mit schwereren Gewichten trainierte (bis zu 90 % ihrer Maximalkraft, bei 8-12 Wiederholungen). Analysiert wurden Muskelgewebe- und Blutproben bei den Probanden. Mit dem überraschenden Ergebnis, dass die Zunahme von Muskelmasse und Muskelfasergröße bei beiden Gruppen nahezu identisch war.

TIPP

- **Trainieren Sie Ihre Trainingssätze bis zur Erschöpfung, auch wenn das bei gut trainierten Athleten und Profis in den Fitnessstufen 4 und 5 auch mal 80 klassische Liegestütze hintereinander sein können.**
- **Sie schaffen in den Fitnessstufen *Starter* oder *Fortgeschrittener* „nur" maximal 20 hohe („leichte") Liegestütze in Ihrem Fitnesslevel? Dann führen Sie die Liegestütze in dieser Variante aus und der Wachstumsimpuls wird auch in dieser individuellen Ausbelastung geweckt. Die Orientierung und Ausbelastung erfolgt ausschließlich an Ihrem aktuellen Fitnesslevel.**
- **Je öfter Sie die Übungen absolvieren, desto schneller werden Sie sich steigern und Erfolge erzielen, auch ohne schwere Gewichte heben zu müssen.**

2.9 ÜBERTRAINING

Ein sogenanntes *Übertraining* umschreibt und charakterisiert den Zustand Ihres Körpers nach zu intensiven Belastungsreizen ohne ausreichende Regeneration.

Ein Übertraining äußert sich in den unterschiedlichsten Symptomen wie:

» Leistungseinbruch,

» erhöhter Ruhepuls,

» Anfälligkeit für Muskelverletzungen,

» Müdigkeit/Schlafstörungen sowie

» Konzentrationsstörungen.

Das *BEWEGUNG!*-Programm ist zwar volumenreich, aber so abgestimmt, dass Sie nicht in die Gefahr eines Übertrainings geraten werden.

Folgende Gründe lassen sich hierfür anführen:

» täglicher Wechsel der beanspruchten Muskulatur (48-Stunden-Regel);

» hohe Wiederholungszahlen;

» Wechsel von Kraft- und Cardiotagen;

» moderate Endbelastung in den einzelnen Trainingssätzen.

In den Fitnesslevelstufen 1-3 *(Starter, Fortgeschrittener, Sportler)* ist der Fokus auf einen täglichen Wechsel der Übungen höher als in den Fitnesslevels 4 und 5 (*Athlet* und *Profi*).

Leistungsturner beispielsweise trainieren bis zu 5-6 Stunden am Tag, ohne in ein Übertraining zu geraten. Je besser ein Sportler trainiert ist, desto mehr nähert er sich seinem genetischen Limit. Die Trainingsreize müssen steigen und intensiviert werden, um die *Homöostase* (→ das fließende Gleichgewicht zwischen dem Organismus und seiner Umwelt) zu stören, sodass der Organismus bemüht ist, durch eine Leistungsverbesserung das Gleichgewicht zwischen Anforderung und Leistungsfähigkeit wiederherzustellen.

Diese Trainingsanpassungen müssen jedoch gut geplant werden, denn der Grat zu einem Übertraining auf diesem Niveau ist schmal.

Das Phänomen Übertraining ist in Bodybuildingkreisen sehr verbreitet. Hier wird in der Regel mit sehr niedrigen Wiederholungszahlen und hohen Gewichten trainiert. Auch Läufer, die permanent in einem zu hohen Pulsbereich anaerob trainieren, laufen sprichwörtlich Gefahr, in ein Übertraining zu geraten.

Die Trainingspläne in diesem Buch wurden auf Basis von Splitprogrammen erstellt. So ist mit dem täglichen Wechsel beanspruchter Muskelgruppen gewährleistet, dass der Muskulatur genügend Regenerationszeit zur Verfügung steht und somit die Gefahr eines Übertrainings sehr gering ist.

2.10 SPLIT-TRAINING

Muskeln wachsen in den Pausen und nicht während des Trainings. Diesem Grundsatz zufolge ist es für Ihren Trainingsplan von großer Bedeutung, der beanspruchten und trainierten Muskulatur ausreichend Regenerationszeit einzuräumen.

Im *BEWEGUNG!*-Training, das neben den Kraftelementen einen hohen Fokus auf die Steigerung der Ausdauer legt, werden Sie mit Plan A mit einem Vierersplit nach dem Push-and-Pull-Prinzip, plus eines Oberkörper-komplett-Programms (Prinzip Agonist/Antagonist) und eines speziellen Beintrainings, die größten Erfolge erzielen.

Push and Pull bedeutet übersetzt, dass Sie an einem Tag Übungen absolvieren, die Sie von sich wegdrücken *(Push)* und am folgenden Tag Übungen favorisieren, die Sie zu sich heranführen *(Pull)*.

Typische Pushübungen sind Liegestütze, Dips oder der vordere Schulterbereich. Pullübungen umfassen alle Übungen der Rücken- und der hinteren Schultermuskulatur.

Die Beine nehmen in Ihren Trainingsplänen, aufgrund des hohen Gesamtmuskelanteils, einen besonderen Stellenwert ein. Zudem wird über ein intensives Beintraining eine Fülle an Wachstumshormonen freigesetzt, die gleichzeitig auch das Wachstum der Oberkörpermuskulatur anregen.

An zwei Tagen in der Woche fordern Sie Ihren Oberkörper nach dem Prinzip Agonist/ Antagonist.

Zur Erklärung dieses Prinzips sei erwähnt, dass jeder Muskel im menschlichen Körper, der eine Bewegung ausführt, über einen Gegenspieler, den sogenannten *Antagonisten*, verfügt. Die Bewegung des aktiven Agonisten (Beispiel: Bizeps) wirkt durch einen Antagonisten (Beispiel: Trizeps) entgegen.

Der Bizeps ist in der Rolle des Agonisten für die Beugung des Ellbogengelenks verantwortlich, die Rolle der Streckung des Gelenks übernimmt jedoch der Trizeps als Antagonist.

Gegenüberliegende Muskeln werden sehr oft und effektiv in *Supersätzen* (ohne Pause) trainiert (ein weiteres Beispiel: Brust/Rücken → Liegestütze und Klimmzüge).

IHR VIERERSPLIT – PLAN A

» Am ersten Trainingstag → Beine, Brust, vordere Schultermuskulatur, Trizeps und Bauch *(Push)*.

» Am zweiten Tag → Rücken, hintere Schultermuskulatur und Bizeps *(Pull)*.

» Am dritten und fünften Tag → Beine und Bauch.

» Am vierten und sechsten Tag → Oberkörper komplett (Agonist/Antagonist als Supersätze).

Eine weitere und effiziente Möglichkeit, Ihr Training sinnvoll an den Wochentagen aufzuteilen, ist ein sogenannter *Zweiersplit*, wie in Ihrem zweiten Plan (Plan B) aufgezeichnet. In Plan B fokussieren Sie sich an einem Tag nur auf Laufen, Lauf-ABC, Sprints und Beintraining. Am darauf folgenden Tag fordern Sie in Kombination mit moderatem Lauftraining Ihren kompletten Oberkörper.

IHR ZWEIERSPLIT – PLAN B

- Am ersten Trainingstag → Laufen, Sprints, Lauf-ABC und Kräftigung der Beine.
- Am zweiten Tag → Laufen plus Kräftigung des gesamten Oberkörpers
- Am dritten und fünften Tag → wie Tag 1.
- Am vierten und sechsten Tag → wie Tag 2.

Vorteil bei dieser Trainingsform

Ein Zweiersplit ist in der Ausführung einfacher als ein Vierersplit.

Der Cardioanteil steigt und die Ausdauer verbessert sich.

Nachteil

Der Kräftigungsfaktor ist nicht so hoch wie bei einem Vierersplit.

Optimal

Sie kombinieren diese beiden Splitvariationen (Plan A und Plan B).

FAZIT

- Jede größere Muskelgruppe wird nach dem 48-Stunden-Prinzip trainiert (Gewährleistung der Regenerationszeit).
- Die Beine nehmen einen hohen Stellenwert in Ihren Trainingsplänen ein.
- Mehr Wachstum → mehr Muskulatur = höherer Grundumsatz/geringerer Körperfettanteil.

2.11 DIE OPTIMALE TRAININGSZEIT

Ähnlich wie beim Trainingsort gilt auch bei der Trainingszeit die Devise: Hauptsache Training! Für ein Training am Vormittag spricht eine erhöhte Fettverbrennung um bis zu 20 %, da Blutzucker-, Insulin- und Glykogenspiegel noch unter dem Normalwert liegen. Dieser Effekt erhöht sich weiter, wenn das Training mit nüchternem Magen erfolgt.

Zum Abend hin wird Ihr Kraftlevel höher sein, was speziell beim Power-Day-Training für eine späte Trainingsplanung spricht. Zudem ist der Cortisolspiegel zum Ende des Tages auf einem niedrigen Niveau. Ein Training bedeutet in der Regel zum Abend weniger Stress für Ihren Körper. Eine Aufteilung der Ausdauer- und Kraftelemente ab Fitnessstufe 3 *(Sportler)* auf zwei Einheiten, statt eine Trainingseinheit am Tag, wird Ihnen einen deutlichen Mehrwert einbringen und Sie schneller an Ihr Ziel kommen lassen.

Des Weiteren reduziert sich bei zwei Einheiten am Tag der Trainingsumfang und das Zeitvolumen pro Einheit gegenüber einer einmaligen und längeren Trainingseinheit. Als Nebeneffekt werden Sie mit zusätzlichen kurzen Warm-ups und Cool-downs mehr Bewegungspunkte sammeln als im Vergleich zu „nur" einer Trainingseinheit am Tag.

Am Vormittag, und erst recht mit nüchternem Magen, sollten keine schweren Kraftübungen ausgeführt werden, da ansonsten die Energiebereitstellung aus körpereigenen Proteinen der Muskulatur erfolgt. Für den Aufbau der Muskulatur wäre dies ein sehr kontraproduktiver Faktor. Momentan gibt es einen regelrechten Hype um das frühmorgendliche Training. Ich sehe das etwas entspannter, denn jeder Mensch hat im Laufe seines Lebens seinen eigenen Biorhythmus entwickelt.

Falls Sie Ihr bisheriges Leben auf einen eher abendlichen Aktivitätsrhythmus abgestellt haben, wird es Ihnen schwerfallen, sich an sehr frühe Trainingseinheiten zu gewöhnen. Ein Kompromiss kann dabei helfen. Eine moderate Trainingseinheit am Vormittag auf nüchternen Magen und eine intensivere Einheit zum Abend haben sich in der Praxis sehr bewährt.

Die letzte Einheit des Tages sollte mindestens zwei Stunden vor dem Schlafengehen erfolgen, da ansonsten zu viele Stresshormone dafür sorgen, dass Sie schlechter einschlafen und regenerieren.

Meine Power-Day-Einheiten kombiniere ich beispielsweise mit einem ausgedehnten Spaziergang durch die Natur.

Ich lasse dabei meinen Gedanken freien Lauf und rekapituliere die Geschehnisse des Tages. Unterbrochen von den Kräftigungsübungen, ist dies ein herrlich energiegeladener Abschluss des Tages.

2.12 ABWECHSLUNG

Viele Fitnesssportler eint ein Problem.

Beim Versuch, nach monatelanger, oft auch jahrelanger Anstrengung fitter zu werden und Pfunde zu verlieren, stellen sich keine Fortschritte mehr ein. Ihr Zustand stagniert. Das ist sehr ernüchternd, wo doch so viel Zeit in den Körper investiert wurde. Die gesteckten Ziele rücken in weite Ferne und ein Gefühl der Frustration ist die Folge.

Man spricht hierbei von einem sogenannten *Trainingsplateau*. Diese sich mit dem Wachstum abwechselnden Phasen sind jedoch eigentlich ganz natürliche neurophysiologische Zyklen.

Einfach ausgedrückt: Immer wiederkehrende, gleiche Trainingsreize ermüden das Gehirn. Wachstumshormone werden nicht weiter ausgeschüttet. Die Leistung stagniert.

Spätestens jetzt ist es an der Zeit, die Monotonie der Trainingsabläufe zu durchbrechen.

Machen Sie Ihr Training zu einem Erlebnis. Schon die Vorfreude und die Visualisierung darauf wecken neue Kräfte in Ihnen.

Wählen Sie für Ihren *Activity Run* unterschiedliche Strecken. Wechseln Sie die Untergründe. Laufen Sie im Wald, am Strand oder mal auf der Straße. Bauen Sie Fahrtspiele ein. Das Laufen im Wald bei hohem Tempo und schnellen Richtungswechseln, über kleine Hügel, mit kleinen Sprüngen über Stock und Stein, lässt sprichwörtlich Ihr Herz höher schlagen. Wechseln Sie diese Fahrt-/Tempospiele mit erholsamen Laufpassagen ab.

Der Wochenablauf der Trainingspläne ist nicht in Stein gemeißelt. Bei extremen Wetterbedingungen, die ein Cardiotraining nicht zulassen, ist es auch möglich, zwei Krafttage *(Power Days)* hintereinander zu absolvieren. Wechseln Sie vom Training zu Hause hin und wieder ins Fitnessstudio. Nutzen Sie, falls in der Nähe angeboten, einen *BEWEGUNG!*-Kurs. Starten Sie Ihr Wochenprogramm auch mal mit einem *Power Day* statt mit einem *Activity Run*.

TIPP

Seien Sie kreativ in Ihrer Trainingsgestaltung und ein gefürchtetes Trainingsplateau wird sich nicht einstellen.

2.13 „BEWEGUNG!"-TRAINING VS. HIIT/TABATA

Ein *HIIT-Workout* (High-Intensity-Intervall-Training) oder auch ein *Tabata-Training* ist, vorausgesetzt, das Workout wird in einer hohen Intensität ausgeführt, eine sehr wirksame Methode, um die Fitness zu verbessern und Fett abzubauen.

Ich mag diese Art des Trainings. In Intervallen wird bei einer Gesamtdauer von vier Minuten im Rhythmus von 20-sekündigen Belastungen und 10-sekündigen Pausen hochintensiv trainiert. Dieser Belastungs- und Entlastungsrhythmus ist variabel. Die Gesamtdauer eines Tabata-Durchgangs von vier Minuten ist in der Regel jedoch immer gleich.

Die Teilnehmer in meinen *BEWEGUNG!*-Kursen haben zu diesen HIIT-/Tabata-Einheiten eine Art Hassliebe entwickelt.

Zum einen ist der Anstrengungsfaktor sehr hoch, zum anderen macht das Training in der Gruppe sehr viel Spaß. Die Betonung liegt hier auf dem Wort „Gruppe", womit ich gleich zu einem Schwachpunkt dieser Trainingsform kommen möchte.

Ein Tabata-Training, das Sie alleine zu Hause, im Wald oder im Studio absolvieren, erfordert ein Höchstmaß an Disziplin. Es hat sich gezeigt, dass dieses Training in den allermeisten Fällen nicht über einen längeren Trainingszeitraum effizient durchgehalten wird. Die Intensität, sich im Training äußerst hoch zu belasten und der Wille, sich bis zur

Ausbelastung zu quälen, lässt ohne eine Gruppendynamik schnell nach. Speziell in den ersten beiden Fitnessstufen *(Starter, Fortgeschrittener)* sollte ein Tabata-Training, wenn überhaupt, sehr dosiert eingesetzt werden.

HIIT-/Tabata-Einheiten machen nur Sinn, wenn Sie extrem an Ihre Ausbelastungsgrenze gehen *(All-out-Prinzip)*.

Das *BEWEGUNG!*-Training verfolgt einen etwas anderen Ansatz.

Einem intensiven, fünfminütigen Aufwärmprogramm folgen optimal aufeinander abgestimmte Kräftigungsübungen.

Der Stressfaktor ist beim *BEWEGUNG!*-Training geringer und die Motivation ist höher.

TIPP

Erweitern Sie Ihr Aufwärmprogramm hin und wieder mit einem HIIT-/Tabata-Training. Das sorgt für Abwechslung und setzt neue Trainingsreize.

Gehen Sie an Ihre Grenzen, nur so entsteht ein Mehrwert gegenüber einem herkömmlichen Training.

In den Fitnessstufen 3, 4 und 5 sind Tabata-Einheiten fortlaufender Bestandteil Ihrer Trainingspläne. Dieses hochintensive Training wird mit zwei Bewegungspunkten belohnt.

HINWEIS

Ich werde des Öfteren gefragt, warum die Wiederholungszahlen aus den HIIT Übungsserien nicht in das Punkteprogramm einfließen. Der Grund liegt darin, dass die Endbelastung in den 20 sekündigen Belastungsintervallen nicht so hoch ist, dass dadurch ein signifikanter Kräftigungs- und Wachstumsimpuls erzielt werden kann. Eine HITT Einheit definiert sich vielmehr dadurch, dass es bei dem Training zu einer hohen Pulsbelastung und einem einhergehenden Definitions- und Gewichtsreduktionseffekt kommt.

2.14 TABATA- WORKOUT

In Anlehnung an die Übungen aus dem Aufwärmprogramm ab Seite 109:

» 20 Sekunden Sprint auf der Stelle

» 10 Sekunden Pause

» 20 Sekunden Ausfallschritte oder Schersprünge*

» 10 Sekunden Pause

» 20 Sekunden Squat Jumps

» 10 Sekunden Pause

» 20 Sekunden Hampelmänner

» 10 Sekunden Pause

» 20 Sekunden Sprint auf der Stelle

» 10 Sekunden Pause

» 20 Sekunden Ausfallschritte oder Schersprünge*

» 10 Sekunden Pause

» 20 Sekunden Squat Jumps

» 10 Sekunden Pause

» 20 Sekunden Hampelmänner

» 10 Sekunden Pause

Gesamt: 4 Minuten

* Können durch Burpees ersetzt werden.

HINWEIS

Tabata-Profis wird auffallen, dass „Burpees" in diesem Trainingsplan kein fixer Bestandteil sind.

Ein *Burpee* besteht aus einer dynamischen Abfolge von Kniebeuge, Liegestütz und einem Strecksprung. Auch wenn ein Burpee relativ einfach aussieht, sieht man speziell bei Neueinsteigern oft eklatante Haltungsfehler, die, auf Dauer gesehen, schädlich sein können.

Ich bin davon überzeugt, in Anlehnung an Christian Lindners berühmtes Zitat nach den gescheiterten Sondierungsgesprächen zu einer Jamaika-Koalition 2017, dass, wenn ein Burpee noch nicht perfekt umgesetzt wird, es besser ist, keine Burpees zu machen statt schlechte.

Natürlich können Sie Burpees einsetzen, wenn Sie sie korrekt ausführen. Tauschen Sie in diesem Fall eine Übung (Schersprünge) aus dem Trainingsplan gegen Burpees aus.

BURPEE – ABLAUF

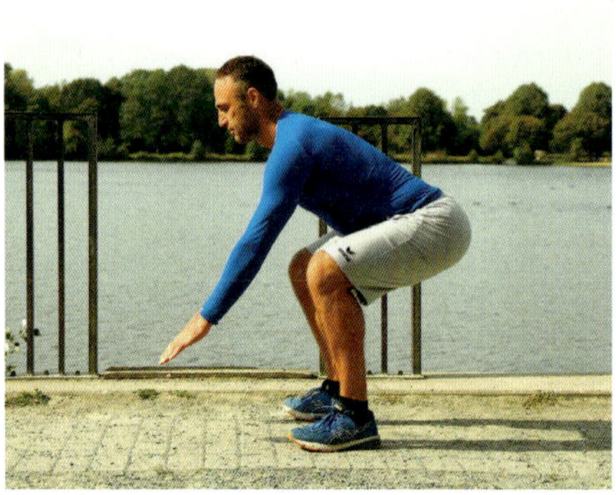

Phase: 1 Vorbereitung auf den Liegestütz

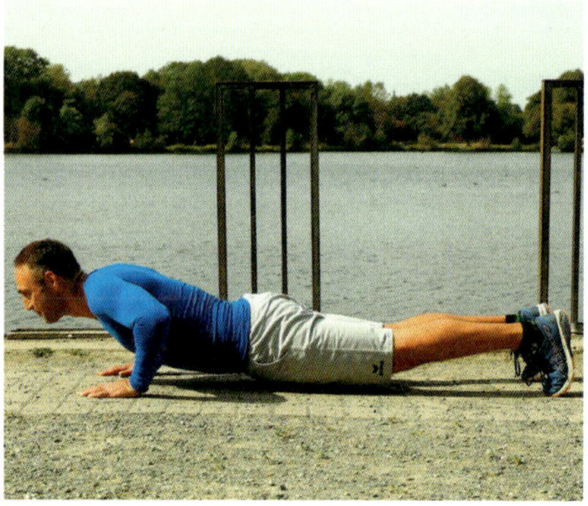

Phase 2: Liegestütz

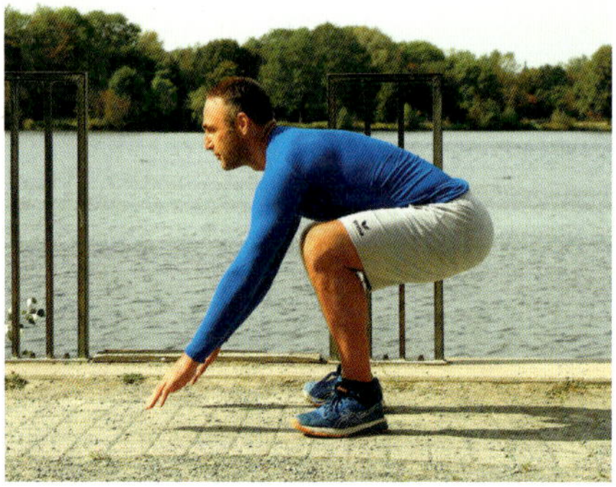

Phase 3: Vorbereitung auf den Sprung

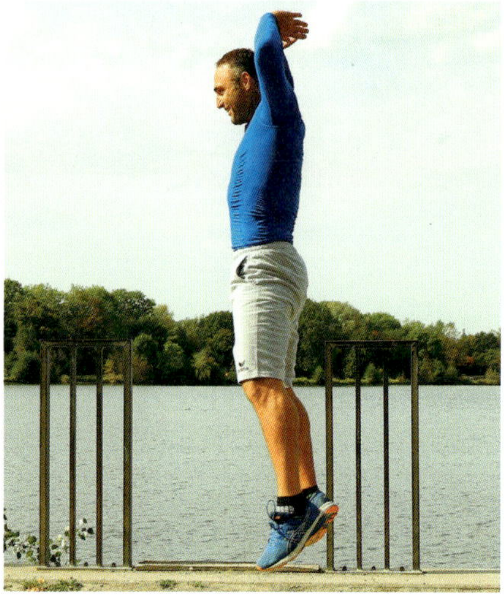

Phase 4: Sprung

TIPP

Sie brauchen noch etwas Unterstützung für Ihr Tabata-Training? Schauen Sie sich das Video zum Tabata-Programm auf meiner Webseite unter www.bewegung-petergerfen.de an.
Eine Anleitung zum perfekten Burpee ist dort ebenfalls zu sehen. Viel Spaß!

2.15 EINE HOMMAGE AN DAS LAUFEN

Ja, ich weiß. Laufen ist nicht jedermanns Sache. In den Erstgesprächen mit meinen Kunden höre ich oft Sätze wie: „Bitte nicht laufen, das macht mir keinen Spaß" oder der Klassiker der Ausreden: „Ich würde gerne laufen, aber meine Knie schmerzen dabei und machen das nicht mit." Bitte nicht falsch verstehen. Ich möchte Sie nicht zum Laufen überreden. Es gibt genügend Ausdaueralternativen zum Laufen.

Für mich bedeutet Laufen jedoch so etwas wie eine Rückkehr zum Ursprung unseres Seins. Wir alle können laufen. Aus der Evolution heraus war der aufrechte Gang und das Laufen des Menschen der Überlebensmotor in Millionen von Jahren.

Auch heute noch gibt es nichts, was wir besser können, als laufen. Auch wenn wir das nicht wahrhaben wollen, weil wir so mobil sind, dass wir unsere Beine oft nur noch bis zum Auto oder bis zum Fahrstuhl bewegen müssen.

Die wichtigsten Gründe, um mit dem Laufen zu beginnen

1. Laufen stärkt das Herz und die Lungen. Das Herz pumpt mehr Blut durch den Körper, das Lungenvolumen nimmt zu und Sie atmen besser und effizienter. Regelmäßiges und vernünftiges Laufen senkt das Risiko, an einer Herzkrankheit zu sterben, um bis zu 40 %.

2. Laufen stärkt die Knochen und beugt Osteoporose vor und vermindert das Risiko von Arthrose.

3. Laufen ist ein Stresskiller. Es baut Stresshormone wie Adrenalin ab, die eine gefäßschädigende Wirkung haben. Laufen ist die perfekte Möglichkeit, um nachzudenken und Probleme und Stress vom Alltag zu verarbeiten.

4. Laufen verbessert den Stoffwechsel und verbrennt Kalorien. Durch den Einsatz von Sprintpassagen aus den *Activity Runs* wird dieser Effekt noch weiter unterstützt. Laufen hat zudem einen positiven Einfluss auf den Insulinspiegel.

5. Laufen härtet ab und beugt Infektionskrankheiten vor. Das Immunsystem wird gestärkt und lästige Erkältungskrankheiten haben keinen Nährboden mehr.

6. Laufen, und speziell die Sprintpassagen, erhöht den Anteil des Hormons Testosteron im Blut. Bei einem gleichzeitigen Einsatz von Bodyweight-Übungen in den *Activity Runs* wird der Muskelaufbau somit optimal unterstützt.

7. Laufen schützt Knie und Gelenke. Laufen und Gewichtsabnahme senkt die Belastung für die Gelenke. Außerdem entlastet eine starke, knieumspannende Beinmuskulatur Ihre Kniegelenke.

8. Laufen macht glücklich. Serotonin und Endorphine sorgen für einen Kick. Laufen reinigt Ihren Geist und Sie sprühen vor Ideen.

9. Laufen hilft bei Schlafstörungen und unterstützt somit die Regeneration. Der Ruhepuls sinkt und Sie gelangen schneller in erholsame Tiefschlafphasen.

10. Laufen hat viele weitere positive Einflüsse auf Blut, Hormone, Nerven und Organe. Mit Laufen können Sie Ihr biologisches Alter um bis zu 15 Jahre senken.

Ich liebe es, zu laufen. Ein Großteil der Ideen zu diesem Buch ist in zahllosen Läufen und *Activity Runs* entstanden.

TIPP

Fangen Sie im Alltag an, zu gehen oder zu laufen und verzichten Sie dafür auf die eine oder andere Bequemlichkeit. Gehen Sie die Treppe, statt mit dem Aufzug zu fahren. Verzichten Sie auf dem Weg zum Bäcker auf Ihr Auto, wenn Sie die Strecke auch mit einem Lauf oder einem ausgedehnten Spaziergang bewältigen können.

Laufen ist, wie zu sich selbst zu finden.

Fangen Sie an und laufen Sie los!

Aufgrund der überragenden Eigenschaften eines Lauftrainings wird das Laufen im Trainingsplan mit der höchsten Punktzahl belohnt. Sie erhalten drei Bewegungspunkte pro 15 Minuten Laufzeit.

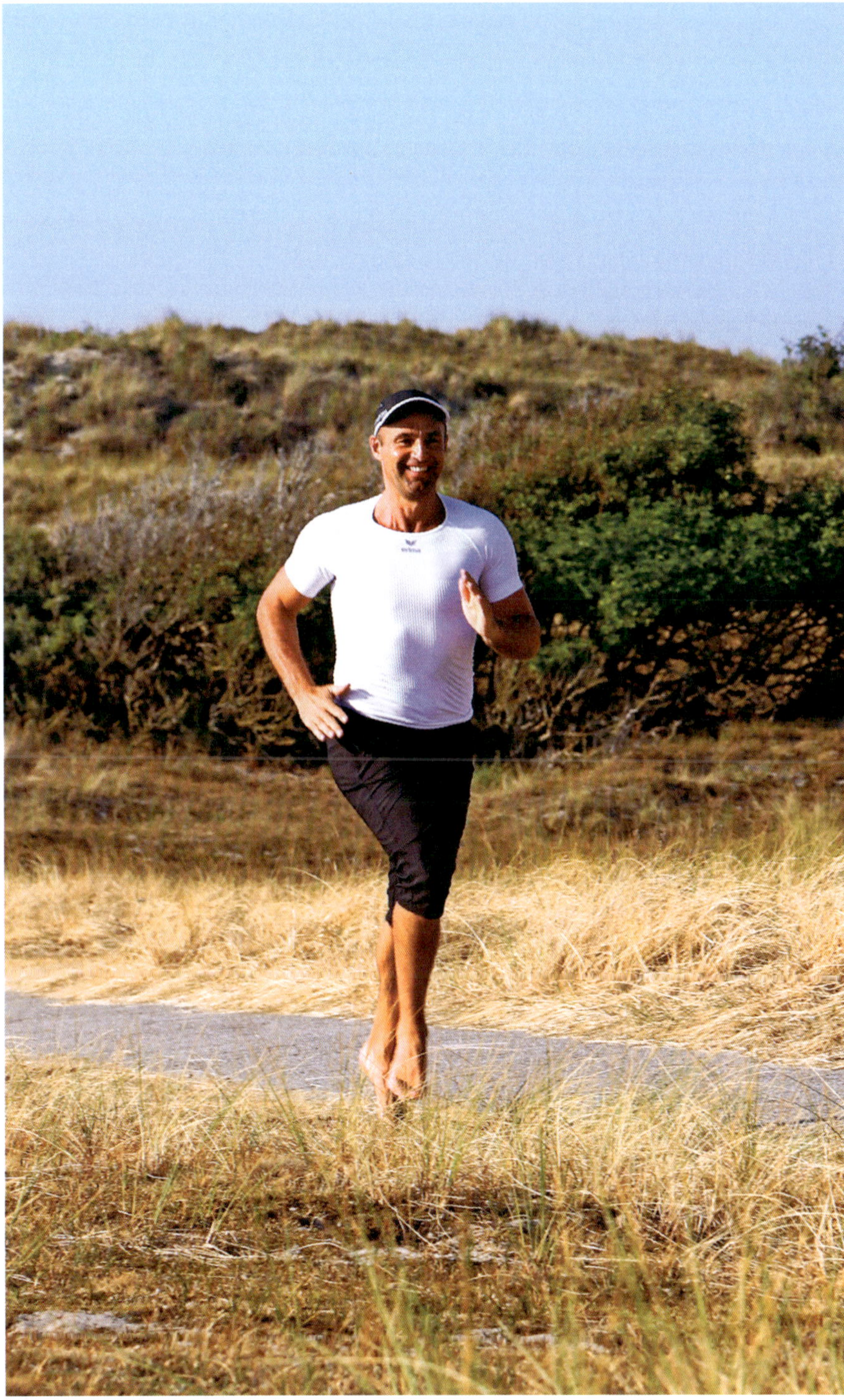

2.16 DAS LAUF-ABC

Laufen ist einfach und ursprünglich. Es lohnt sich jedoch, den Laufstil zu formen, um leichter, schneller, gelenkschonender und verletzungsfreier zu laufen.

Leichtathletikprofis bauen täglich Lauf-ABC-Übungen in ihr Training ein und auch Sie können von diesem koordinativen Training enorm profitieren.

Ein guter Laufstil zeichnet sich durch folgende Elemente aus:

» einen gestreckten Oberkörper mit aufgerichtetem Kopf und nach vorne gerichtetem Blick;

» entspannte und gerade Schultern;

» schwingende Arme, die, in einem rechtem Winkel gebeugt, aktiv und locker nach vorne pendeln;

» parallel arbeitende Unterarme und Hüftknochen, die die Laufbewegung unterstützen;

» einen aktiven Fußaufsatz mit der Außenseite des Fußes. Bei hohem Tempo (Sprint) mit dem Ballen, bei mittlerem Tempo mit dem Mittelfuß;

» ausgeprägtes Knieheben und längere Sprungphasen bei erhöhtem Tempo.

Der Lerneffekt von Lauf-ABC-Übungen basiert auf einer Übertreibung von Laufdetails. So, wie jeder Laufschritt ein kleiner Sprung ist, sind die meisten Laufschulübungen übertriebene Sprünge. Durch regelmäßiges Üben ziehen die übertriebenen Bewegungsmuster in Ihr Unterbewusstsein ein und ermöglichen so nach und nach die Umsetzung in Ihren Laufstil. Ferner stärken die Übungen Muskelgruppen, die bei einem passiven Laufstil vernachlässigt werden (z. B. durch die Übung Rückwärtslaufen).

2.17 DIE 10 BESTEN LAUF-ABC-ÜBUNGEN

FUSSGELENKARBEIT

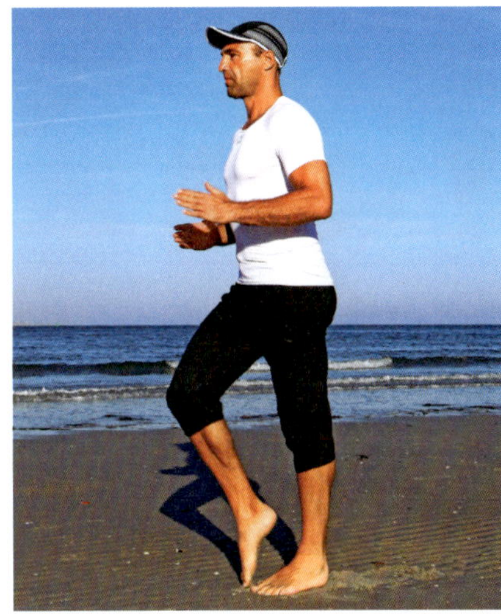

Mit nur wenig Vortrieb werden die Knie abwechselnd leicht nach oben geführt. So betont man das Durchdrücken des Fußes. Die Fußspitze des gehobenen Beins zeigt auf den Boden. Auch das Aufsetzen des Fußes erfolgt aktiv. Mit dem Vorderfuß beginnend, berührt auch die Ferse kurz den Boden. Die Arme sind angewinkelt, die Armbewegung unterstützt die Beinbewegung, die Hüfte geht beweglich mit.

SKIPPINGS (KNIEHEBELAUF)

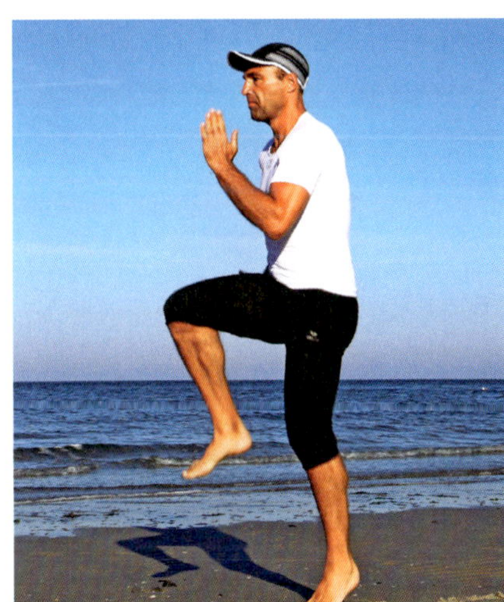

Mit hoher Schrittfrequenz und geringem Raumgewinn die Knie nach oben bringen. Oberschenkel und Oberkörper bilden am höchsten Punkt einen rechten Winkel. Der Fußaufsatz erfolgt über den Vorderfuß. Die Armbewegung unterstützt die Beinbewegung, die Hüfte dreht beweglich mit.

EINBEINSPRÜNGE

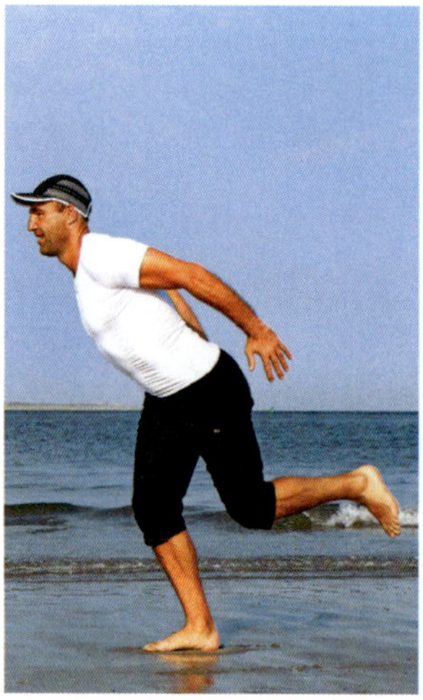

Phase 1: Schwung holen

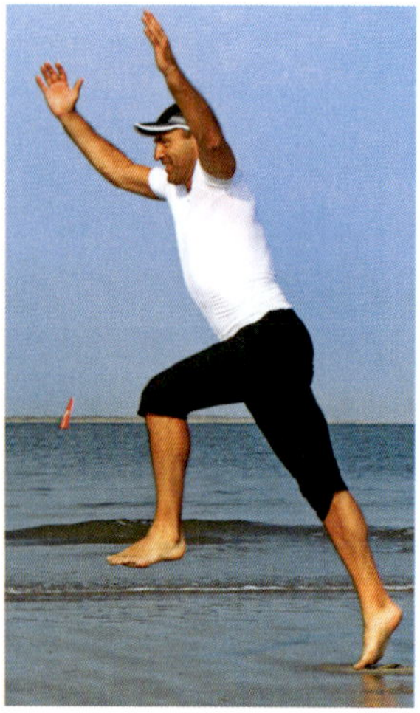

Phase 2: Sprung

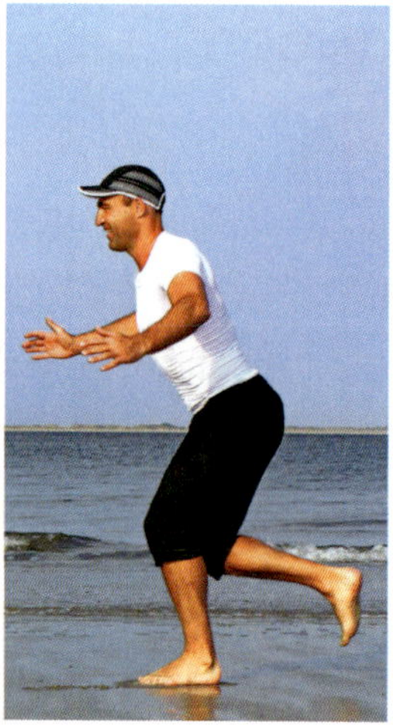

Phase 3: Landen und ausbalancieren

Mit kleinen Sprüngen, um die Sprunggelenke und Wadenmuskulatur zu kräftigen oder auch sehr raumgreifend. Weite Sprünge auf einem Bein schulen die Koordination. Sehr langsam durchgeführt, mit weit ausgestreckten Armen und einem ausgestreckten Bein, das in der Luft schwebt, schulen Sie in hohem Maße Balance und Koordination.

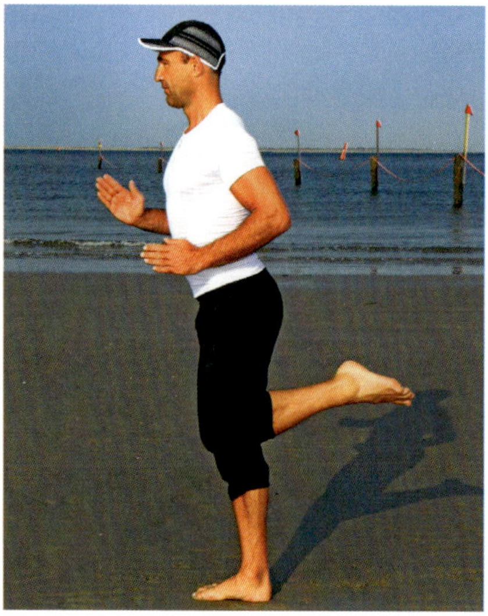

ANFERSEN

Beim Anfersen drückt man sich verstärkt aus dem Fußgelenk und der Wade ab. Dadurch schwingt die Ferse bis zum Gesäß, das angewinkelte Knie zeigt nach unten. Die Arme werden im 90°-Winkel aktiv mitgeführt. Der Oberkörper ist gerade oder leicht nach vorne gebeugt.

KOMBI SKIPPINGS/ANFERSEN

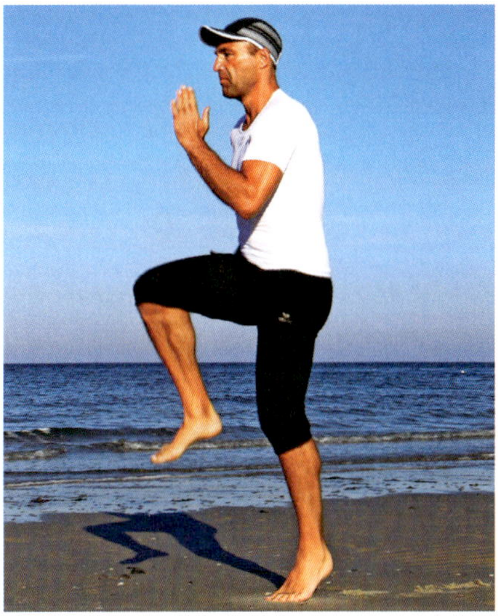

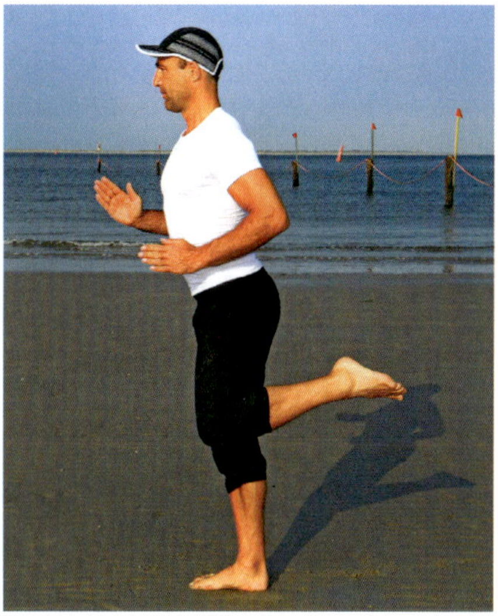

In Kombination zwei Schritte Skippings, dann zwei Schritte Anfersen, diesen Wechsel fortlaufend wiederholen.

HOPSERLAUF

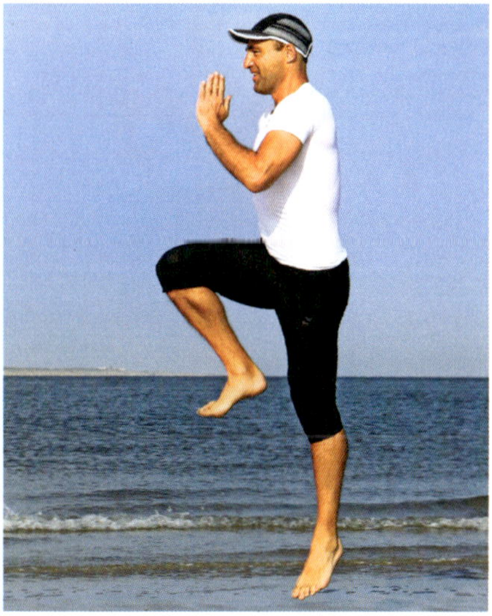

Beim Hopserlauf wird das Knie kraftvoll hochgezogen. Der Raumgewinn ist gering. Die Arme schwingen aktiv nach oben (nicht nach vorne), greifen in den Himmel und unterstützen aktiv den Absprung. Rumpf und Kopf bleiben aufrecht, der Oberschenkel des Schwungbeins wird bis zur Waagerechten gehoben.

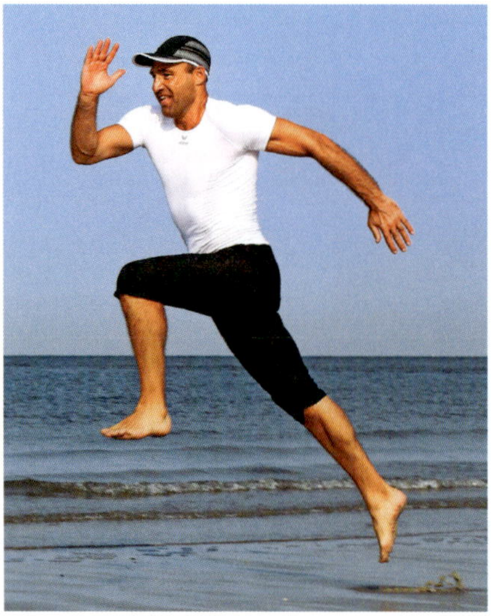

SPRUNGLAUF

Der Sprunglauf geht in die Weite. Der Abdruck erfolgt kraftvoll, das Bein wird maximal gestreckt, das andere Bein schwingt nach vorne (nicht nach oben). Die Armbewegung geht bewusst aktiv nach vorne und unterstützt den Absprung. In der Flugphase befindet sich der Oberschenkel parallel zum Boden.

SEITSCHRITTE (SIDESTEPS)

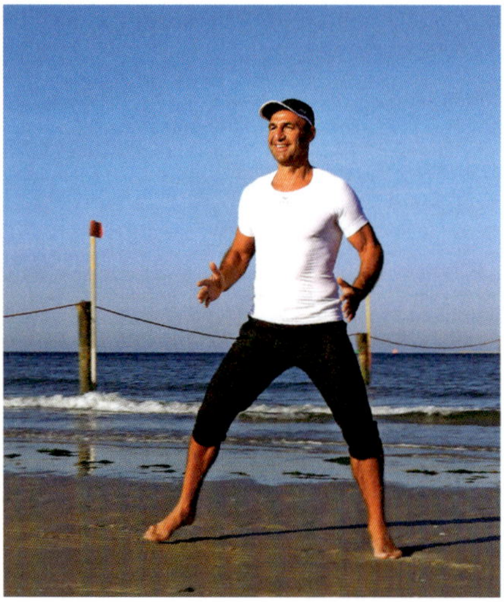

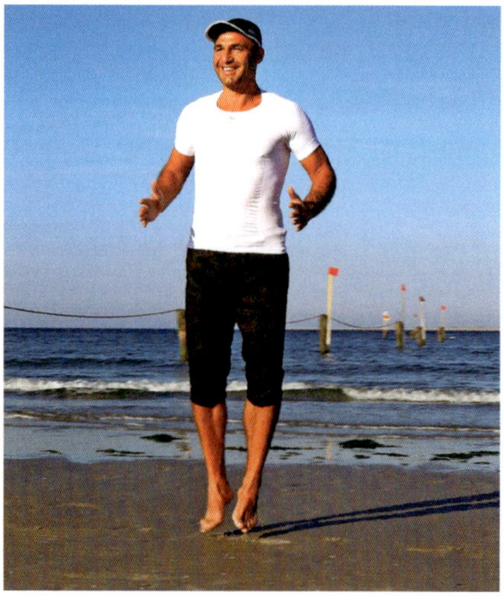

Auch bekannt als Seitgalopp. Die Bewegungsrichtung ist seitlich, die Beine werden abwechselnd gespreizt und wieder geschlossen. Die Schritte sind klein bei hoher Frequenz, das Führungsbein sollte mehrfach gewechselt bzw. die Bewegungsrichtung geändert werden. Als Kräftigungselement lassen sich Squat Jumps hervorragend in die Seitschritte mit einbauen.

WECHSELSCHRITTE (ÜBERKREUZEN)

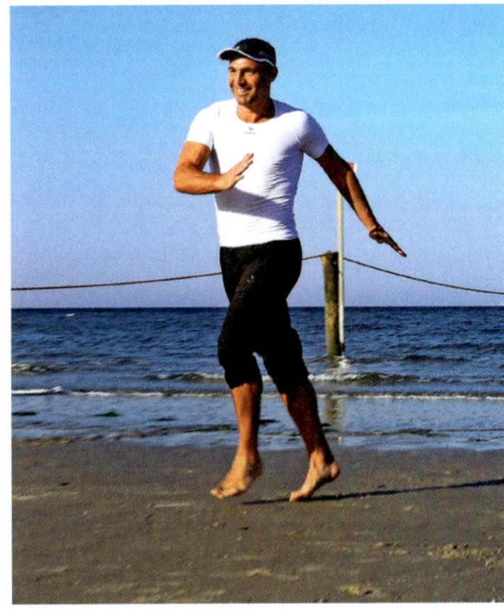

Beim seitlichen Überkreuzen wird ein Bein abwechselnd vor und hinter dem anderen Bein seitwärts angestellt. Die Arme sind seitlich ausgestreckt und parallel zum Boden. Die Hüfte unterstützt aktiv die Seitwärtsbewegung. Die koordinativ anspruchsvolle Übung erfordert am Anfang etwas Geduld.

RÜCKWÄRTSLAUFEN

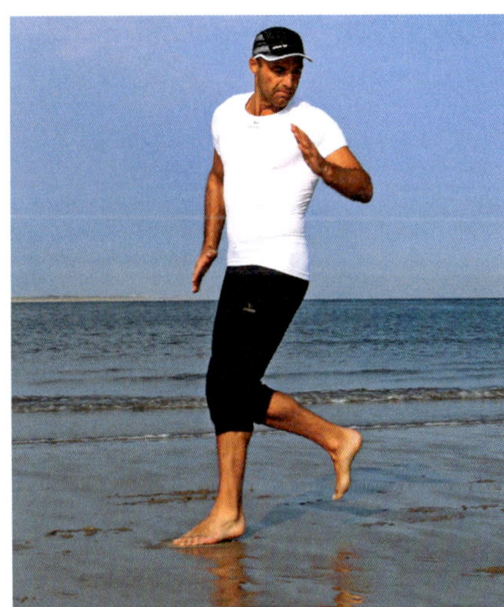

Rückwärtslaufen kann wahlweise langsam mit kurzen Schritten oder schneller mit langen Schritten ausgeführt werden. Die Arme werden aktiv bewegt.

TIPP

Bauen Sie Lauf-ABC-Übungen in Ihre *Activity Runs* ein. Der Einsatz von Lauf-ABC-Übungen wird mit einem Bewegungspunkt pro fünf Minuten Dauer honoriert.

2.18 DAS LAUF-ABC-URLAUBSPROGRAMM

In der Urlaubszeit stellt sich oft eine Frage: Familie, Hotel, neue Umgebung, aber wie kann ich mein *Bewegung!*-Programm bestmöglich umsetzen, ohne dabei wertvolle Zeit für die Familie und für meine Erholung zu verlieren?

Eine effektive und dabei auch noch familienfreundliche Variante ist das folgende ABC-Lauf- und Kräftigungsprogramm im Wasser, bei dem man auch spielerisch als Partnerübung (beispielsweise mit Ball) Familienmitglieder oder Freunde mit einbinden kann. Basierend auf den Lauf-ABC-Übungen ist der Kräftigungs- und Cardioeffekt sehr hoch.

DER ABLAUF (EIN DURCHGANG – WASSERHÖHE KNIETIEF)

Die Bahnlänge sollte in etwa 10 m entsprechen. Orientieren Sie sich an zwei Strandkörben am Strand oder an Ihrem Liegeplatz. Sie bewegen sich auf der 10-m-Bahn immer vor und zurück. Schließlich sollten Sie auch noch Ihre Wertsachen am Strand im Auge behalten, bei all der körperlichen Betätigung...

Start → 10 m Skippings – stopp

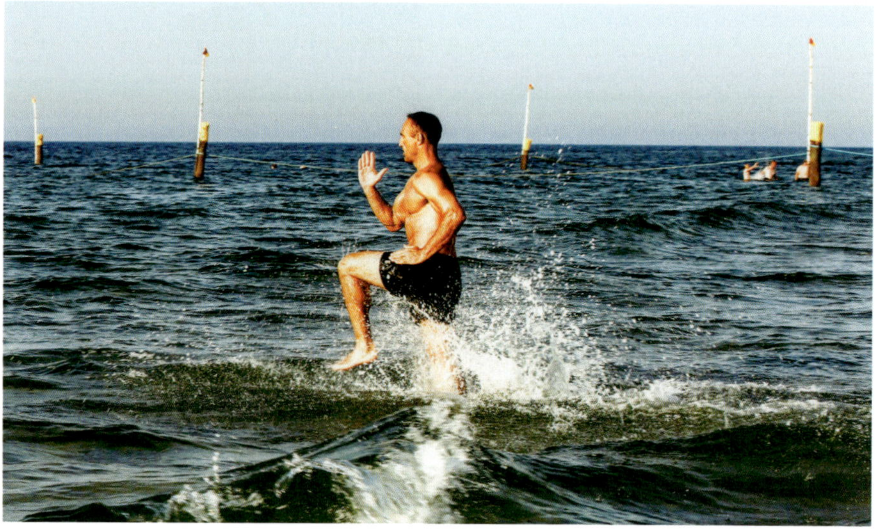

Start → 5 m Seitsteps – 5 x Squat Jumps – 5 m Seitsteps – stopp

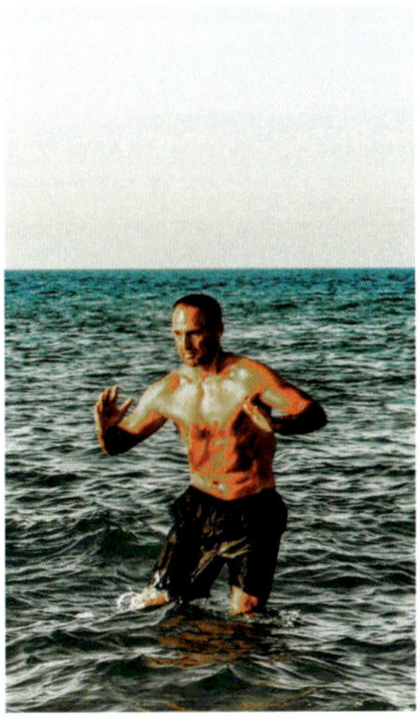

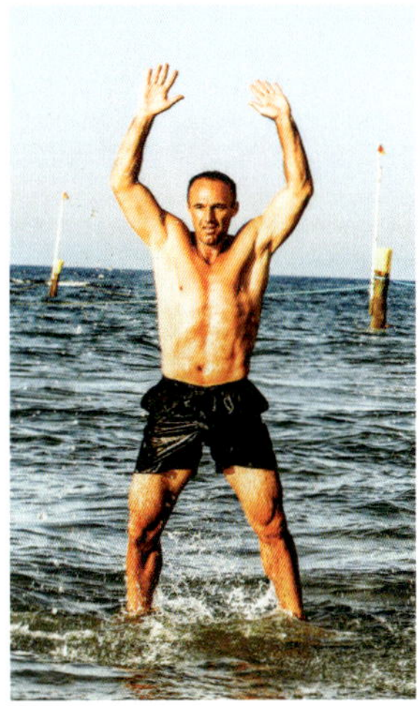

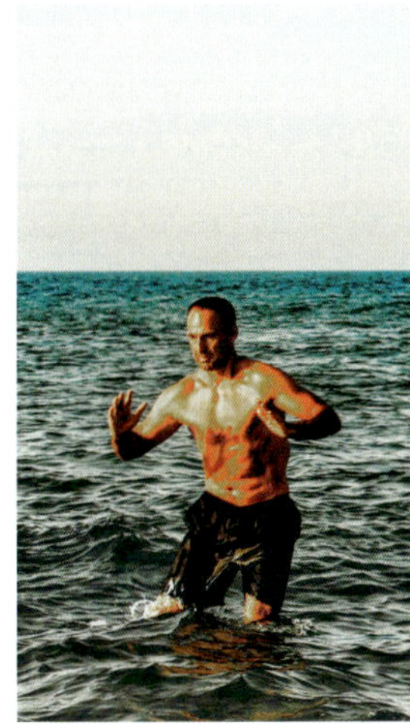

Start → 10 m Anfersen – stopp

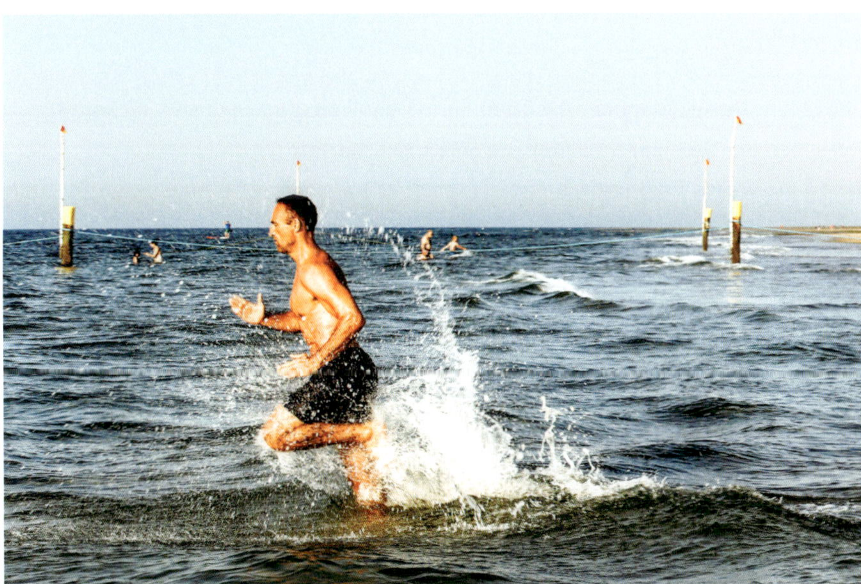

Start → 5 m Seitsteps – 5 x Squat Jumps – 5 m Seitsteps – Ziel!

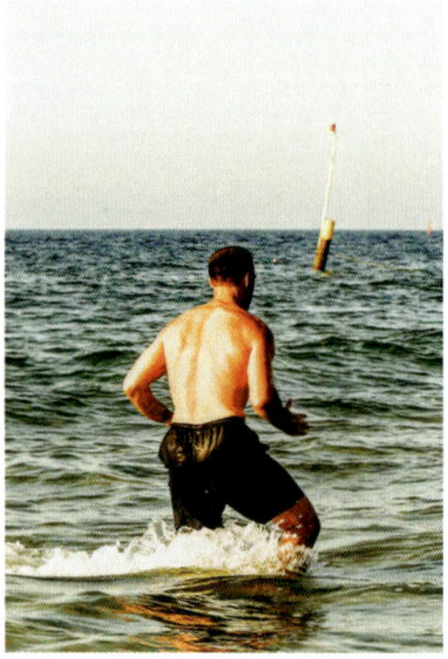

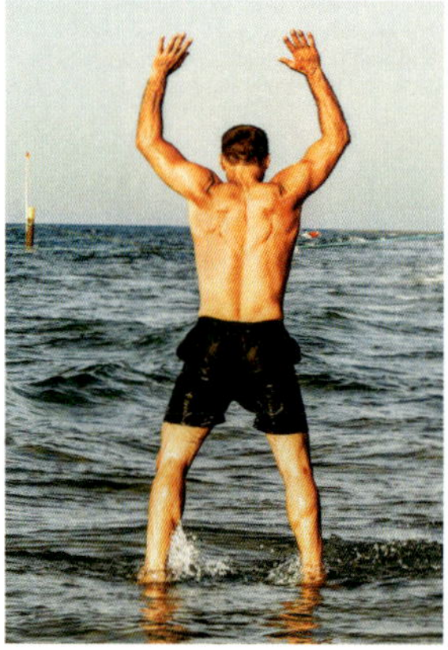

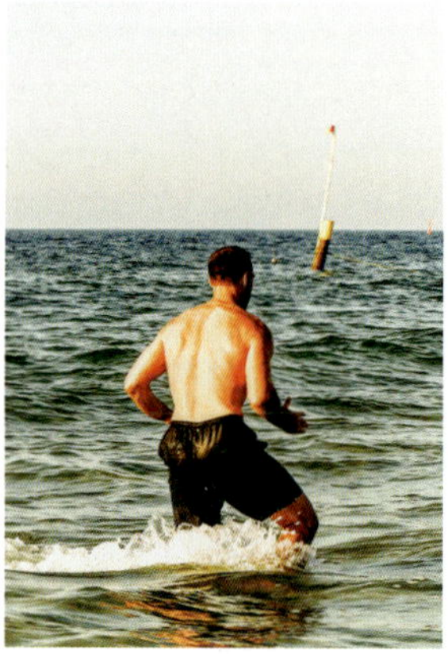

Gesamt: Drei Durchgänge hintereinander!

TIPP

Eine Übungsserie entspricht 4 x 10 m laufen und Seitsteps inklusive 10 Sprünge.
Versuchen Sie, drei Übungsserien am Stück zu schaffen.
Bauen Sie dieses Programm dreimal täglich in jeweils drei Übungsserien in Ihren Strandtag ein.
Für eine komplette Übungsserie dürfen Sie sich drei Bewegungspunkte gutschreiben.
Liegestütze, Sit-ups etc. können Sie ebenfalls sehr gut am Strand durchführen, sodass zum Ende des Strandtags Ihr Bewegungspunktestand auf einem hohen Niveau sein wird.

HINWEIS

Grüßen Sie andere Personen, die auch so wie Sie durch das Wasser springen, mit einem fröhlichen: „Gute Bewegung!"
Die Wahrscheinlichkeit, dass diese Personen ebenfalls nach dem *Bewegung!*-Programm trainieren, ist sehr hoch.

2.19 TRAININGSTOOL PARKBANK

Darf ich vorstellen, ein effektives Trainingsgerät zum Nulltarif, die Parkbank!

Ob Liegestütze, Dips, Sprungübungen, Single Squats oder Sit-ups, eine Parkbank schafft für Ihr Kräftigungsprogramm während der *Activity Runs* optimale Rahmenbedingungen.

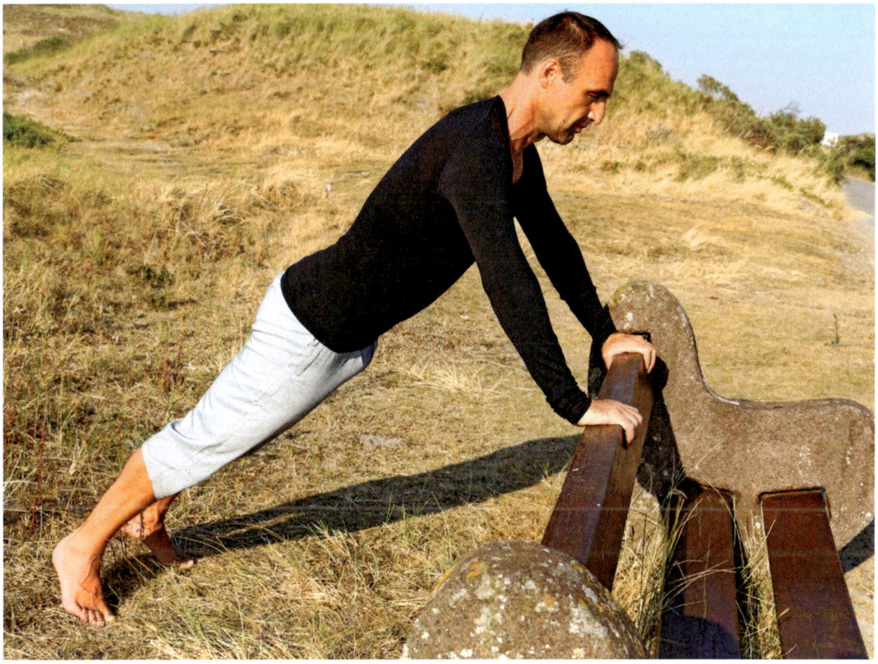

TIPP

Eine Parkbank ist eigentlich immer vorhanden. Wählen Sie Ihre Streckenführung so aus, dass Parkbänke Ihnen die Umsetzung des Kräftigungsprogramms ermöglichen.

2.20 INTENSITÄT

Eine der am häufigsten gestellten Fragen im Hinblick auf ein optimales und effizientes Training ist die Frage nach der Intensität des Trainings. Jeder Mensch hat ein individuelles Belastungsempfinden. Zudem unterscheidet sich auch das Fitnesslevel von Mensch zu Mensch erheblich voneinander.

Ein Hochleistungssportler ist natürlich besser trainiert als ein Gelegenheitssportler, sodass sich das Belastungsempfinden hier sehr stark voneinander unterscheidet.

Eine zuverlässige Messgröße und ein Gradmesser für ein gut eingestelltes Training ist die Orientierung an der Herzfrequenz.

Anhand von Berechnungsformeln oder besser noch durch eine sportmedizinische Untersuchung unter Belastungsreizen, wie Ergometer oder Laufband, lassen sich Herzfrequenzfenster errechnen, die in einem bestimmten Trainingsmodus eingehalten werden sollten, um einen größtmöglichen Nutzen und Trainingseffekt zu erzielen.

Für eine aussagekräftige Berechnung ist es zu empfehlen, möglichst viele Parameter individuell zu ermitteln.

Anders als bei Herzfrequenzformeln, die sich am Lebensalter orientieren und in denen pauschal Ruhe- oder Maximalherzfrequenzen vorgegeben werden, können Sie Ihre individuellen Werte auch selbst relativ einfach ermitteln.

Ermittlung der individuellen Ruheherzfrequenz

» Messen Sie an drei hintereinanderfolgenden Tagen mit einem Pulsmessgerät Ihre Pulsfrequenz direkt nach dem Aufwachen im Bett.

» Falls Ihnen kein Pulsmessgerät zur Verfügung steht, messen Sie mit Zeige- und Mittelfinger 15 Sekunden lang Ihren Puls am Handgelenk und multiplizieren Sie die Zahl mit 4.

» Notieren Sie sich alle drei Messungen und ermitteln Sie daraus einen Durchschnittswert. Somit haben Sie einen sehr aussagekräftigen Wert bezüglich Ihres Ruhepulses ermittelt.

Ermittlung der Maximalherzfrequenz

Hier wird es schon schwieriger und anstrengender. Sie kommen nämlich nicht darum herum, sich einmal komplett zu verausgaben. Ich empfehle generell, gerade bei längerer Sportabstinenz, eine sportmedizinische Untersuchung durchführen zu lassen. Nicht zuletzt auch, um Vorerkrankungen, beispielsweise am Herzen, auszuschließen.

Insofern es keine Bedenken bezüglich eines eigenen Maximaltests geben sollte, wird nachfolgend die Vorbereitung und Durchführung dieses Tests beschrieben.

» Bitte wärmen Sie sich gut auf. Ich empfehle vorab einen 30-minütigen Lauf im moderaten Tempo.

» Nun starten Sie mit einem Intervallprogramm. Laufen Sie drei Minuten so schnell Sie können, anschließend gehen oder traben Sie ca. eine Minute.

» Wiederholen Sie das Ganze mehrfach. Nach dem fünften Intervall sollten Sie so erschöpft sein, dass Sie mit Blick auf Ihre Pulsuhr einen sehr hohen Puls feststellen werden.

Merken Sie sich diesen Wert, denn dieser stellt Ihren Maximalpuls dar.

Beim Radfahren oder Inlineskaten wird der Puls ca. 10 Schläge unter dem Ergebnis des Laufens liegen. Das liegt am kühlenden Wind und der einseitigen Belastung der Beinmuskulatur.

Mit den beiden ermittelten Werten können Sie jetzt Ihre Belastungswerte für Ihr Trainingsprogramm ermitteln.

Formel für Ihre Belastungsintensität im Training

Oberes Grundlagenausdauertraining → für das Laufen zwischen den Kraftelementen an den *Activity Days*.

(MP – RP) x 0,7 + RP

MP = maximale Herzfrequenz (maximaler-Puls)

RP = Herzfrequenz in Ruhe (Ruhepuls)

Fiktives Beispiel

Ihr Ruhepuls liegt bei 60, Ihr Maximalpuls bei 180 Schlägen in der Minute.

(180 – 60) x 0,7 + 60 → 144

Ihr Training sollte hier in einem Herzfrequenzfenster von 140-150 Schlägen pro Minute liegen.

Formel für die Sprints → je nach Fitnesslevel von 30-150 Sekunden

(MP – RP) x *(Minimum 0,8)* 0,9 + RP

MP = maximale Herzfrequenz (maximaler-Puls)

RP = Herzfrequenz in Ruhe (Ruhepuls)

Fiktives Beispiel

Ihr Ruhepuls liegt bei 60, Ihr Maximalpuls bei 180 Schlägen in der Minute

(180 – 60) x 0,9 + 60 → 168

Ihr Training sollte hier in einem Herzfrequenzfenster von 160 (Minimum) bis 170 Schlägen pro Minute liegen.

TIPP

Die Anschaffung einer Pulsfrequenzuhr ist zur Trainingskontrolle sehr sinnvoll.

Eine Anzeige der Herzfrequenz mit Stoppuhrfunktion reicht im Grunde genommen völlig aus. Bessere und etwas teurere Uhren geben über GPS-Daten auch Auskunft über die Streckenlänge und Topografie. Sinnvoll ist auch die Anzeige der Nettolaufzeiten, da Ihr Training durch die Kraftelemente unterbrochen wird und Sie durch diese Zusatzfunktion der Uhr einen besseren Überblick über Ihre Laufzeitenlänge und Workoutdauer erhalten.

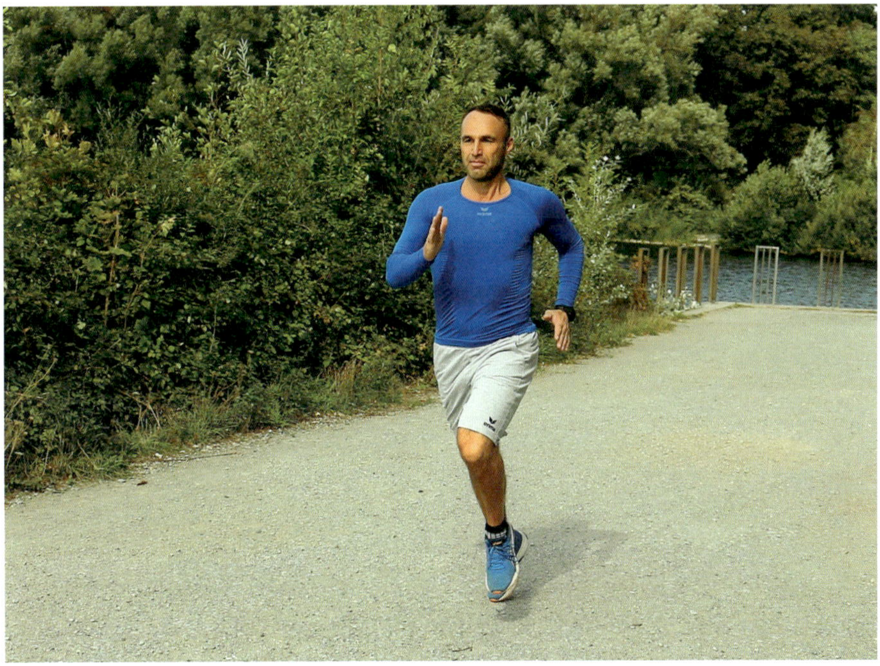

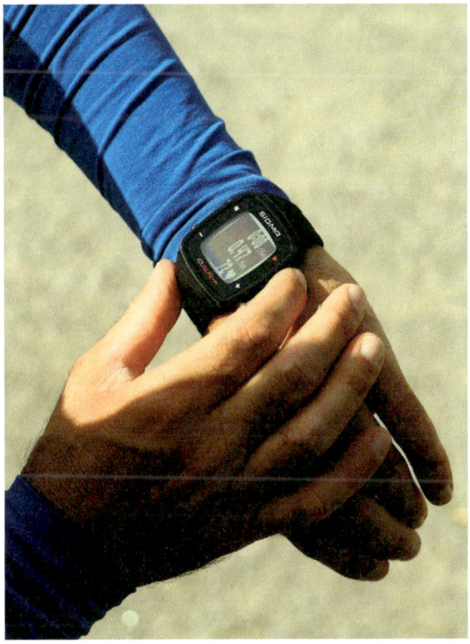

Die iD. Run Hr von SIGMA SPORT im Test – gutes Preis-Leistungs-Verhältnis

2.21 UNTERSCHIED AEROB/ANAEROB

Ist Ihnen im Wald, beim Spazierengehen oder beim Joggen auch schon des Öfteren eine besondere Spezies an Läufern entgegengekommen?

In der Regel sind diese nicht ganz so schlanken Gestalten mittleren Alters zusätzlich an einem hängenden, oft hochroten Kopf zu erkennen. Ein freundliches „Hallo" erwidern diese „Läufer" bestenfalls mit einem kurzen Winken, da ihnen zum Sprechen schlichtweg die Luft fehlt.

Der Grund dafür liegt in einer zu hohen Trainingsintensität und Pulsbelastung. Der Körper dreht in den roten Bereich (Merkmal: Roter Kopf!) und die Energiegewinnung erfolgt zum großen Teil anaerob unter einer hohen Laktatbildung. Diese Läufer erwecken nicht nur den Anschein, „sauer" zu sein, sie sind es in der Tat auch.

Laktat (Milchsäure) entsteht bei der Bereitstellung von Energie. Ein anaerober Energiestoffwechsel lässt den Laktatspiegel im Körper viel stärker ansteigen als ein aerober Energiestoffwechsel.

Dem Körper stehen zur Energiegewinnung zwei Stoffwechselwege zur Verfügung: der *aerobe* (mit Sauerstoffzufuhr) und der *anaerobe* (ohne Sauerstoffzufuhr) Stoffwechsel.

Ihre Trainingsintensität im *Bewegung!*-Programm wird sich im Übergangsbereich von aerober und anaerober Schwelle einpendeln. Dies ist der effizienteste Trainingsbereich für die Realisierung Ihrer Ziele. Ich kann an dieser Stelle nur nochmals empfehlen, die individuellen Belastungszonen von einem Sportmediziner anhand einer Laktatmessung im Blut oder anhand einer Ergospirometrie (Atemgasanalyse) ermitteln zu lassen.

DIE AUSDAUERLEISTUNGSFÄHIGKEIT KANN DURCH FOLGENDE SCHWELLENWERTE CHARAKTERISIERT WERDEN:

2 MMOL/L	2-4 MMOL/L	> 4 MMOL/L LAKTAT
	AEROBE SCHWELLE / ANAEROBE SCHWELLE	
Die aerobe Schwelle liegt bei ca. 2 mmol Laktat/l Blut und entspricht somit einer Belastungsintensität, bei welcher der Laktatspiegel diesen Wert gerade übersteigt. Ab dieser Schwelle kann die benötigte Energie nur durch zusätzliche Energiegewinnung aus dem anaerob-laktaziden Stoffwechselweg bereitgestellt werden, der Laktatspiegel beginnt zu steigen. Bei Belastungsintensitäten unterhalb dieser Schwelle erfolgt die Energiegewinnung fast ausschließlich aerob; der Laktatspiegel bleibt in der Nähe des Ruhewerts.	Der aerob-anaerobe Übergangsbereich ist der Bereich zwischen der aeroben und der anaeroben Schwelle. Die Laktatbildung nimmt mit steigender Belastungsintensität zwar zu, jedoch steht Laktatbildung und Laktatabbau immer im Gleichgewicht.	Die anaerobe Schwelle liegt etwa bei 4 mmol Laktat/l Blut, sie ist jedoch abhängig vom Trainingszustand. Bei Belastungsintensitäten an dieser Schwelle liegt ein maximales Laktatgleichgewicht vor, d. h., Laktatbildung und Laktatabbau steht gerade noch im Gleichgewicht. Man nennt diesen Zustand auch *Steady State.* Eine höhere Belastungsintensität führt zu einem starken Anstieg des Laktatspiegels. Die Sauerstoffaufnahme reicht nicht mehr aus, den gesamten Energiebedarf zu decken, es kommt zur schnellen Erschöpfung durch Übersäuerung.

Anaerobe und aerobe Ausdauerleistungen [Bild/Grafik]. (o. D.). Abgerufen am 15. April, 2016, von http://www.sportunterricht.de/lksport/enerschem.html

2.22 WARM-UP

Ein Aufwärmen vor Ihrem Training, speziell bei den Power-Day-Trainingseinheiten, sollte für Sie nicht lästige Pflicht, sondern fester Bestandteil Ihres Trainingsprogramms sein. Ein Kaltstart in das Training kann ansonsten zu Verletzungsreaktionen Ihres Körpers führen.

Die Aufwärmphase bereitet den Körper auf die anschließende körperliche Belastung vor. Die **Körpertemperatur** und die **Pulsfrequenz** steigt. Verletzungsrisiken werden minimiert.

Kurzum, ein Warm-up bringt Sie auf Betriebstemperatur. Vergleichen Sie es mit einem Auto. Sie würden wahrscheinlich niemals auf die Idee kommen, Ihr Auto aus dem Stand heraus von 0 auf 100 zu beschleunigen.

Bei Ihrem Körper verhält es sich nicht anders. Ein 100-m-Sprinter würde ohne ein spezielles Aufwärmprogramm Verletzungen riskieren, mindestens jedoch immer enorme Leistungseinbußen während seines Laufs hinnehmen müssen.

Ein Aufwärmen vor Ihren Power-Day-Übungen dauert nur fünf Minuten.

Das Programm ist in 30-Sekunden-Blöcke aufgeteilt und denkbar einfach umzusetzen.

HINWEIS

Das Programm können Sie in voller Länge auf der *Bewegung!*-Webseite und auf YouTube® anschauen.

DIE WARM-UP-ÜBUNGEN

1. AUF DER STELLE LAUFEN (30 SEKUNDEN)

Laufen Sie nur auf den Fußballen und setzen Sie die Ferse nicht auf. Schwingen Sie in kurzen Bewegungen Ihre Arme mit. Der Oberkörper ist leicht nach vorne geneigt.

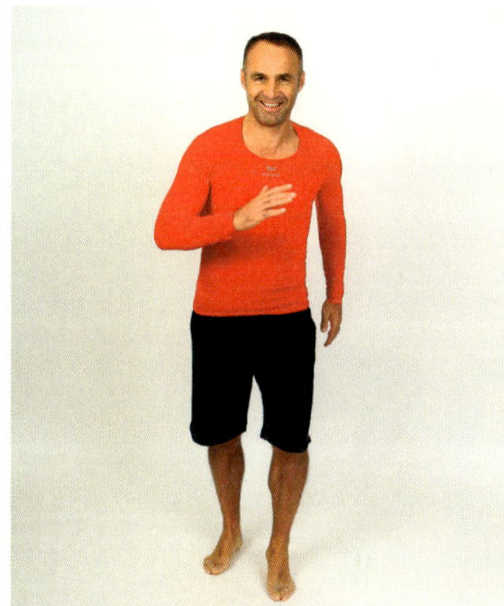

2. LAUFEN MIT ARMEINSATZ (30 SEKUNDEN)

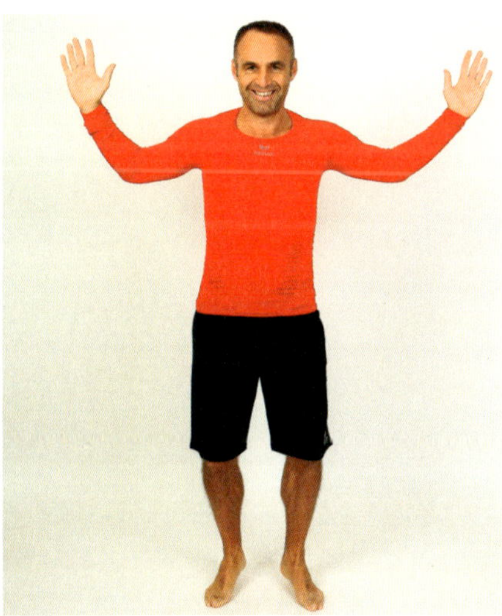

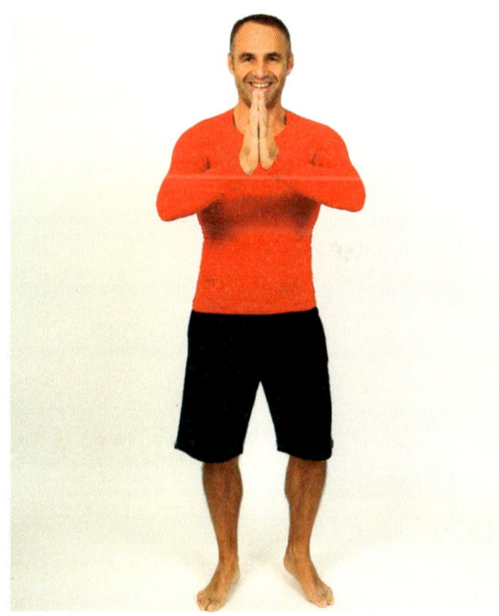

Ihr Oberkörper ist nun wieder etwas aufrechter. Sie laufen weiterhin auf der Stelle. Ihre Arme befinden sich parallel zum Boden. Klatschen Sie während des Laufens in die Hände und führen Sie Ober- und Unterarm im rechten Winkel nach hinten, bis Ihre Schulterblätter zusammenkommen. Führen Sie Ihre Arme wieder nach vorne, klatschen wieder in die Hände und führen Sie die Arme nun mit gestreckten Armen nach hinten, bis Ihre Schulterblätter wieder zusammenkommen. Wechseln Sie beide Bewegungen stetig ab.

3. AUSFALLSCHRITTE ABWECHSELND NACH VORNE (30 SEKUNDEN)

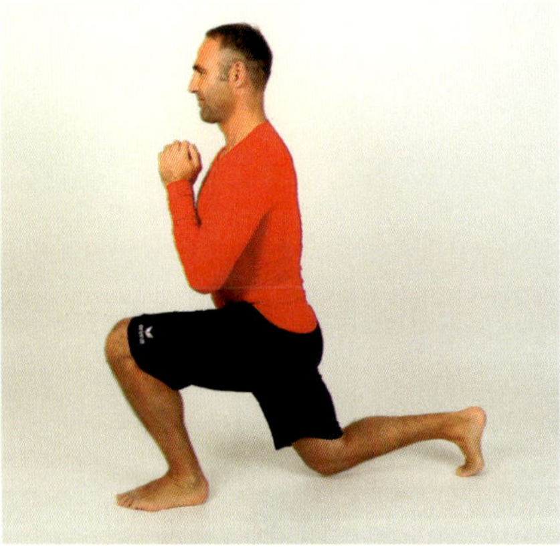

Ihre Füße stehen nun hüftbreit und parallel zueinander. Die Fußspitzen zeigen nach vorne. Machen Sie nun mit einem Bein einen großen Schritt nach vorne und beugen das Bein dabei. Das hintere Bein bleibt gestreckt. Halten Sie Ihren Oberkörper gerade und verlagern Sie mit Ihrem Gesäß den Schwerpunkt leicht nach hinten, jedoch ohne dabei in ein Hohlkreuz zu fallen. Die Kniespitze des vorderen gebeugten Beins sollte sich mittig über Ihrem Fuß befinden und nicht über Ihre Fußspitze hinauszeigen. Drücken Sie sich aus der Ferse heraus wieder zurück in Ihre Startposition und wechseln Sie das Bein.

4. KNIEBEUGESPRÜNGE (JUMP SQUATS) (30 SEKUNDEN)

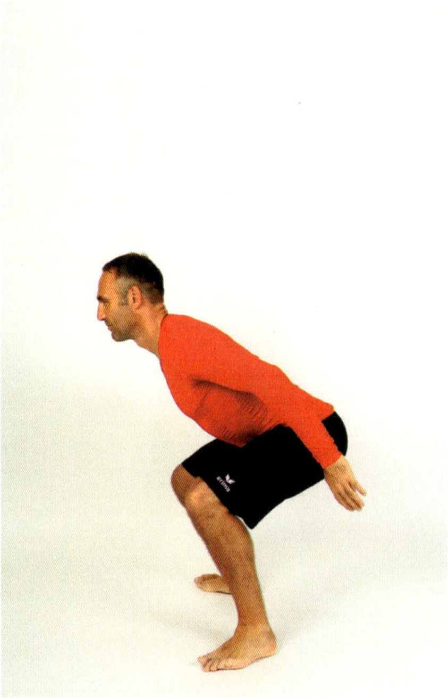

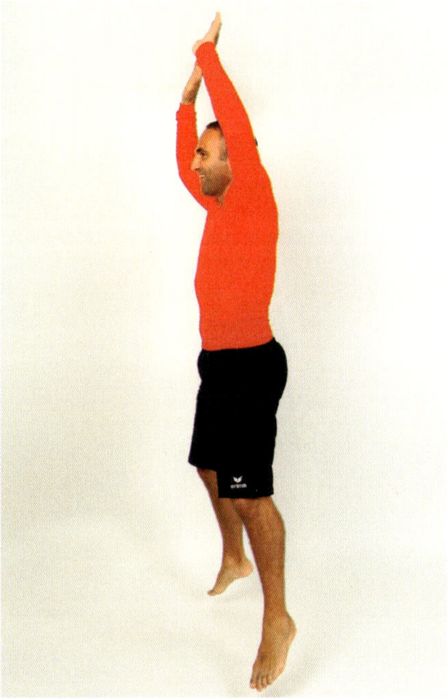

Die Füße sind schulterbreit und parallel zueinander aufgestellt.

Der Körper ist insgesamt aufrecht, aber leicht nach vorne geneigt. Die Arme seitlich und angewinkelt neben dem Körper halten. Die Beine werden nun gebeugt, das Gesäß nach hinten herausgestreckt, sodass sich die Oberschenkel im 90°-Winkel zum Boden befinden. Die Kniespitzen sollten sich in der Position mittig zu den Füßen befinden. Den Blick stets nach vorne richten. Die Brust oben halten, Schwung mit den Armen holen und explosiv nach oben springen. Auf dem Vorderfuß landen und anschließend gleich in die erneute Startposition gehen.

5. HAMPELMÄNNER (JUMPING JACKS) (30 SEKUNDEN)

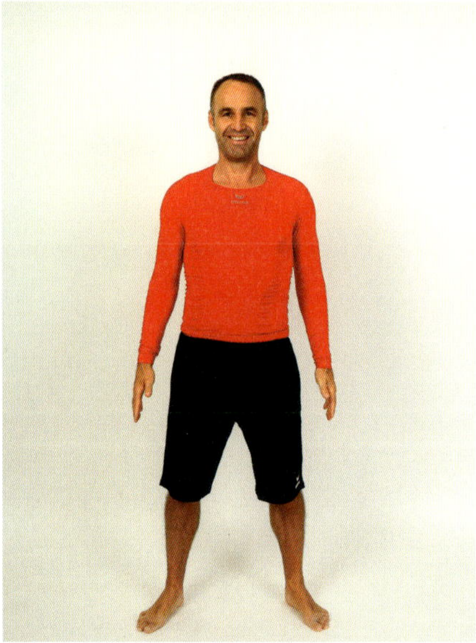

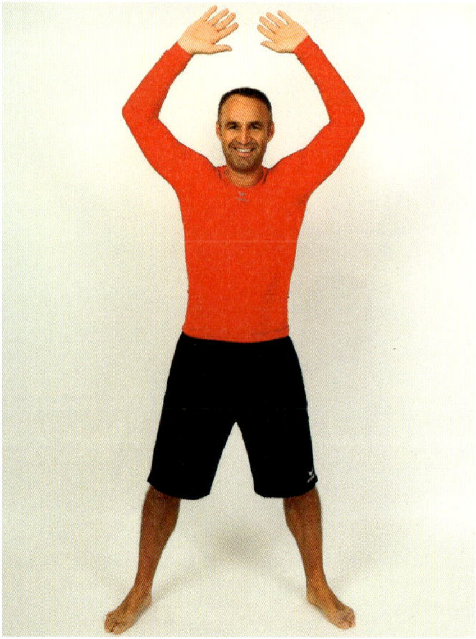

Ihre Füße stehen in paralleler Grundstellung ungefähr schulterbreit auseinander. Ihre Arme befinden sich gestreckt über Ihrem Kopf. Die Hände sind zusammen. Springen Sie nun hüftbreit mit den Füßen zusammen und führen Sie Ihre Arme gleichzeitig seitlich zu Ihren äußeren Oberschenkeln. Wiederholen Sie diese Bewegungen über die gesamte Belastungsdauer.

Wechseln Sie nach den Hampelmännern wieder zu Übung 1 *(Laufen auf der Stelle)* und lassen Sie die Übungen 2-5 folgen.

Fertig.

TIPP

Durch ein Warm-up bereiten Sie sich optimal auf ein bevorstehendes Training vor und als Nebeneffekt werden Sie bereits durch das Warm-up etliche Kalorien verbrennen. Ein Warm-up wird mit einem Bewegungspunkt in Ihrer Punktetabelle bewertet.

2.23 DEHNEN (STRETCHING) UND COOL-DOWN

In der Trainingslehre wird seit vielen Jahren sehr kontrovers darüber diskutiert, wie sinnvoll Stretching vor oder nach dem Sport ist. Viele Experten stellen den Nutzen von Stretching auch ganz generell infrage.

Was passiert eigentlich beim Dehnen (Stretching)?

Bei der Dehnung eines Muskels reagieren zunächst die bindegewebigen Fasern. Die dadurch entstehende Spannung ist sehr hoch und der Muskel signalisiert die *Beweglichkeitsgrenze* (Dehnungsschmerz) der Fasern. Die hohe Spannung im Muskel lässt mit der Zeit nach und bleibt konstant, in der Folge passen sich Bindegewebsfasern an und werden länger. In dem Moment der Spannung und Bewegungsgrenze reagieren die Mechanorezeptoren in Sehne und Muskel, mit der Zeit steigt die Toleranz der Rezeptoren gegenüber dem Dehnreiz.

Wird der Dehnreiz nicht regelmäßig gesetzt, nimmt die Toleranz wieder ab und es entsteht eine Bewegungseinschränkung. Zunächst sind die Einschränkungen physiologisch, können aber etwa nach wochenlanger Ruhigstellung strukturell werden. Das heißt, dass die *Sakomere* (kleinste kontraktile Einheit der Muskeln) „verkürzen".

Durch das regelmäßige Ansprechen der Mechanorezeptoren und das Heraufsetzen der Toleranz gegenüber dem Dehnreiz soll dauerhaft ein Erhalt der Beweglichkeit gefördert werden. So weit die Theorie. Über Sinn und Nutzen streiten sich die Experten.

Die Faktenlage ist dünn. Ich bin der Meinung, dass ein sportartspezifisches Dehnprogramm, dynamisch ausgeführt, durchaus Sinn vor einer Trainingseinheit machen kann. Bei Ihren Trainingsplänen sind Sie mit Ihrem dynamischen Aufwärmprogramm jedoch sehr gut vorbereitet, sodass ein zusätzliches Stretching vor dem Workout nicht notwendig ist.

Im Gegensatz dazu sollte ein Stretching unmittelbar **nach** Ihrem Trainingsprogramm immer Pflichtprogramm für Sie sein. Speziell für die Entspannung der Muskulatur der Halswirbelsäule ziehe ich jedoch eine gezielte Mobilisation einem Dehnen vor, da ein „Ziehen" in diesem sensiblen Bereich des Körpers eher kontraproduktiv ist.

Insgesamt muss festgestellt werden, dass alleine schon das Beschäftigen mit dem eigenen Körper nach der Anstrengung, das Herunterfahren des Pulses, die Konzentration auf die einzelnen, im Training beanspruchten Muskelgruppen und eine ruhige, gleichmäßige Atmung die Entspannung fördert und den Trainingstag erfolgreich abschließt.

TIPP

» **Dehnen Sie die beanspruchten Muskeln nach Beendigung Ihres Trainings.**
» **Nehmen Sie sich für Ihr Stretching/Cool-down-Programm 10 Minuten Zeit.**
» **Eine Stretchingeinheit wird mit einem Bewegungspunkt in Ihrer Punktetabelle bewertet.**

Nachfolgend habe ich ein klassisches Cool-down für Sie hinterlegt, das Sie nach jeder Trainingseinheit anwenden können. Neben den Stretching- und Mobilisationsübungen rundet eine Atemübung das Programm ab.

DEHNUNG DER VORDEREN OBERSCHENKELMUSKULATUR

Vorrangig beanspruchte Muskulatur

» Vordere Oberschenkelmuskulatur

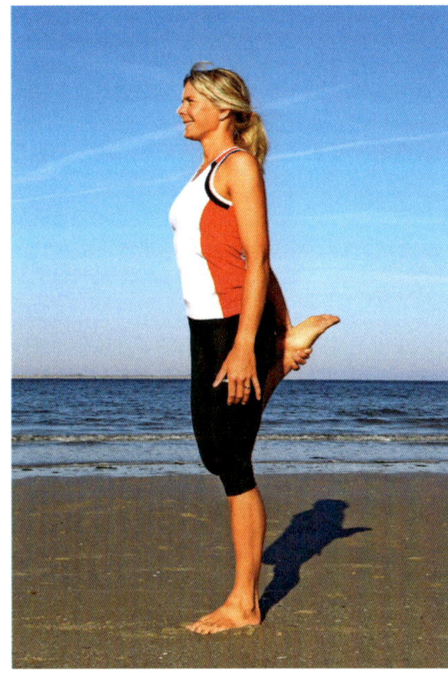

Ausführung

Parallele, hüftbreite Fußstellung. Sie umfassen nun mit einer Hand das Sprunggelenk eines Fußes und führen den Fuß möglich nah zu Ihrem Gesäß. Der Oberkörper bleibt während der Bewegungsausführung gerade, die Knie sollen möglichst parallel zueinander stehen.

20 Sekunden statisch (ohne zu federn!) die Endposition halten und anschließend das Bein wechseln.

HINWEIS

Für den Fall, dass Sie aufgrund einer eingeschränkten Beweglichkeit nicht mit Ihrer Hand Ihren Fuß umfassen können, empfiehlt sich der Einsatz eines Handtuchs.

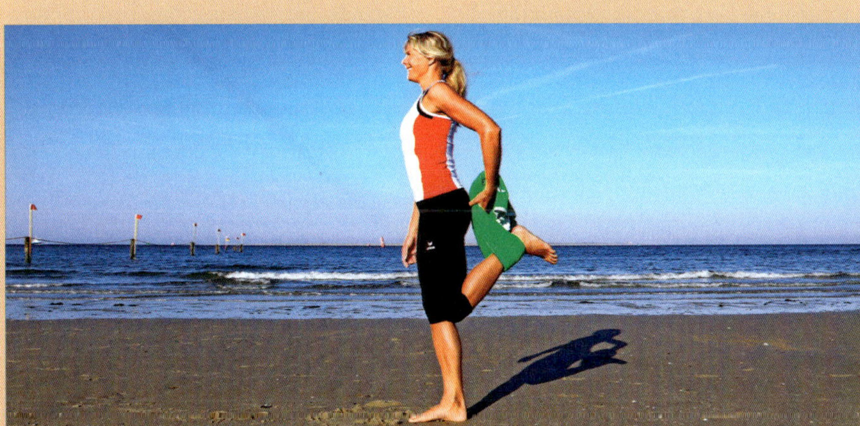

DEHNUNG DER HINTEREN OBERSCHENKELMUSKULATUR

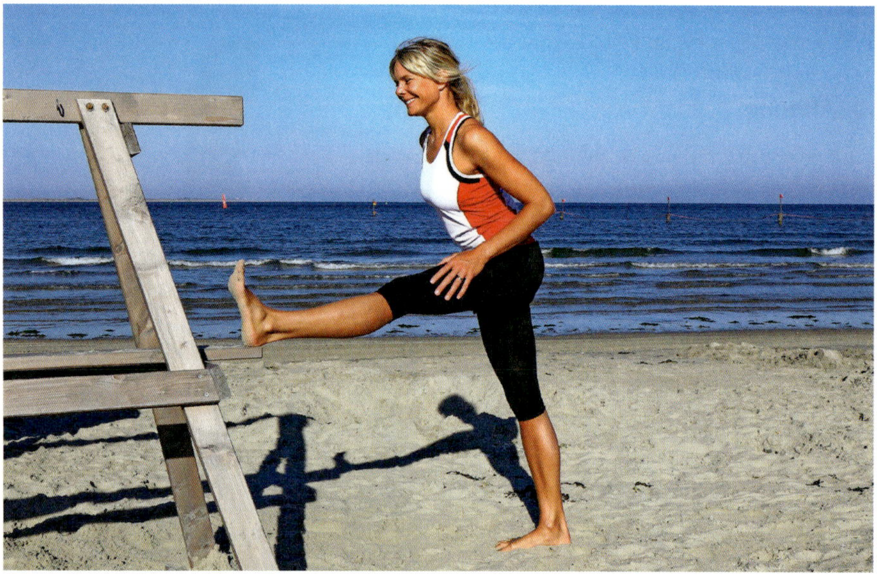

Vorrangig beanspruchte Muskulatur

» Hintere Oberschenkelmuskulatur

» Wadenmuskulatur

Ausführung

Stellen Sie sich in Schrittbreite von einer Mauer oder Parkbank entfernt auf. Ein Bein platzieren Sie nun, mit der Ferse aufliegend, auf der Mauer oder der Parkbank. Ihr Bein sollte sich möglichst parallel zum Boden befinden. Verlagern Sie nun Ihren Oberkörper mit geradem Rücken langsam über Ihr aufgestelltes Bein. Das Bein sollte nach Möglichkeit fast gestreckt sein. Ziehen Sie Ihre Fußspitzen in Richtung Schienbein und halten Sie den höchstmöglichen Dehnungsreiz wiederum für 20 Sekunden und wechseln sie anschließend das Bein.

DEHNUNG DER GESÄSSMUSKULATUR

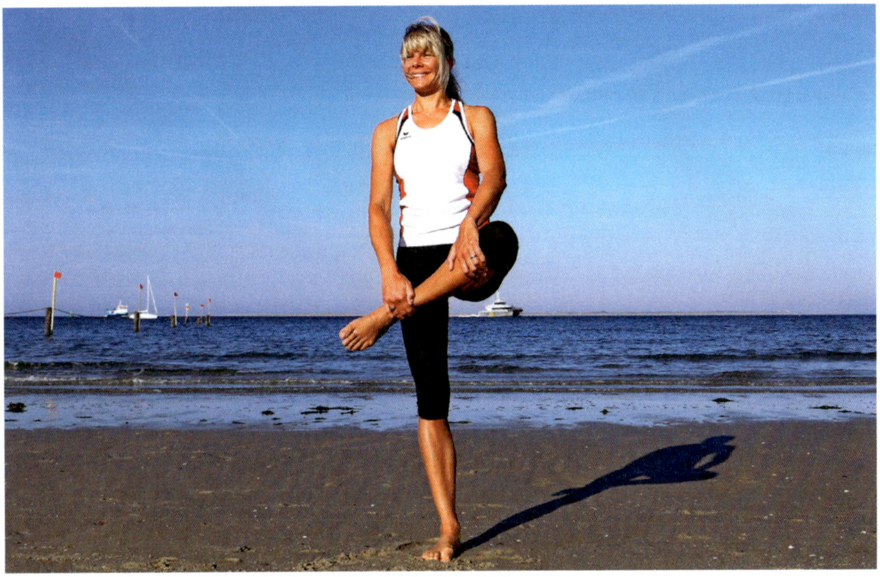

Vorrangig beanspruchte Muskulatur

- Gesäßmuskulatur
- Abduktoren

Ausführung

Parallele, hüftbreite Fußstellung. Sie umfassen nun mit der rechten Hand das seitliche Sprunggelenk des linken Fußes. Gleichzeitig fasst Ihre linke Hand seitlich unterhalb des Kniegelenks. Ziehen Sie den linken Fuß in Richtung Ihrer linken Schulter bis auf Höhe der Hüfte. Ihre rechte Hand unterstützt und stabilisiert die Bewegung. Ihr Bein sollte sich in der Endposition möglichst parallel zum Boden befinden. Halten Sie diese Endposition für 20 Sekunden und wechseln Sie anschließend das Bein.

HINWEIS

Diese Übung erfordert Balance- und Koordinationsfähigkeit. Zur Vereinfachung können Sie das Bein auch auf einer Parkbank ablegen und mit dem anderen Bein leicht in die Hocke gehen, bis Sie den höchstmöglichen Dehnungsreiz spüren.

DEHNUNG DER WADENMUSKULATUR

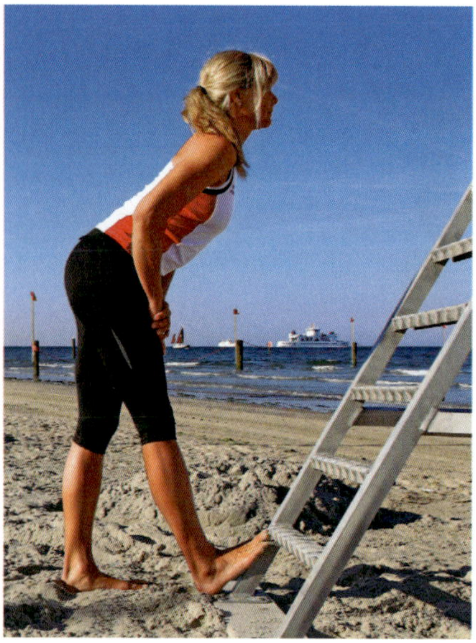

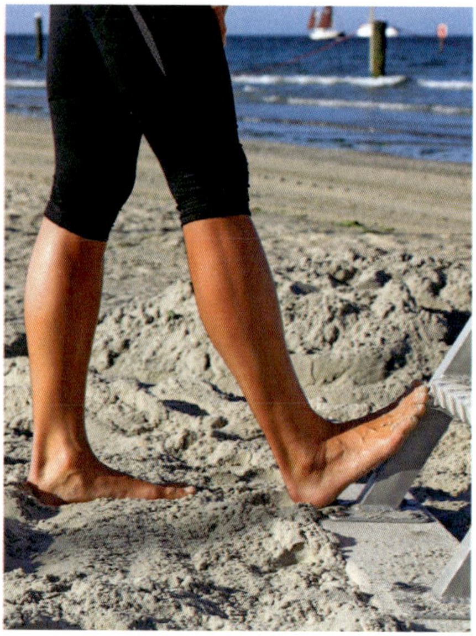

Vorrangig beanspruchte Muskulatur

» Wadenmuskulatur

Ausführung

Stellen Sie Ihren rechten Fuß an einer Treppen- oder Bordsteinkante so auf, dass die Ferse in den Boden drückt und der Vorderfuß etwas über der Kante platziert ist. Strecken Sie Ihr Bein fast durch. Ihr Oberkörper ist gerade. Je weiter Sie Ihren Oberkörper mit geradem Rücken nach vorne bewegen, desto größer ist der Dehnungsreiz.

Halten Sie die Position, die für Sie so gerade noch erträglich ist, für 20 Sekunden und wechseln Sie anschließend das Bein.

DEHNUNG DER ADDUKTOREN

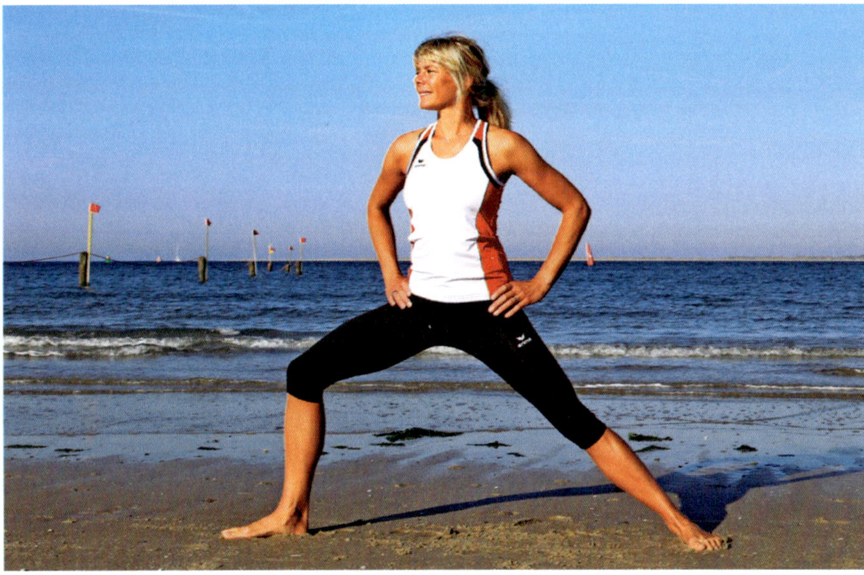

Vorrangig beanspruchte Muskulatur

» Innere seitliche Oberschenkelmuskulatur

Ausführung

Parallele, hüftbreite Fußstellung. Die Knie sind leicht gebeugt. Machen Sie nun mit Ihrem linken Bein einen großen Schritt zur Seite. Das rechte Bein bleibt an derselben Stelle, es ist nun jedoch etwas mehr gebeugt im Kniegelenk. Beide Füße zeigen nach vorne. Führen Sie Ihr Gesäß nun leicht nach unten. Ihr Oberkörper bleibt dabei gerade. Verlagern Sie Ihren Schwerpunkt so, dass Sie einen optimalen Dehnungsreiz in Ihren Adduktoren spüren.

Halten Sie die Position für 20 Sekunden und wechseln Sie anschließend das Bein.

DEHNUNG DER SCHULTERMUSKULATUR

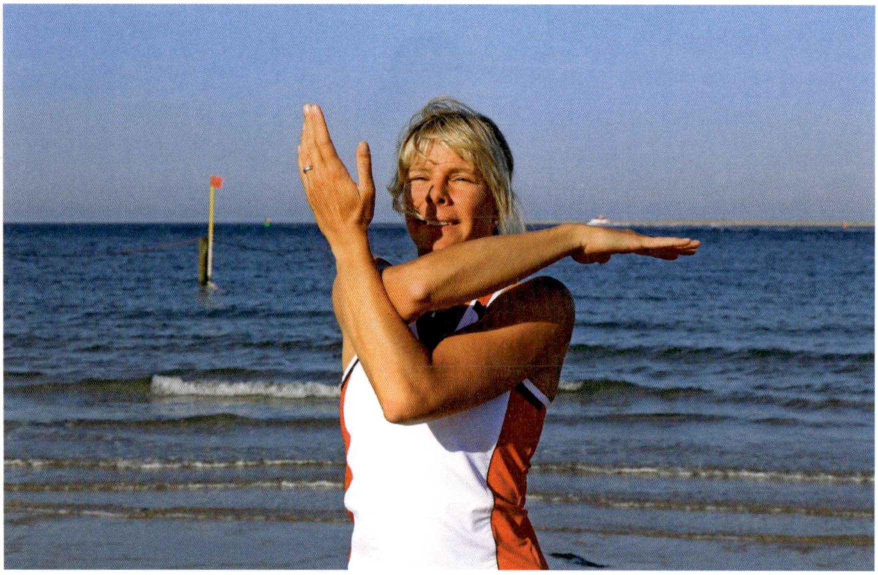

Vorrangig beanspruchte Muskulatur

» Schultermuskulatur

» Armmuskulatur

Ausführung

Parallele, hüftbreite Fußstellung. Heben Sie den rechten Arm rechtwinklig bis auf Schulterhöhe. Fassen Sie nun mit der linken Hand etwas oberhalb Ihres rechten Ellbogengelenks und führen Sie den Arm möglichst weit in Richtung linke Schulter.

Halten Sie den höchstmöglichen Dehnungsreiz für 20 Sekunden und wechseln Sie anschließend die Armseite.

DEHNUNG DER RÜCKENMUSKULATUR

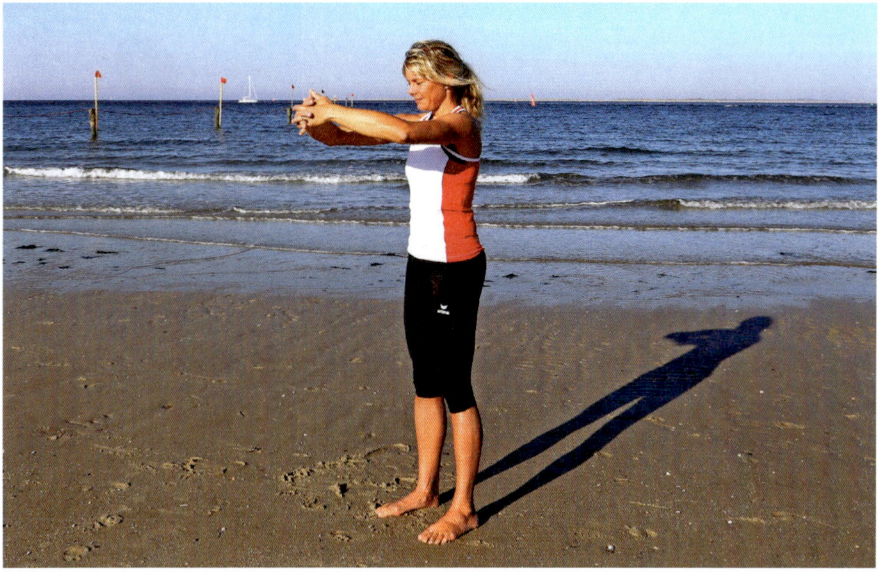

Vorrangig beanspruchte Muskulatur

» Rückenmuskulatur
» Schultermuskulatur

Ausführung

Parallele, hüftbreite Fußstellung. Strecken Sie Ihre Arme nach vorne aus und führen Sie Ihre Hände an den Fingern zusammen. Ihre Handaußenfläche zeigt dabei nach vorne und die Arme verlaufen mit leichter Beugung im Ellbogengelenk parallel zum Boden.

Führen Sie aus dieser Position Ihr Kinn in Richtung Brustbein. Ihr oberer Rücken nimmt eine runde Form an, der restliche Oberkörper bleibt gerade. Halten Sie diese Position für 20 Sekunden.

MOBILISATION DER HALSWIRBELSÄULENMUSKULATUR

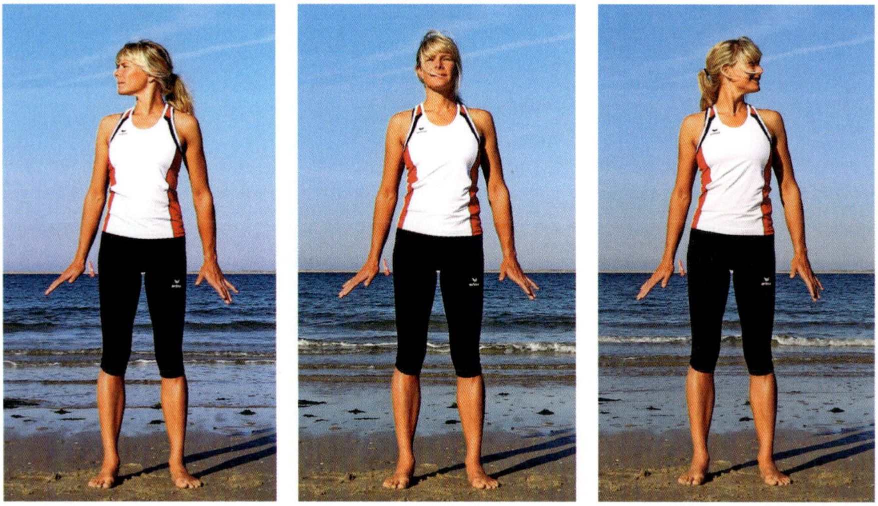

Vorrangig beanspruchte Muskulatur

» Halswirbelsäulenmuskulatur

Ausführung

Parallele, hüftbreite Fußstellung. Drehen Sie Ihren Kopf sehr langsam zur rechten Seite über Ihre rechte Schulter, ohne in den Schmerz zu drehen. Anschließend führen Sie den Kopf ebenfalls wieder in sehr langsamer Geschwindigkeit in die gerade Ausgangsstellung zurück. Drehen Sie nun Ihren Kopf zur linken Seite über Ihre linke Schulter. Insgesamt sollten Sie den Kopf 10-mal nach rechts und 10-mal nach links im Wechsel drehen.

DEHNUNG DER BRUSTMUSKULATUR

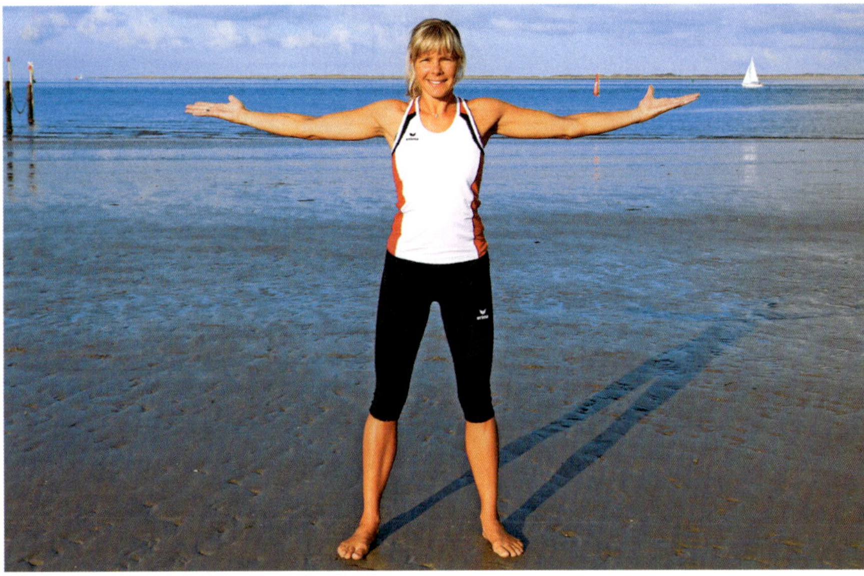

Vorrangig beanspruchte Muskulatur

» Brustmuskulatur

» Bizeps

Ausführung

Parallele, schulterbreite Fußstellung. Führen Sie beide Arme maximal seitlich auf Schulterhöhe.

Die Arme werden parallel zum Boden gehalten. Die Handinnenflächen zeigen nach oben. Ziehen Sie nun ganz bewusst Ihre Schulterblätter zusammen. Ihre Arme bleiben in der gesamten Dehnungszeit in waagerechter Position.

HINWEIS

Für die Dehnung der Bizepse beider Arme drehen Sie nach 20 Sekunden Ihre Hände, sodass Ihre Daumen nach hinten zeigen.

ATEMÜBUNG

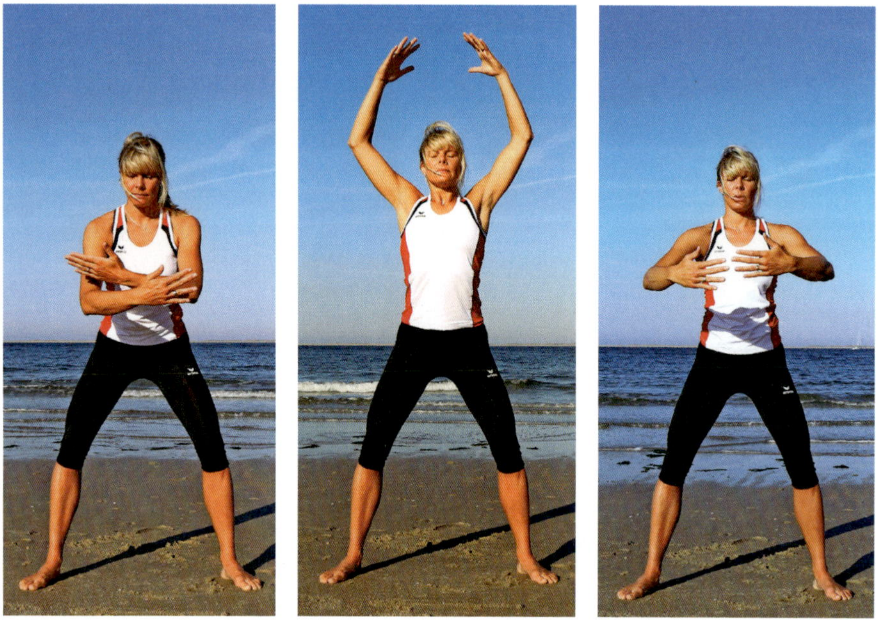

Ausführung

Parallele, schulterbreite Fußstellung. Lassen Sie Ihren Oberkörper fallen und holen Sie mit zwei Überkreuzbewegungen Ihrer Arme Schwung und richten Sie sich auf. Von Hüfthöhe aufwärts atmen Sie dabei durch die Nase in den Bauchraum ein. Ihre Arme bewegen sich in einem großen seitlichen Bogen bis über Ihren Kopf. Führen Sie nun wiederum bogenförmig Ihre Arme vor dem Brustraum zusammen und atmen Sie dabei durch den Mund hörbar aus.

Wiederholen Sie diese Atemübung dreimal.

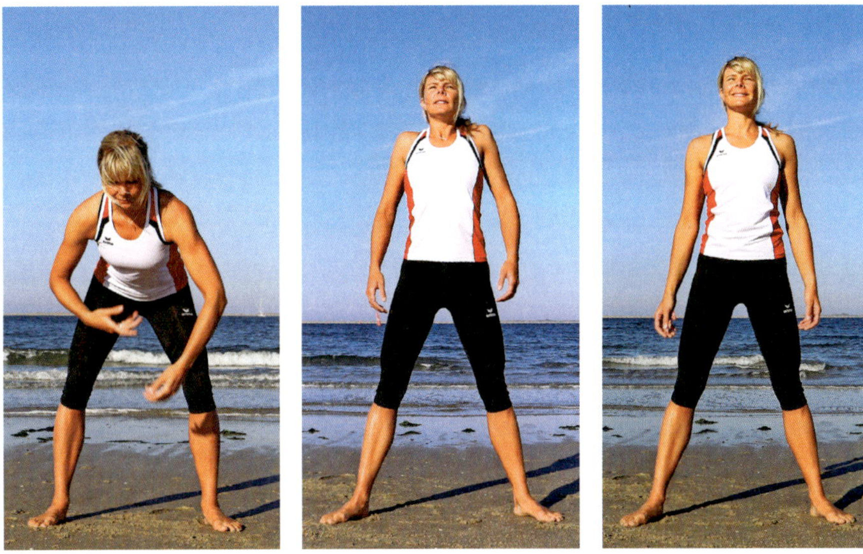

Nach der letzten Wiederholung lassen Sie Ihren Oberkörper fallen, sodass Ihr Kopf und Ihre Arme ganz entspannt in Richtung Boden zeigen. Schütteln Sie Arme, Handgelenke und Oberkörper aus und richten Sie sich anschließend Wirbel für Wirbel bis in die aufrechte Standposition wieder auf.

2.24 DIE KÖNIGSÜBUNGEN

Die Übungen in Ihrem Trainingsprogramm weisen unterschiedliche Schwierigkeitsgrade und Intensitäten auf. Ein Liegestützsatz wird Sie mehr anstrengen als Wiederholungen beim Wadenheben. Bei einem Liegestütz oder einem Klimmzug werden große Muskeln und Muskelgruppen beansprucht. Dies macht Sie stärker und durch einen erhöhten Energieverbrauch auch schlanker und definierter.

Legen Sie den Fokus in Ihrem Training auf die Übungen, die möglichst viele Muskeln trainieren. In der Auswahl der Trainingspläne wären das beispielsweise Liegestütze (Push-ups), Klimmzüge oder Kreuzheben.

Für den Fall, dass Liegestütze oder Klimmzüge aufgrund von (noch) nicht ausreichender Kraft nicht ausgeführt werden können, zeige ich Ihnen Alternativen auf, sodass Sie die Übungen in abgeänderter Form trotzdem durchführen können.

Liegestütze und andere „schwere" Übungen sollten in mehreren Sätzen (Durchgängen) in einem Training absolviert werden. Wadenheben aufgrund einer eher begrenzten und einseitigen Muskelaktivierung jedoch nur maximal einmal pro Trainingseinheit.

Verstanden?

Keine Sorge, Ihre Trainingspläne sind bereits perfekt auf Sie abgestimmt. Sie absolvieren zusammen mit einem Cardiotraining nur gut eine Handvoll Übungen pro Trainingstag. Ich will Sie nicht überfordern mit einem Füllhorn an Übungen, die Sie nicht schneller an Ihr Ziel bringen und die Sie am Ende nur irritieren.

Ich habe 20 Übungen für Sie ausgewählt, die, wenn Sie die technischen Ausführungen dazu perfekt beherrschen, den größtmöglichen Nutzen für Sie erzielen. Sie werden lediglich 5-7 Übungen pro Tag, Ihrem Fitnesslevel und Wiederholungszahlenbereich entsprechend, absolvieren.

Training muss einfach und effektiv sein… und natürlich Spaß machen.

2.25 UMFANG DES TRAININGS

Im Rahmen meiner *BEWEGUNG!*-Fitnesskurse bitte ich die Teilnehmer vor Beginn der ersten Stunde, die Wiederholungen der Übungen aus dem Hauptteil der Stunde mitzuzählen. In der Regel ist der Hauptteil einer *BEWEGUNG!*-Stunde so aufgebaut, dass die Teilnehmer in einer vorgegebenen Zeit (meistens 45 Sekunden) eine Übung in einem Zirkel absolvieren und anschließend nach kurzer Pausenzeit (ca. 30 Sekunden) zur nächsten Übungsstation wechseln, um die nächste Übung durchzuführen.

Nach zwei kompletten Durchgängen im Hauptteil einer Kursstunde liegen die Teilnehmer im Schnitt bei ca. 200-250 Übungswiederholungen.

Die Teilnehmer reagieren oft erstaunt über diese hohen Wiederholungszahlen, da sie in etwa den Wiederholungszahlenbereich des Trainings für *Fortgeschrittene* im *BEWEGUNG!*-Programm widerspiegeln.

Die Kurse werden in der Mehrzahl von Teilnehmern besucht, die sich auf *Starter*-Niveau bewegen, was beweist, dass das Trainingsprogramm in diesem Buch über Jahre erprobt wurde und in der Umsetzung auch von Einsteigern gut zu bewältigen ist.

Mit wachsendem Erfolg und dem Erreichen neuer Fitnessstufen vergrößert sich der Umfang des Trainings.

Step by Step gelangen Sie zu dem Körper und zu der Fitness, die Sie sich als Ihr persönliches Ziel gesetzt haben.

2.26 DER „BEWEGUNG!"-KURS IN IHRER NÄHE

Das Programm dieses Buchs wird ab Sommer 2019 als Fitnesskurs in vielen deutschen Städten angeboten.

Ein Großteil dieser *BEWEGUNG!*-Kurse ist über die Zentralstelle für Prävention zertifiziert und als Präventionskurse in den Datenbanken der gesetzlichen Krankenkassen gelistet. Je nachdem, bei welcher gesetzlichen Krankenkasse Sie versichert sind, liegt die Rückerstattung der Teilnahmegebühren zertifizierter *BEWEGUNG!*-Kurse bei ca. 80 %.

Es stehen Ihnen unterschiedliche Laufzeitmodelle der Kurse zur Auswahl. Neben dreitägigen Kompaktkursen, die neben dem sportiven Rahmen auch Fragen zu Ernährung und Motivation beantworten, werden sowohl Vier-Wochen- als auch Acht-Wochen-Kurse angeboten. Highlights des Jahres sind unsere Wochenangebote auf Mallorca oder auf Norderney.

Die Dauer einer Kurseinheit beträgt exakt 60 Minuten und beinhaltet die Trainingskomponenten dieses Buchs aus *Activity Runs* und *Power Days*.

Die Kurse werden von Sportwissenschaftlern und Physiotherapeuten betreut, die darüber hinaus eine zusätzliche Ausbildung zum *BEWEGUNG!*-Trainer durchlaufen haben. Eine Kurseinheit ersetzt einen *Power Day* oder eine *Activity-Run-Einheit*. Sie können demnach die Kursstunde mit der vollen Bewegungspunktzahl eines *Power Days* oder *Activity Runs* Ihrem Wochenpunktekonto gutschreiben.

TIPP

Buchen Sie einen Kurs in Ihrer Nähe und lassen Sie sich die Übungen von einem Übungsleiter vor Ort detailliert erklären.

Informationen: www.bewegung-petergerfen.de

2.27 DIE TOP-20-ÜBUNGEN

In der nachfolgenden Tabelle sind alle 20 Übungen, inklusive der daraus resultierenden Punkteeinteilungen, aus den *Activity Runs* und aus den *Power Days* aufgelistet.

Schwere Übungen, wie Klimmzüge (Nr. 1) oder Liegestütze (Nr. 7), dürfen mehrmals in einem Trainingsplan eingesetzt werden.

Übungen, die Muskeln isolierter trainieren, wie beispielsweise Wadenheben (Nr. 18), dürfen maximal nur 1-2-mal in einer Trainingseinheit absolviert werden.

Je niedriger das Fitnesslevel ist, desto stärker liegt der Fokus auf leichteren Übungsausführungen (Beispiel: hohe Liegestütze statt tiefe Liegestütze).

Je höher das Fitnesslevel ist, desto stärker liegt der Fokus auf schwierigeren Übungsausführungen (Beispiel: tiefe Liegestütze mit Erhöhung der Beine).

Bitte orientieren Sie sich an den Vorgaben aus Ihren Trainingsplänen (ab Seite 174).

2.28 PUNKTEEINTEILUNG PRO ÜBUNG UND WIEDERHOLUNGSZAHL

Mit einer Krone gekennzeichnete Übungen sind sehr effektiv und sollten immer in Ihren Split Trainingsplänen vorhanden sein.

NR.	ÜBUNG TRAININGSPLAN	WIEDERHOLUNGSZAHLEN/ZEIT PRO ÜBUNG/PUNKTE PRO ANZAHL	ERKLÄRUNG AUF SEITE
1	Klimmzüge (Pull)	15/1	149
2	Kreuzheben (Pull)	15/1	154
3	Reverse Flys (Pull)	15/1	156
4	Rudern (Pull)	20/1	157
5	Biceps Curls (Pull)	20/1	160
6	Plank, statisch (Pull) – Plank, aktiv (Pull)	30 Sekunden/1 (als 30er-Wiederholung gerechnet) 20 /1	152 153
7	Liegestütze (Push)	20 / 1	134
8	Brustpresse (Push)	20 / 1	136
9	Fliegende (Push)	15/1	137
10	Dips (Push) Trizepsstrecken (Push)	25/1 20/ 1	139 140
11	Frontheben (Push)	15/1	144
12	Schulterdrücken (Push)	15/1	142
13	Seitheben (Push)	15/1	146
14	Split Squats (Beine)	20 / 1	168
15	Squat Jumps (Beine)	20/1	169
16	Lunges (Beine)	30/1	170
17	Step-ups (Beine)	30/1	171
18	Wadenheben (Beine)	50/1	172
19	Sit-ups (Bauch)	20/1	163
20	Holzfäller (Bauch)	20/1	165

Zusatzpunkte

ÜBUNG	ZEIT IN MINUTEN	PUNKTE
Laufen	Pro 15 Minuten	3
HIIT/Tabata	4 Minuten	2
Sprint	Dauer je nach Fitnesslevel	1
Lauf-ABC	5 Minuten	1
Warm-up	5 Minuten	1
Cool-down/Stretching	10 Minuten	1
Urlaubsworkout Kräftigungs-ABC	Gesamtdurchgang	3

2.29 DIE ÜBUNGEN

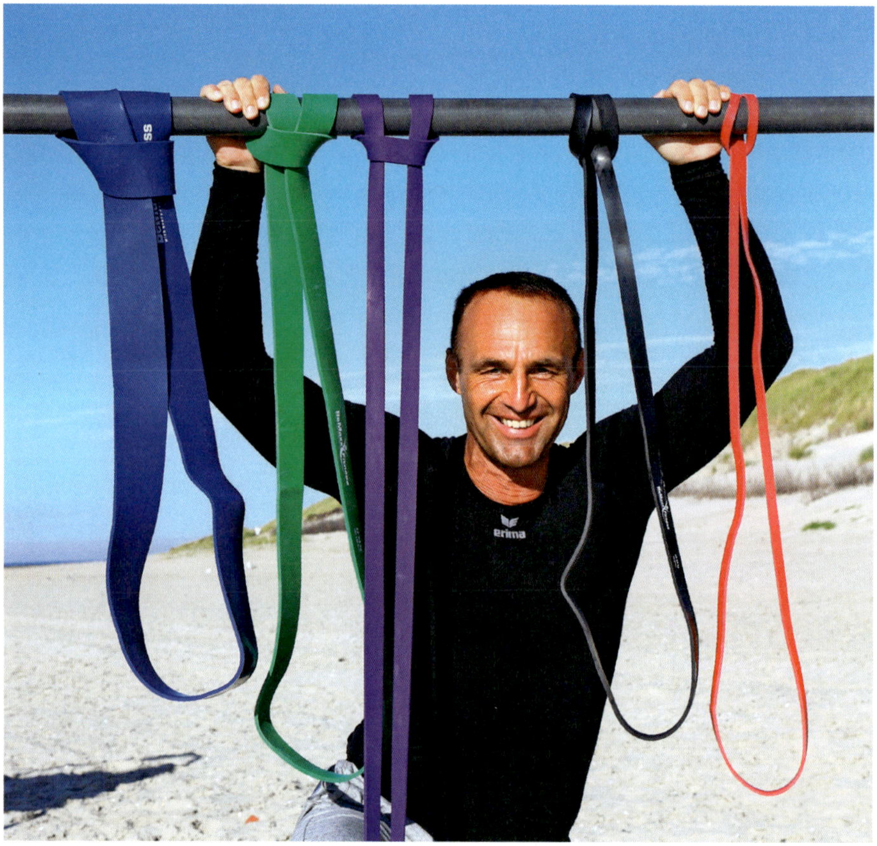

Nicht selten klagen meine Personal-Training-Kunden darüber, dass Ihnen Kräftigungsübungen im Fitnessstudio und Fitnesskursen unzureichend erklärt wurden. Auf der anderen Seite gibt es mitunter aber auch sehr übervorsichtige und komplizierte Erklärungen von Trainern oder Physiotherapeuten zu einem Übungsablauf.

So oder so sind viele sportwillige Menschen verunsichert und wissen nicht, ob sie ihre Kräftigungsübungen richtig oder falsch ausführen.

Ich persönlich bin der Meinung, dass man aus einer Übung keine Wissenschaft machen sollte. Einige Grundregeln sind jedoch die Voraussetzung für ein erfolgreiches Training.

Wichtig für Sie ist zu wissen

- » Was will ich mit der Übung erreichen? (→ Welche Muskeln sollen trainiert werden?)
- » Wie führe ich die Übung perfekt aus?

Ich erkläre meinen Kunden im Personal-Fitness-Training die Übungen so kurz und präzise wie nötig. In der Übungsausführung korrigiere ich eventuell fehlerhafte Haltungen und Bewegungen.

Wichtige Grundregeln in der Übungsausführung

- » Von wenigen Ausnahmen abgesehen (Beispiel: Dips) sollten die Gelenke nicht durchgestreckt werden in der Übungsausführung. Auf Dauer kann ein Nichtbeachten dieser Regel Schädigungen an Gelenken verursachen.
- » Der Rücken sollte immer gerade und der Blick nach vorne gerichtet sein.
- » Atmen Sie zum Ende einer Wiederholung aus und zu Anfang der Bewegung ein. In der höchsten Muskelkontraktion erfolgt immer die Ausatmung. Vergleichen Sie dieses Prinzip mit Leichtathleten, wie Kugelstoßern oder Speerwerfern, die mit einem lauten Schrei ihre Kugel oder ihren Speer zum Ende der Stoß- bzw. Wurfbewegung herauskatapultieren. Die Ausatmung setzt Energie frei und in Ihrem Krafttraining schützt Sie das richtige Atmen zusätzlich vor unnötige Blutdruckspitzen.

Beispiele für richtiges Atmen beim Krafttraining

- » Squat Jumps: Abwärtsbewegung: einatmen – Aufwärtsbewegung: ausatmen.
- » Liegestütz: nach unten/die Arme beugen: einatmen – nach oben/die Arme strecken: ausatmen.
- » Klimmzug: nach oben ziehen: ausatmen – den Körper absenken: einatmen.

TIPP

Natürlich sollten Sie bei Ihren Übungen nicht gleich zum Urschrei ansetzen und Spaziergänger im Wald erschrecken.

Eine ruhige, gleichmäßige Einatmung (zu Anfang einer Übungswiederholung) und Ausatmung (zum Ende der Übungswiederholung) reicht absolut aus.

2.30 PUSHÜBUNGEN

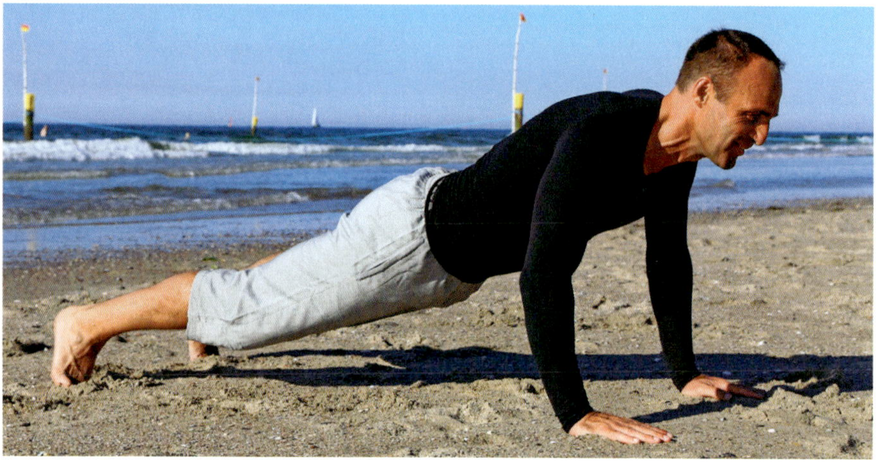

DER LIEGESTÜTZ

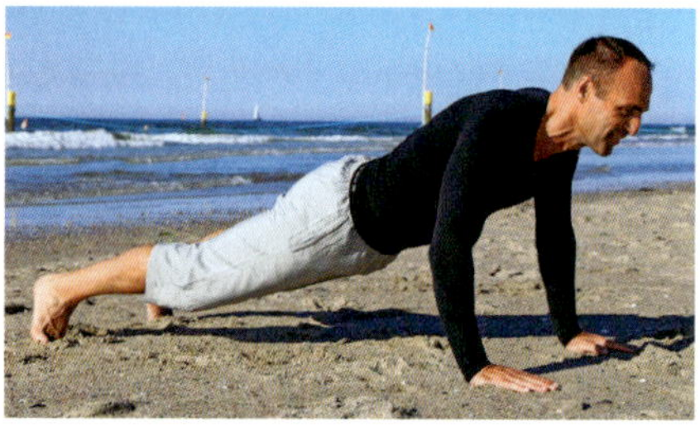

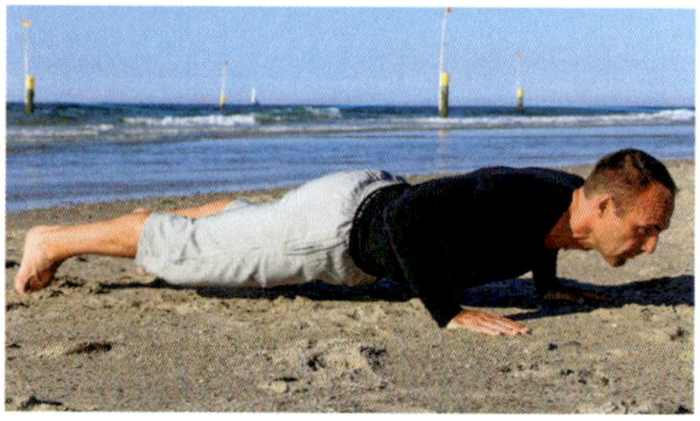

Vorrangig beanspruchte Muskulatur

» **Brust**

» Schultern

» Trizeps

» Bauch

Ausführung

Sich auf den Bauch legen, die Zehenspitzen aufstellen, die Beine stehen hüftbreit auseinander. Die Hände sind direkt unter Ihren Schultern platziert.

Wichtig:

Behalten Sie Ihren Körper während der Ausführung auf einer Linie. Kein Absenken der Hüfte – kein Hochstrecken des Gesäßes! Die Finger zeigen nach vorne, die Ellbogen zeigen nach hinten. Die Körperspannung aufnehmen (Bauch, Rücken, Brust). Den Oberkörper bis kurz vor dem Bodenkontakt absenken. Leichte Beugung in den Ellbeugen in der höchsten Phase der Aufrichtung (nicht komplett durchstrecken).

ALTERNATIVAUSFÜHRUNGEN (LEICHTER)

Der Oberkörper arbeitet aus einer höheren Ausgangsposition (z. B. Rücklehne einer Parkbank).

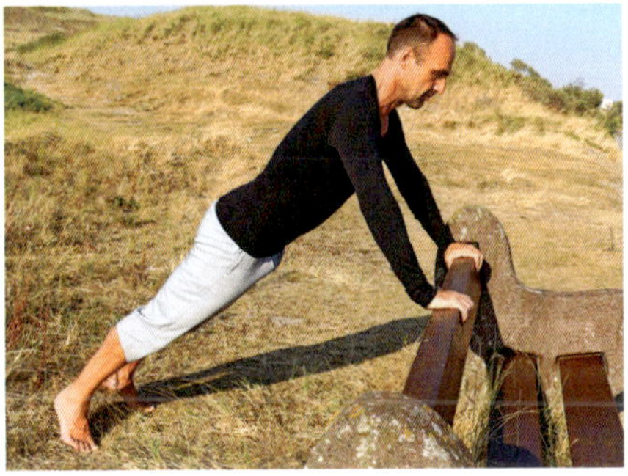

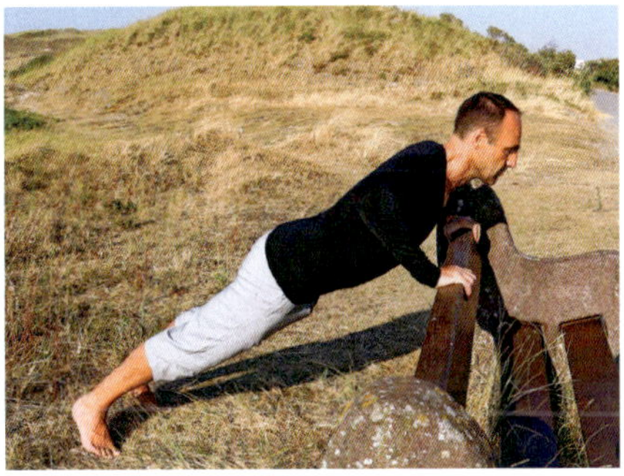

ALTERNATIVAUSFÜHRUNGEN (SCHWERER)

Der Oberkörper arbeitet aus einer tieferen Ausgangsposition. Die Füße sind hochgestellt.

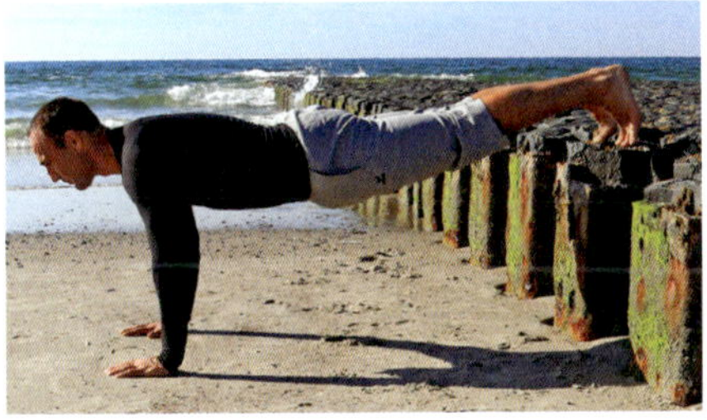

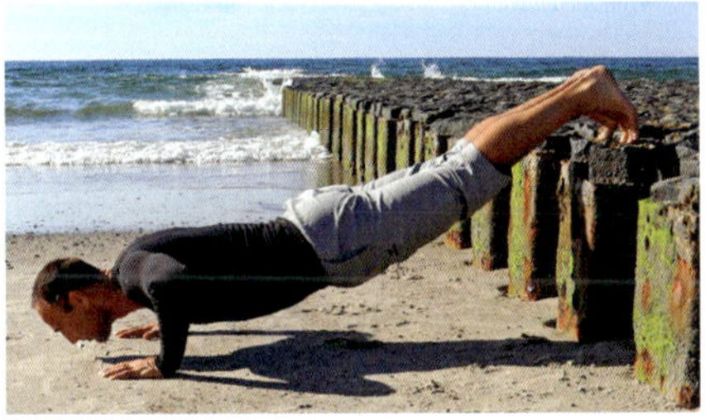

Es gibt unzählige weitere Liegestützausführungen. Konzentrieren Sie sich auf diese Basisausführungen. Selbst im Athleten- oder Profimodus werden Ihnen diese Übungsausführungen bei einer stetigen Erhöhung des Satzvolumens deutliche Kraftzuwächse garantieren.

BRUSTPRESSE

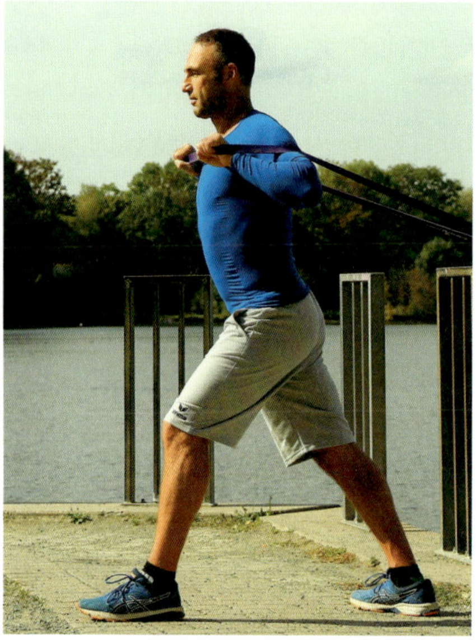

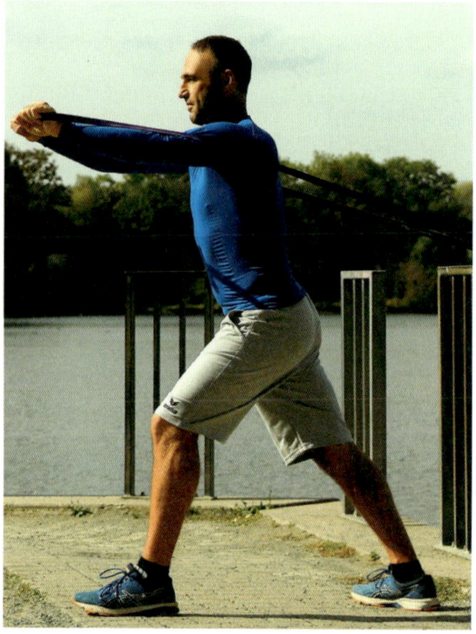

Vorrangig beanspruchte Muskulatur

» **Brustmuskulatur**

» Oberkörper

Ausführung

In Plan B können Sie auf eine Liegestützalternative (Brustpresse) zurückgreifen.

Hierzu befestigen Sie ein Widerstandsband auf Hüfthöhe oder Brusthöhe. Die unterschiedliche Höheneinstellung fordert unterschiedliche Faseranteile der Brustmuskulatur. Gehen Sie nun auf Vorspannung mit dem Widerstandsband. Oberarm und Unterarm befinden sich im rechten Winkel parallel zum Boden.

Gehen Sie in die Schrittposition (als Rechtshänder ist der linke Fuß vorne, als Linkshänder ist der rechte Fuß vorne).

Strecken Sie die Arme nach vorne, so weit, dass noch eine kleine Beugung im Ellbogengelenk verbleibt. Führen Sie die Arme wieder langsam zurück in die Startposition.

FLIEGENDE MIT DEM TUBE

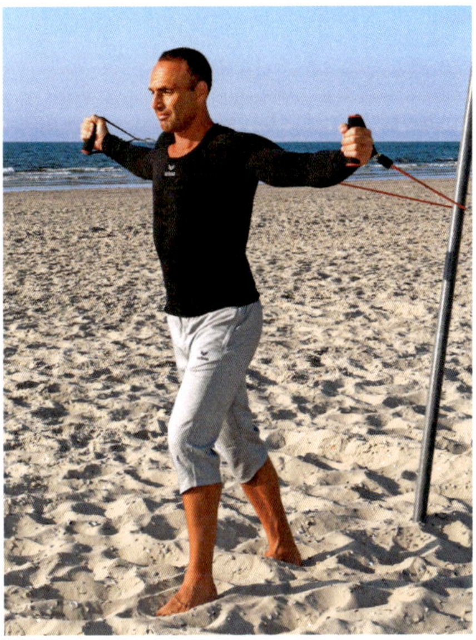

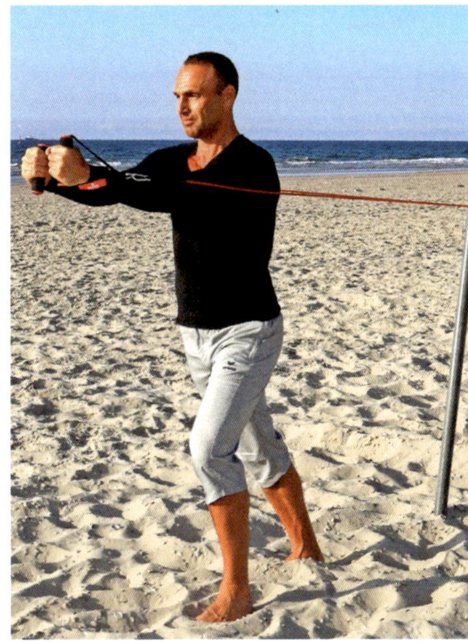

Vorrangig beanspruchte Muskulatur

- **Brustmuskulatur**
- Oberkörper

Ausführung

Umspannen Sie das Band hinter sich auf Brusthöhe. Die Hände sind in den Griffen fixiert. Setzen Sie einen Fuß nach vorne. Der Oberkörper ist leicht nach vorne geneigt. Nun führen Sie in einer weiten Bewegung die Handinnenflächen vor der Brust zusammen. Der Blick ist immer nach vorne gerichtet. Die Arme sollten sich während der gesamten Bewegungsausführung nur mit kleiner Beugung in den Ellbogen bewegen.

ALTERNATIVAUSFÜHRUNGEN (LEICHTER)

- Ein leichteres Zugband wählen.

ALTERNATIVAUSFÜHRUNGEN (SCHWERER)

- Ein schwereres Zugband wählen.

In Plan B habe ich Ihnen die Widerstandsbandvariante aufgeführt. Ähnlich wie bei der Übung *Brustpresse mit Widerstandsband* befestigen Sie ein Widerstandsband auf Hüfthöhe oder Brusthöhe. Die unterschiedliche Höheneinstellung fordert unterschiedliche Faseranteile der Brustmuskulatur (wechseln Sie also die Höheneinstellung von einem Training zum nächsten). Nun stellen Sie sich in Vorspannung parallel zum Ankerpunkt (Befestigungspunkt des Widerstandsbands).

Führen Sie einen Arm auf Brusthöhe bis auf Höhe Ihrer gegenüberliegenden Schulter. Ihr Arm ist in der Bewegungsausführung fast gestreckt. Führen Sie den Arm anschließend langsam und kontrolliert wieder in die Startposition zurück. Wechseln Sie nach einer Übungsserie die Seite, indem Sie sich zur gegenüberliegenden Seite drehen und den anderen Arm einsetzen.

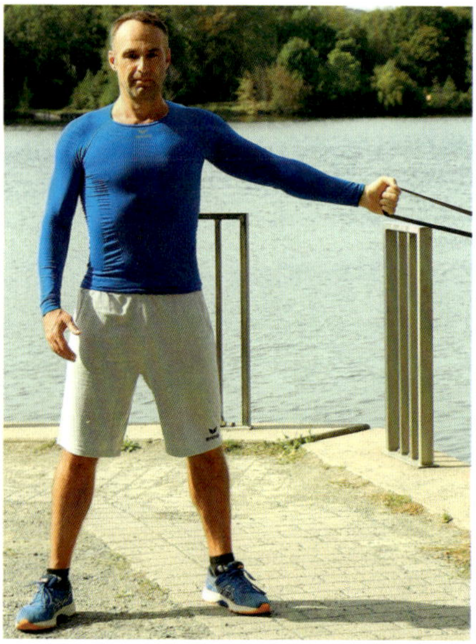

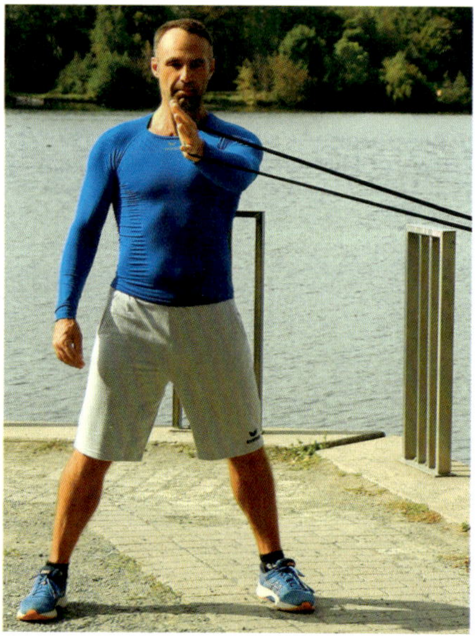

HINWEIS

Achten Sie darauf, dass Sie das Tube oder das Widerstandsband an einem glatten Gegenstand befestigen (z. B. an der Stange eines Verkehrsschilds).

DIPS

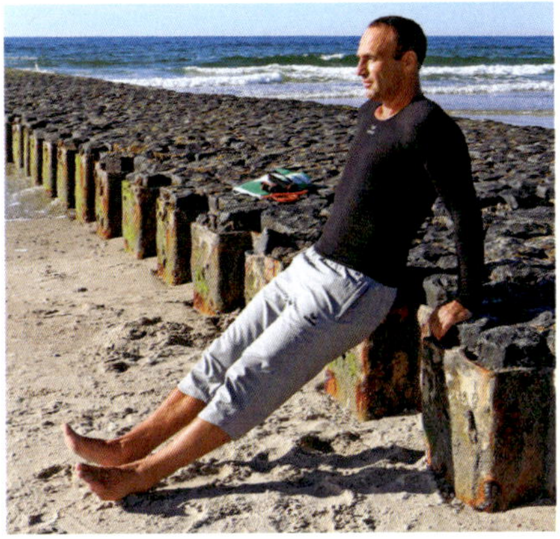 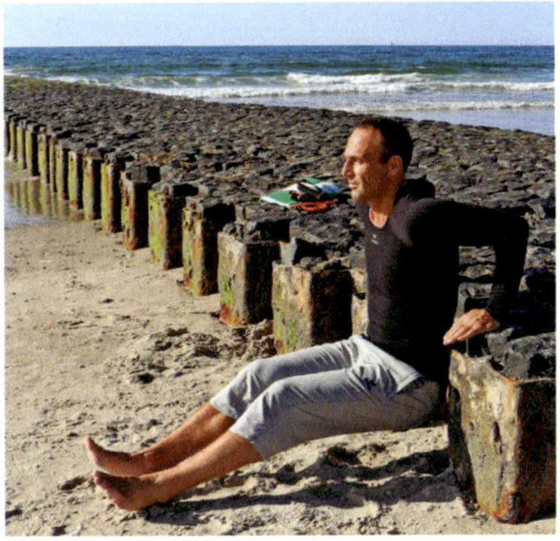

Vorrangig beanspruchte Muskulatur

» Trizeps
» Brustmuskulatur
» Schultermuskulatur

Ausführung

Stützen Sie Ihre Hände auf einer Parkbank, einem Sofa oder Hocker ab. Die Finger zeigen dabei nach vorne. Ihre Fußspitzen zeigen nach oben und die Beine sind komplett ausgestreckt. Atmen Sie nun tief ein und senken Sie Ihren Körper vor der Bank ab, indem Sie gleichzeitig beide Arme über die Ellbogen beugen. Die Endposition ist erreicht, wenn Ober- und Unterarme einen Winkel von ca. 90° bilden. In der Aufwärtsbewegung atmen Sie aus und drücken sich kraftvoll in die Ausgangsposition zurück.

ALTERNATIVAUSFÜHRUNGEN (LEICHTER)

» Die Beine sind angewinkelt.

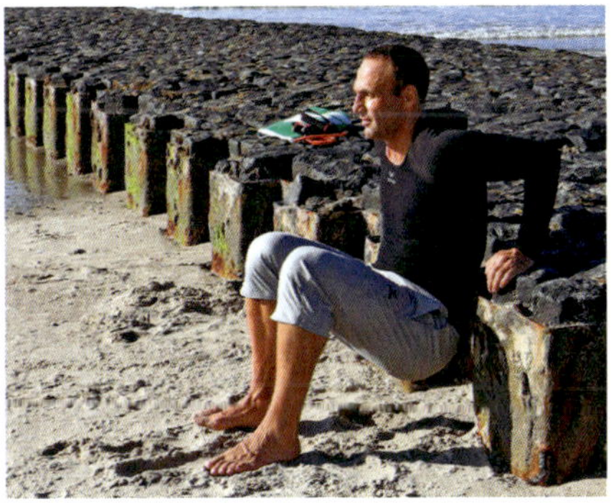

ALTERNATIVAUSFÜHRUNGEN (SCHWERER)

» Übungsausführung mit Partner auf den Beinen.

In Plan B haben Sie die Möglichkeit, ein Widerstandsand als Trainingstool einzusetzen (Übung *Trizepsstrecken*). Befestigen Sie das Widerstandsband auf Fuß- bzw. maximal Kniehöhe. Gehen Sie in Schrittposition auf Vorspannung. Ihre Hände umschließen das Widerstandsband hinter Ihrem Kopf. Ihre Ellbogen zeigen dabei nach vorne. Strecken Sie die Arme nun komplett nach vorne, sodass in der Endposition Ihre Ellbogen in Richtung Boden zeigen. Führen Sie anschließend langsam und kontrolliert Ihre Arme zurück in die Ausgangsposition.

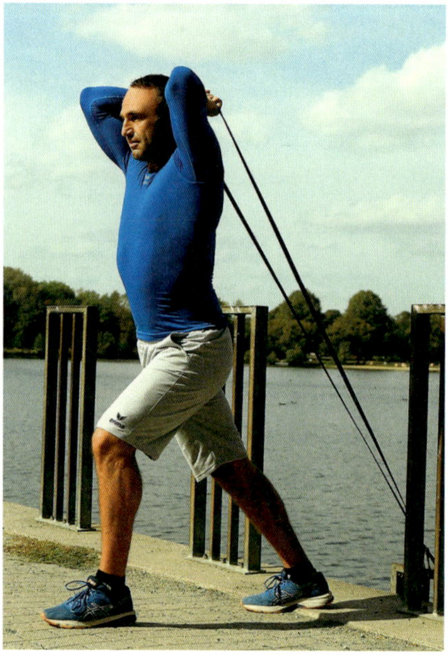

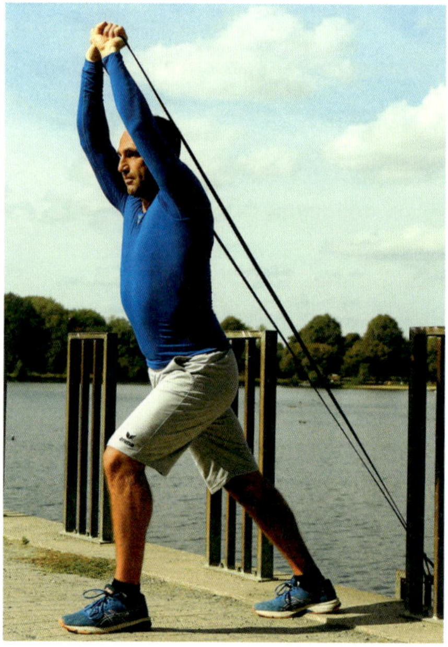

ALTERNATIVAUSFÜHRUNGEN (SCHWERER)

Übungsausführung einarmig

SCHULTERDRÜCKEN

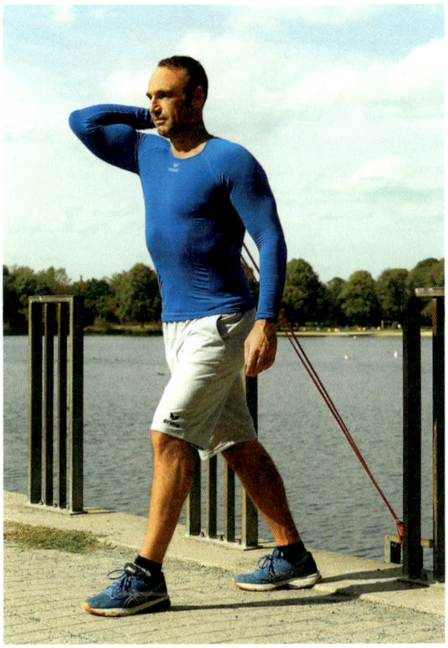

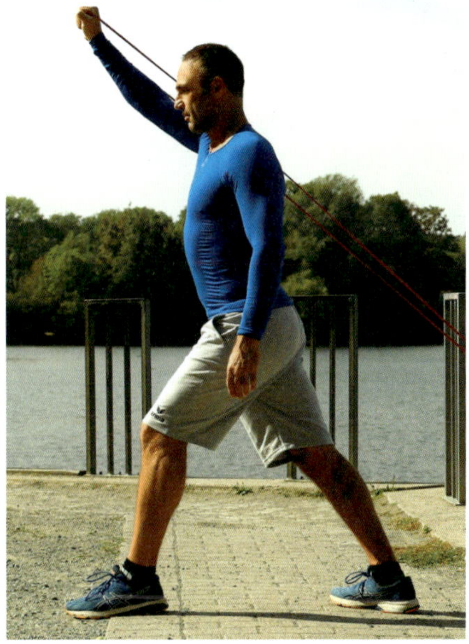

TIPP

Mitunter monieren Trainierende, dass die Bänder ohne Griffe, wie in Plan B hinterlegt, in der Übungsausführung etwas unhandlich seien. Abhilfe schafft hier der Einsatz von Griffen aus dem Tube Set (wie in Plan A zu sehen). Die Widerstandsbänder (im Plan B) in rot und schwarz, für Starter und Fortgeschrittene, können hier problemlos im Karabiner der Tube Griffe befestigt werden.

Noch einfacher ist es, bei den Übungen aus dem Plan B, Fitness Handschuhe mit einer Innenpolsterung zu verwenden.

Informationen zu Tubes und Bändern, erhalten Sie über meine Webseite -> www. bewegung-petergerfen.de -> Trainingsequipment -> Peter Gerfen Bewegung - Set!

Vorrangig beanspruchte Muskulatur

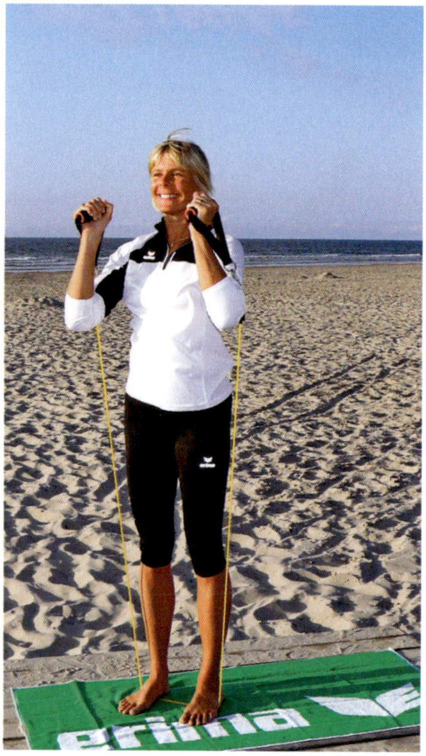

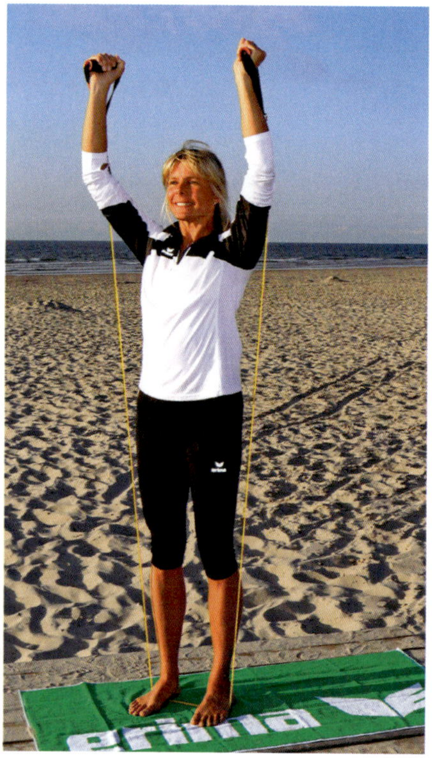

- **Schultermuskulatur**
- Nackenmuskulatur

Ausführung

Ihre Füße befinden sich hüftbreit und parallel zueinander. Sie stehen mit beiden Füßen auf dem Tube. Ihre Fußspitzen zeigen nach vorne. Platzieren Sie sich so auf dem Tube, dass links und rechts zwei gleich lange Enden entstehen. Gehen Sie jetzt in Vorspannung, indem Sie eng am Oberkörper die Griffe bis auf Schulterhöhe heben. Ihre Handinnenflächen zeigen nach vorne. Unterarme und Oberarme befinden sich in einem 90°-Winkel.

Aus dieser Position strecken Sie Ihre Arme über Ihren Kopf, sodass die Arme in der Endposition fast gerade sind. Anschließend kontrolliert die Arme zurück in die Ausgangsposition bis auf Schulterhöhe führen.

ALTERNATIVAUSFÜHRUNGEN (LEICHTER)

» Ein leichteres Zugband wählen.

ALTERNATIVAUSFÜHRUNGEN (SCHWERER)

» Ein schwereres Zugband wählen.

HINWEIS

Achten Sie darauf, dass sich das Tube mittig unter Ihren Füßen befindet, sodass es in der Übungsausführung zu keinem Abrutschen des Tubes kommen kann.

FRONTHEBEN MIT DEM TUBE

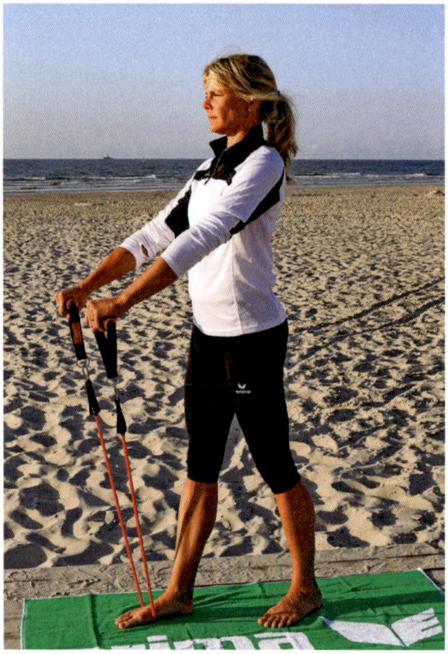

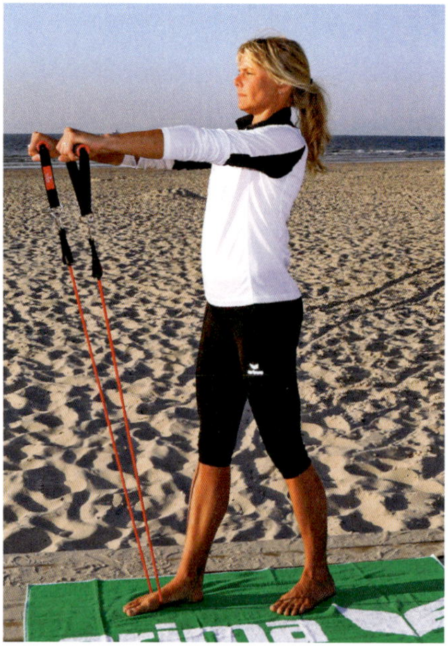

Plan A

Vorrangig beanspruchte Muskulatur

» **Schultermuskulatur** (vorderer Anteil)

» Nackenmuskulatur

Ausführung

Stellen Sie sich in Schrittposition mit einem Fuß mittig auf das Fitnesstube.

Führen Sie nun das Tube mit fast gestreckten Armen bis ca. zum Kinn hoch. Halten Sie kurz die Spannung und senken Sie in der Abwärtsbewegung Ihre Arme bis kurz vor den Oberschenkel, ohne die Spannung auf dem Tube zu verlieren. Starten Sie anschließend mit der nächsten Wiederholung.

ALTERNATIVAUSFÜHRUNGEN (LEICHTER)

» Leichteres Tube

ALTERNATIVAUSFÜHRUNGEN (SCHWERER)

» Schwereres Tube

Plan B: Frontheben mit Widerstandsband. Die Übungsausführung ist identisch mit der Tubeausführung. Das Widerstandband befindet sich auf Ihren Handaußenflächen.

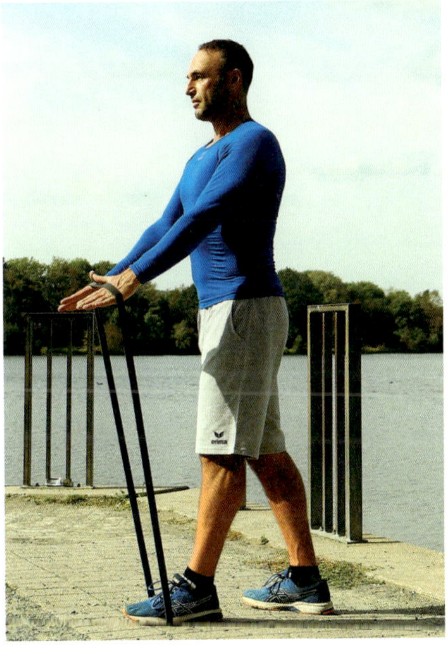

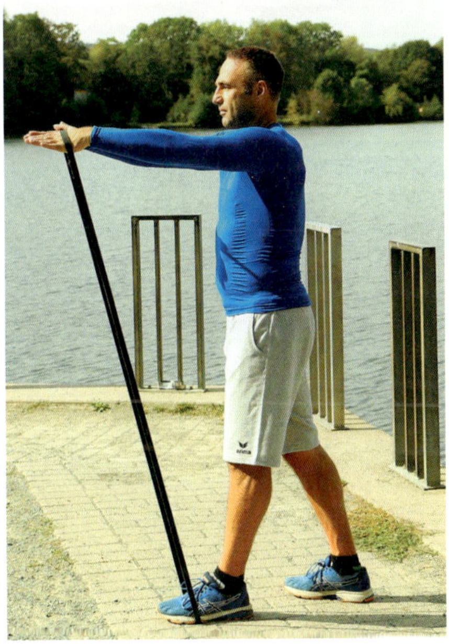

HINWEIS

Achten Sie darauf, dass sich das Tube oder das Widerstandsband gut unter Ihrem Fuß befindet, sodass es bei der Zugbewegung zu keinem Abrutschen kommen kann. Bei der Widerstandsbandausführung sollten Sie zur Sicherheit Ihre Daumen auf den Handaußenflächen über dem Band platzieren.

SEITHEBEN MIT DEM TUBE

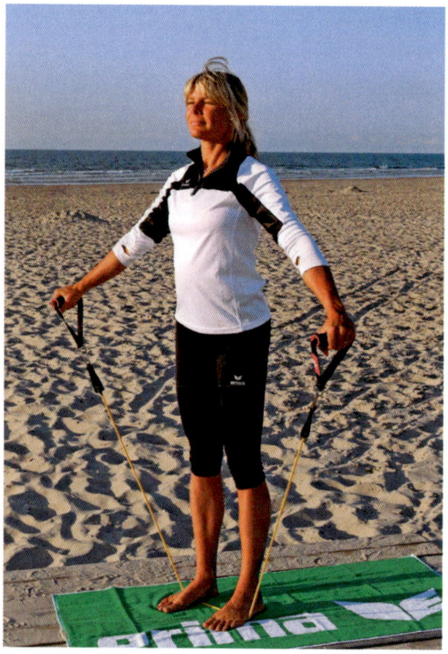

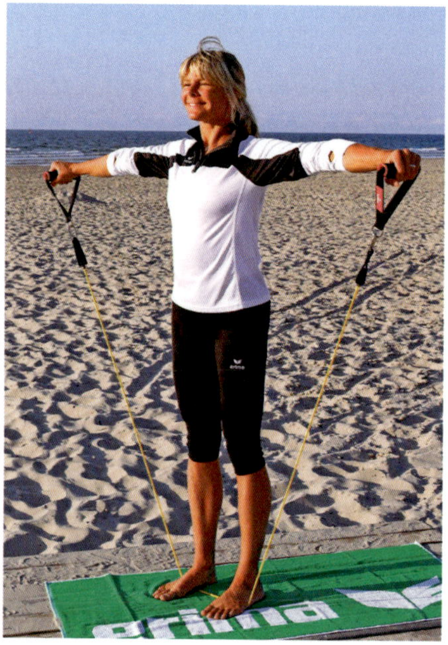

Plan A

Vorrangig beanspruchte Muskulatur

» **Schultermuskulatur** (seitlicher Anteil)

» Nackenmuskulatur

Ausführung

Bitte nehmen Sie die Ausfallschrittposition ein. Der vordere Fuß steht dabei mittig auf dem Tube. In Vorspannung gehen (Tube auf Spannung) und seitlich vom Oberkörper die Arme bis Schulterhöhe heben. Die Handgelenke, Ellbogen und Hände befinden sich auf einer Linie. Konzentriert bis auf Vorspannung zurück in die Ausgangsposition.

ALTERNATIVAUSFÜHRUNGEN (LEICHTER)

» Leichteres Tube

ALTERNATIVAUSFÜHRUNGEN (SCHWERER)

» Schwereres Tube

Plan B: Die Übungsausführung *Seitheben mit Widerstandsband* unterscheidet sich lediglich darin, dass immer einseitig mit den Armen trainiert wird.

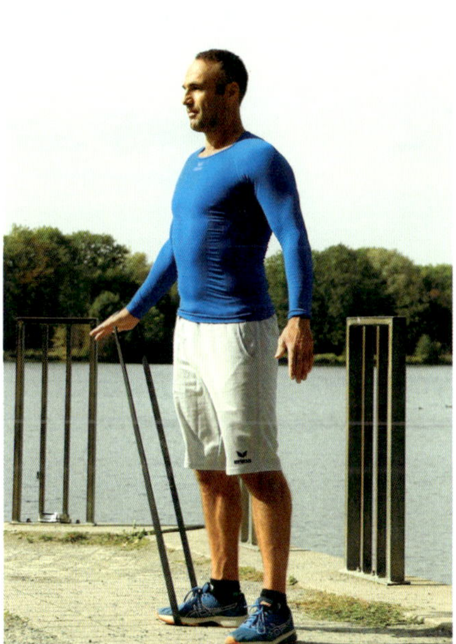

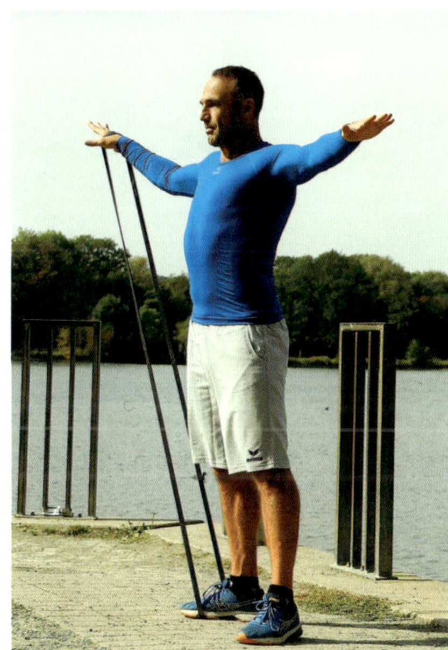

HINWEIS

Achten Sie darauf, dass sich das Tube oder das Widerstandsband gut und sicher unter Ihrem Fuß befindet, sodass es in der Übungsausführung zu keinem Abrutschen kommen kann.

Bei der Widerstandsbandausführung sollten Sie zur Sicherheit Ihren Daumen auf der Handaußenfläche über dem Band platzieren.

2.31 PULLÜBUNGEN

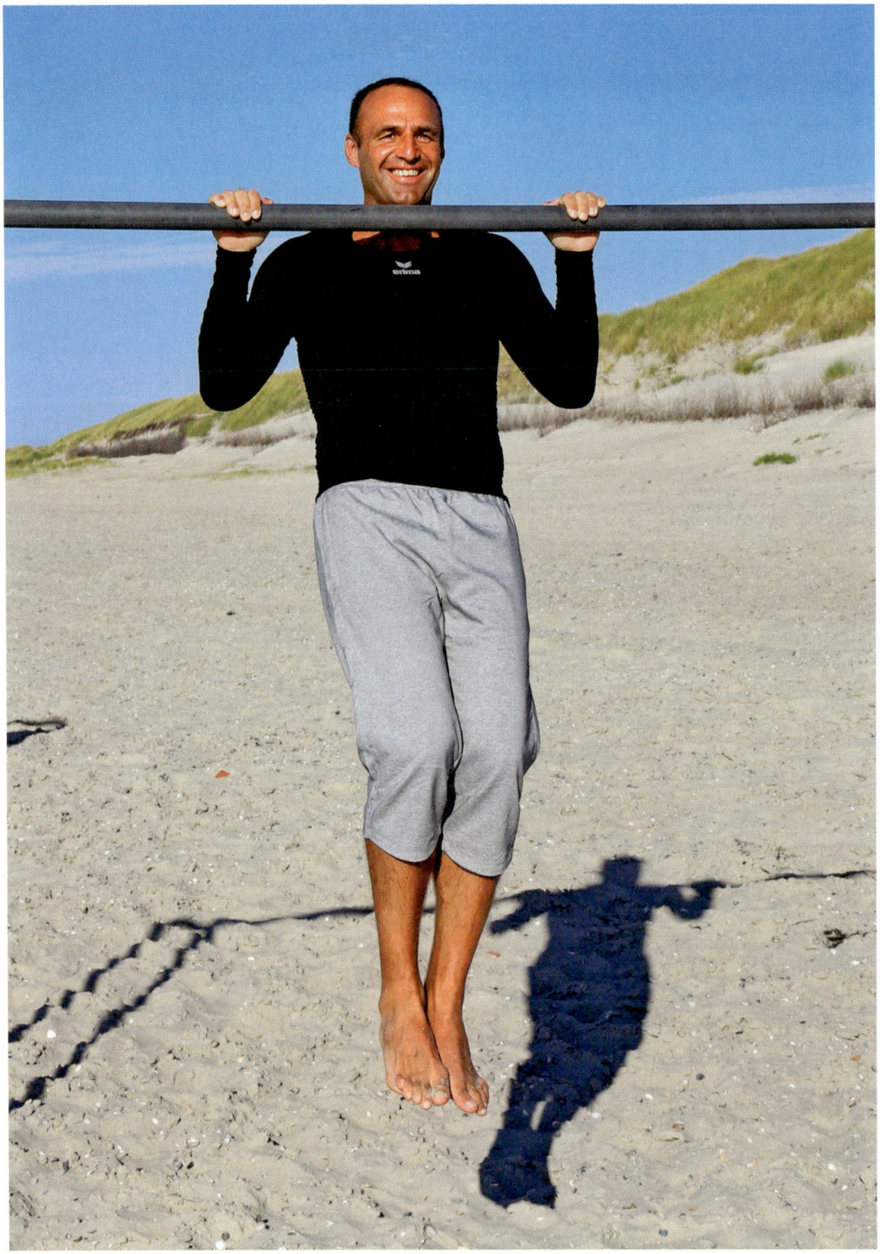

KLIMMZUG

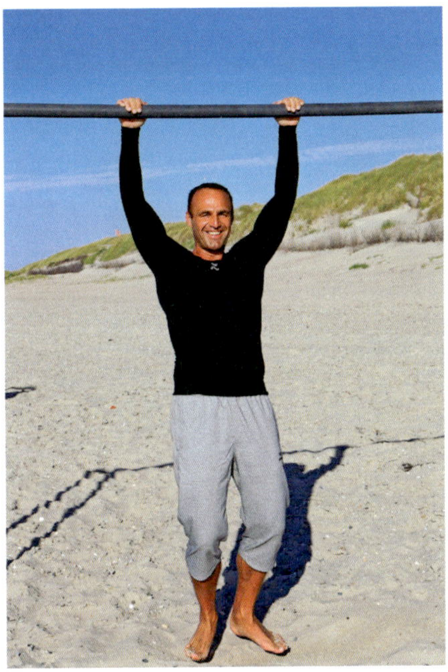

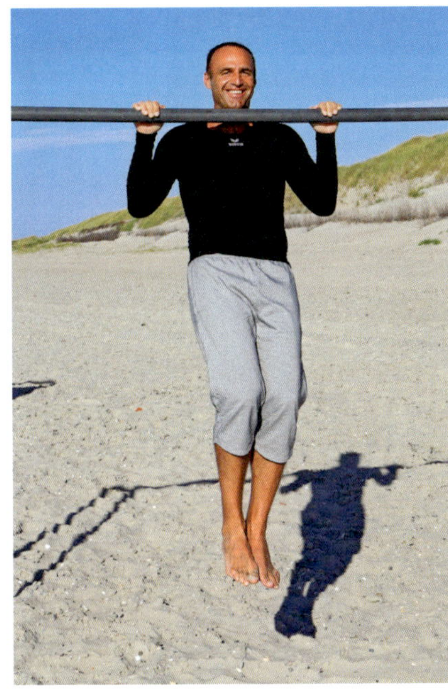

Vorrangig beanspruchte Muskulatur

» **Breite Rückenmuskulatur**

» Schultermuskulatur

» Armmuskulatur

Ausführung

Unter einer Stange stehend, ca. schulterbreit die Stange umfassen. Sich kontrolliert (ohne zu schaukeln) hochziehen bis zur Höhe des Kinns. Sich langsam und gerade wieder absenken. Die Füße bleiben in der Luft und berühren nicht den Boden. In der Endposition der Absenkphase eine leichte Beugung in den Ellbogen halten.

ALTERNATIVAUSFÜHRUNGEN (LEICHTER)

» Einstiegsbänder verwenden, die den Klimmzug unterstützen.

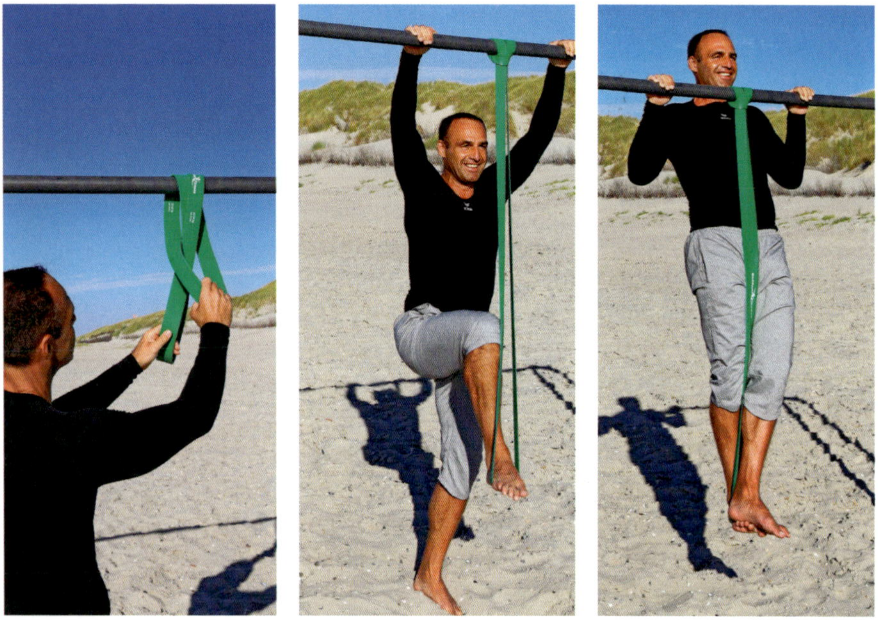

Phase 1: Das Band an einer glatten Fläche befestigen.

Phase 2: Mit einem Fuß in das Band einsteigen.

Phase 3: Während der Übungsausführung das Band mit dem anderen Fuß zusätzlich stabilisieren.

TIPP

Über das bemaxx Fitnessbänder Set lässt sich eine progressive Belastungssteigerung optimal steuern. Zur Erklärung sei hier gesagt, dass bei Trainingsbelastungen, die über eine längere Zeitdauer gleich bleiben, sich der Organismus so angepasst hat, dass diese Belastungsreize nicht mehr überschwellig stark wirken. Bei einem zu niedrig ausgeführten Trainingsreiz, werden Sie demnach keine Leistungssteigerung mehr erzielen. Sobald Sie das Gefühl haben, mit Ihrem Trainingswiderstandsband in den letzten Wiederholungen Ihrer Trainingssätze nicht an Ihre physischen Grenzen zu stoßen, wechseln Sie zu einem leichteren Band (Beispiel bemaxx Bänder: vom grünen Band zum lila Band), um so mit mehr Eigengewicht die Klimmzug-Übung intensiver zu gestalten.

» Widerstandsbänder, die Sie hinter Ihrem Kopf auf maximale Spannung ziehen.

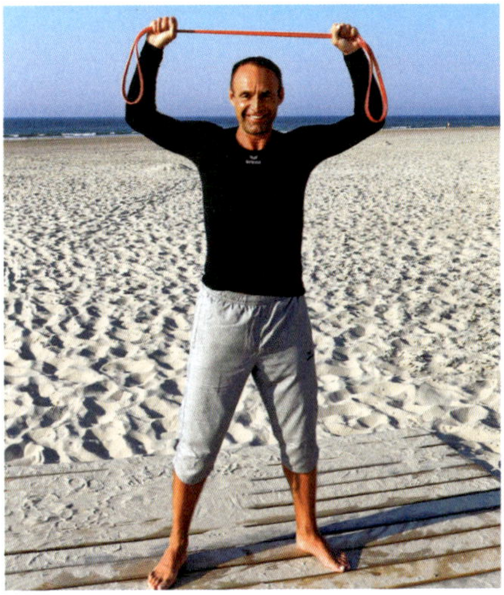

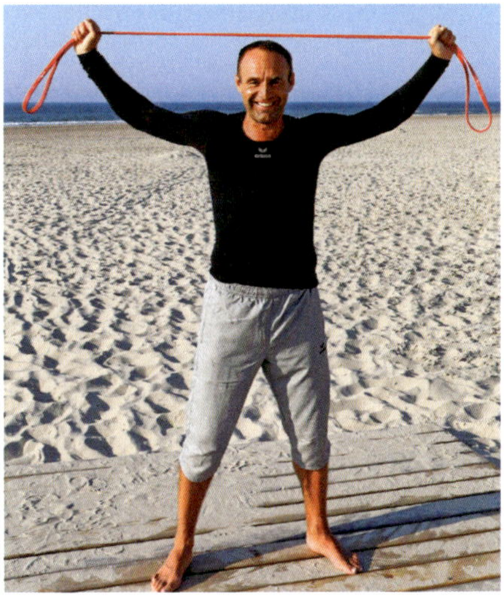

ALTERNATIVAUSFÜHRUNGEN (SCHWERER)

» Klimmzüge mit Zusatzgewicht

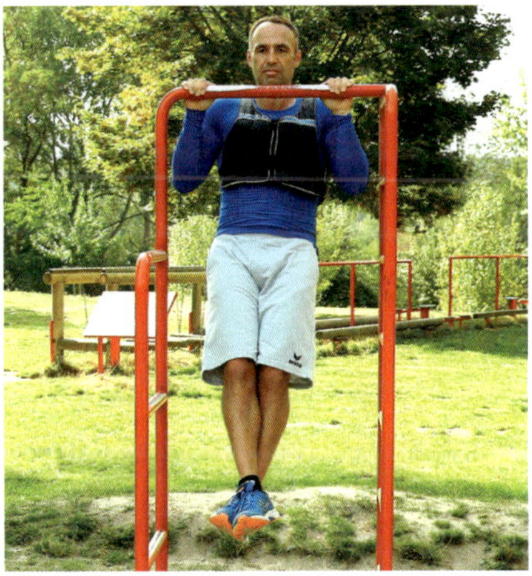

HINWEIS

Es gibt unzählige weitere Klimmzugausführungen. Konzentrieren Sie sich auf diese Basisausführungen. Selbst im Athleten- oder Profimodus werden Ihnen diese Übungsausführungen bei einer stetigen Erhöhung der Satzvolumen deutliche Kraftzuwächse garantieren.

PLANK (UNTERARMSTÜTZ)

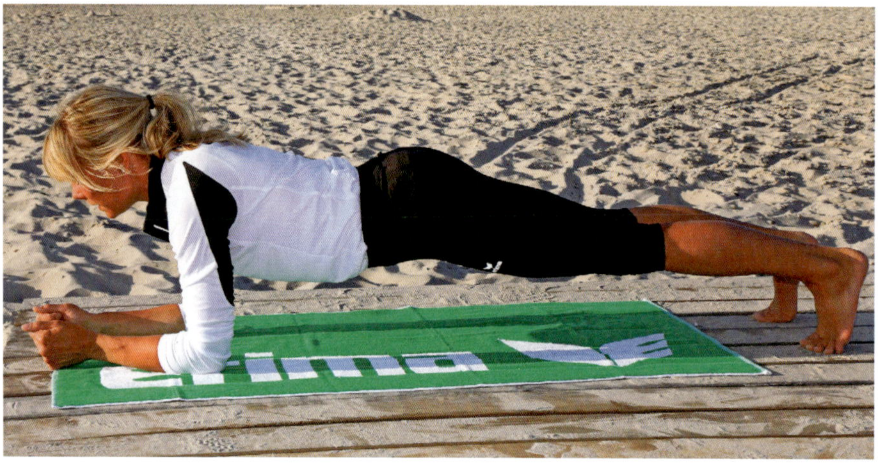

Vorrangig beanspruchte Muskulatur

- **Bauch**
- Brust
- Schulter
- Unterer Rücken

Ausführung

Der Unterarmstütz beginnt auf dem Bauch liegend. Der Oberkörper ist auf die Unterarme gestützt. Die Ellbogen befinden sich auf Höhe der Schultern. Die Unterarme liegen parallel zueinander, während die Füße den Boden nur mit den Zehen berühren. Aktivieren Sie nun Gesäßmuskeln, Rückenstrecker und Rumpfmuskulatur und heben Sie Ihren Bauch und den Hüftbereich in einer Linie mit Ihren Schultern und Beinen.

ALTERNATIVAUSFÜHRUNGEN (LEICHTER)

» Statt aus dem Unterarmstütz halten Sie die Position im Vierfüßlerstand.

ALTERNATIVAUSFÜHRUNGEN (SCHWERER)

» **Dynamische Ausführung:** Arme und Beine diagonal im Wechsel anheben. Der gesamte Körper bildet dabei eine Linie.

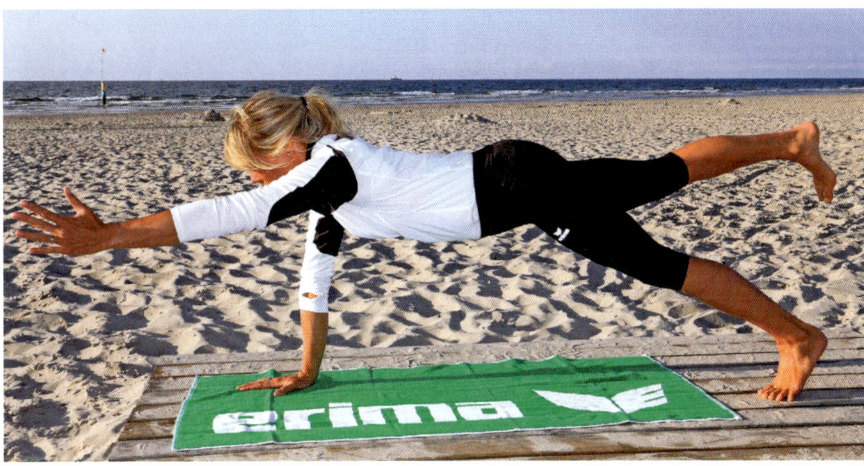

HINWEIS

Die *klassische Plank* ist eine Halteübung. Legen Sie während der Übung eine Uhr vor sich, sodass Sie die 30-Sekunden-Taktung immer vor Augen haben. Erhöhen Sie die Haltezeit mit zunehmendem Kraftzuwachs.

In der *dynamischen Plank* trainieren Sie, wie gewohnt, im Wiederholungszahlenbereich. Heben Sie stetig im Wechsel und diagonal einen Arm und ein Bein für ca. drei Sekunden vom Boden ab.

KREUZHEBEN MIT WIDERSTANDSBAND

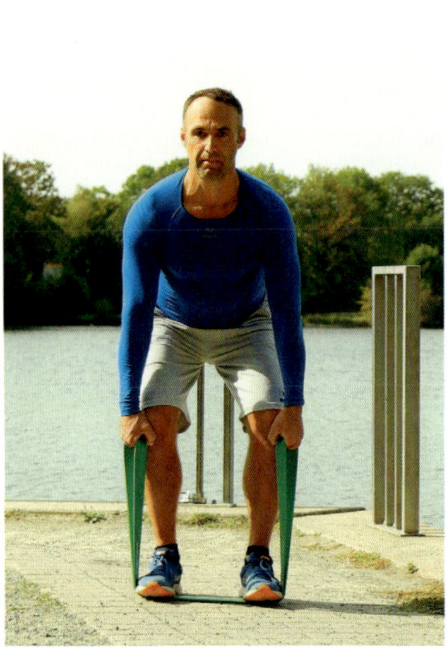

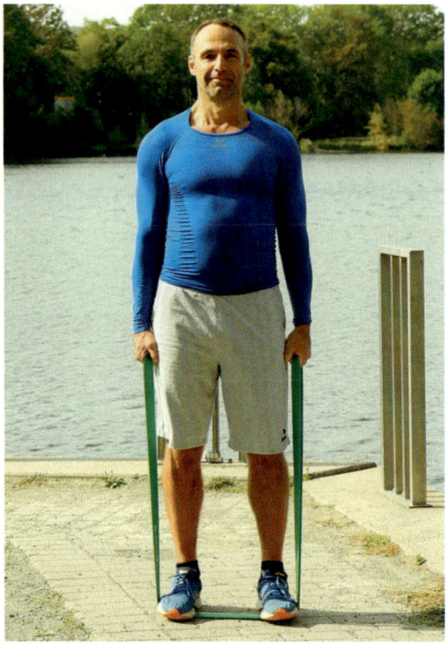

Vorrangig beanspruchte Muskulatur

» **Rückenmuskulatur**

» Beinmuskulatur

» Gesäßmuskulatur

Ausführung

Schulterbreite Grundstellung. Die Füße auf dem Widerstandsband platzieren. Achten Sie darauf, dass links und rechts beide Seiten des Widerstandsbandes die gleiche Länge haben. Die Beine sind gebeugt und die Fußspitzen zeigen nach vorne. Der Oberkörper ist mit geradem Rücken nach vorne gebeugt. Während der gesamten Übung ist der Rücken leicht im Hohlkreuz. Der Kopf bildet die Verlängerung der Wirbelsäule und der Blick ist starr nach vorne gerichtet. Die Bauchmuskeln sind angespannt und der ganze Körper befindet sich in Spannung.

Beim Aufrichten wird das Widerstandsband an den Schienbeinen entlang möglichst nah am Körper nach oben gezogen. Die Kraft kommt aus den Beinen und der unteren Rückenmuskulatur. Die Ausführung erfolgt gleichmäßig, langsam und ohne Schwung. Am Ende der Ausführung die Schultern zurückziehen, sie dabei aber nicht anheben. Die Hüfte minimal nach vorne schieben.

ALTERNATIVAUSFÜHRUNGEN (LEICHTER)

» Übungsausführung mit einem leichteren Band

ALTERNATIVAUSFÜHRUNGEN (SCHWERER)

» Einsatz von schweren Kettlebells

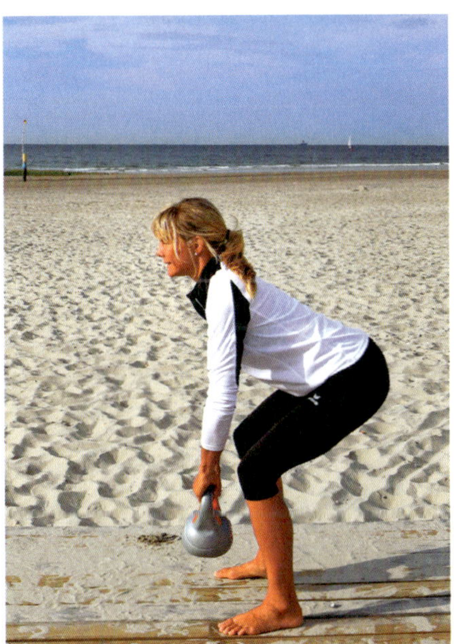

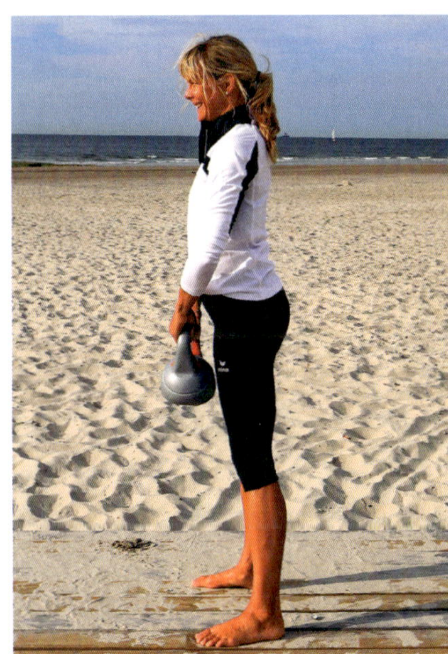

REVERSE FLYS MIT DEM TUBE

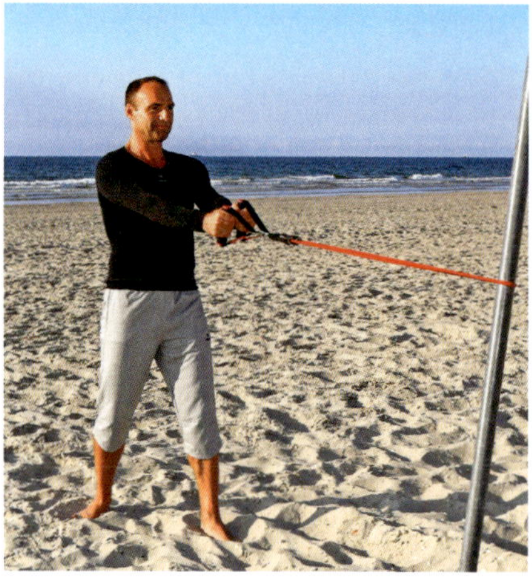

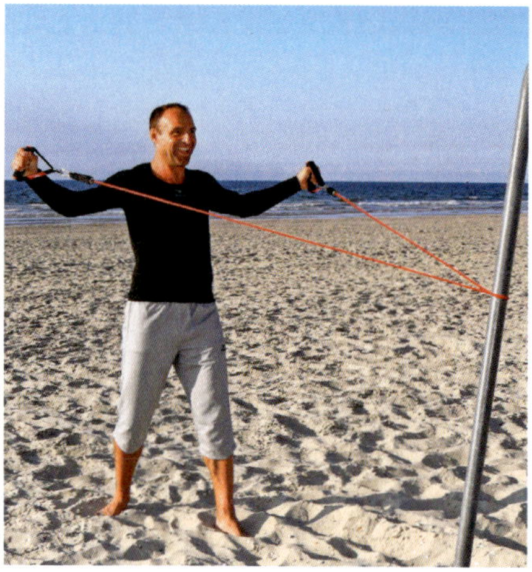

Vorrangig beanspruchte Muskulatur

» **Rückenmuskulatur**

» Schultermuskulatur

Ausführung

Befestigen Sie das Fitnesstube an einer glatten Stange. Gehen Sie zurück, bis das Tube auf Vorspannung ist. Sie stehen mit parallel zueinander zeigenden Füßen hüftbreit in Richtung der Stange. Ihr Blick ist geradeaus gerichtet und der Oberkörper ist durchgestreckt. Ziehen Sie nun mit gestreckten Armen das Band über Kreuz nach hinten. Die rechte Hand umfasst den linken Griff, die linke Hand den rechten Griff des Tubes. Die Arme sind immer parallel zum Boden gerichtet. Gehen Sie so weit in der Bewegung nach hinten, bis Ihre Schulterblätter zusammenkommen. Anschließend führen Sie unter Spannung des Tubes die Arme wieder in die Ausgangsposition zurück.

ALTERNATIVAUSFÜHRUNGEN (LEICHTER)

» Reverse Flys mit leichterem Tube

ALTERNATIVAUSFÜHRUNGEN (SCHWERER)

» Reverse Flys mit stärkerem Tube

RUDERN MIT DEM TUBE

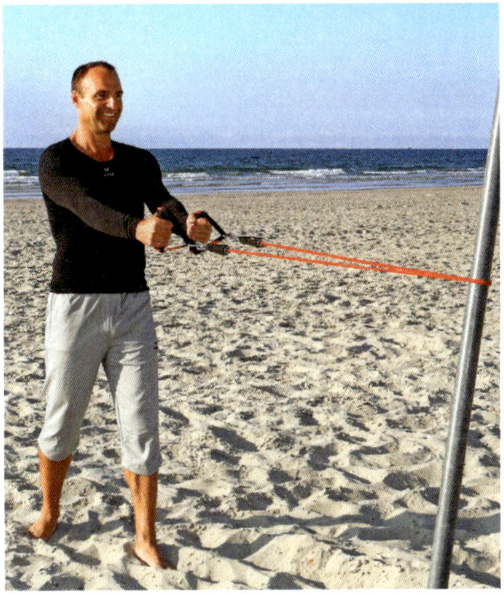 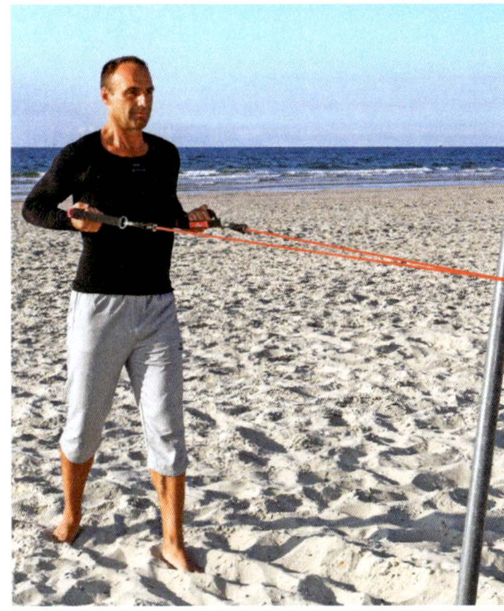

Plan A

Vorrangig beanspruchte Muskulatur

» **Rückenmuskulatur**
» Schultermuskulatur

Ausführung

Umspannen Sie das Tube an einer glatten Fläche (Stange etc.) Die Füße hüftbreit und parallel zueinander platzieren oder alternativ in leichter Schrittstellung aufstellen. In Vorspannung gehen, das Tube sollte nun gespannt sein. Der Bewegungsstart erfolgt aus der Hammergriffhaltung. In einer Zugbewegung eng am Körper das Tube nach hinten führen, sodass die Ellbogen am Ende der Bewegung deutlich hinter dem Rücken platziert sind. Während der Zugbewegung die Hände so drehen, dass die Handinnenflächen in der Endposition nach oben zeigen. In der Endposition die Schulterblätter zusammenführen.

Der Oberkörper ist immer aufrecht. Vermeiden Sie „Schaukelbewegungen".

ALTERNATIVAUSFÜHRUNGEN (LEICHTER)

» Ein leichteres Zugband wählen.

ALTERNATIVAUSFÜHRUNGEN (SCHWERER)

» Einarmige Variante. Hierbei die Schrittposition einnehmen.

In **Plan B** unterscheidet sich die Übungsausführung mit Widerstandsband nicht von der Tubeübungsausführung.

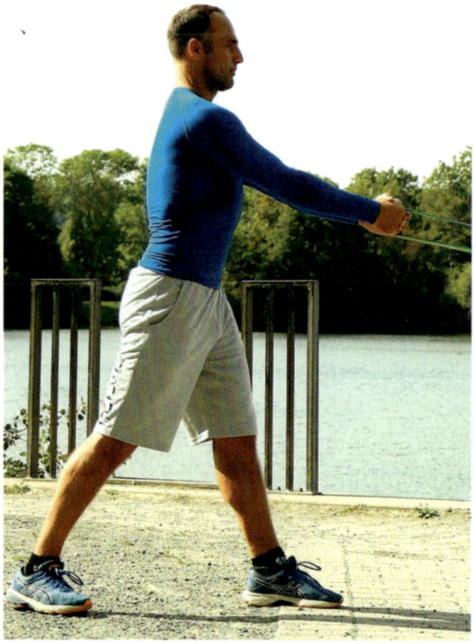

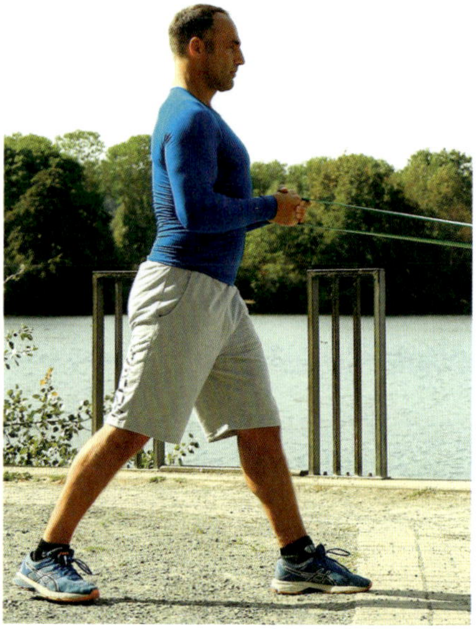

ALTERNATIVAUSFÜHRUNGEN (SCHWERER)

» Einarmige Variante. Hierbei die Schrittposition einnehmen.

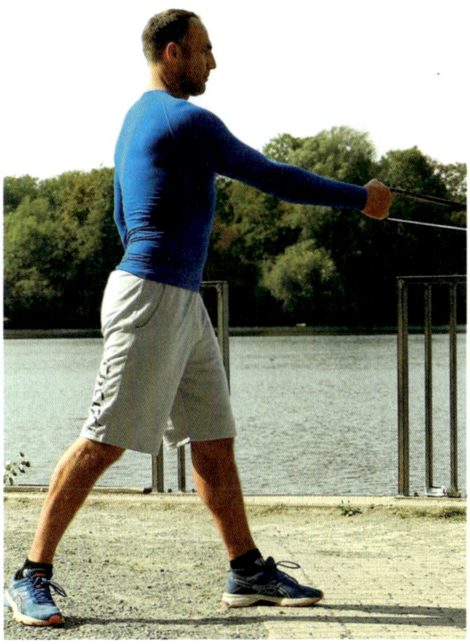

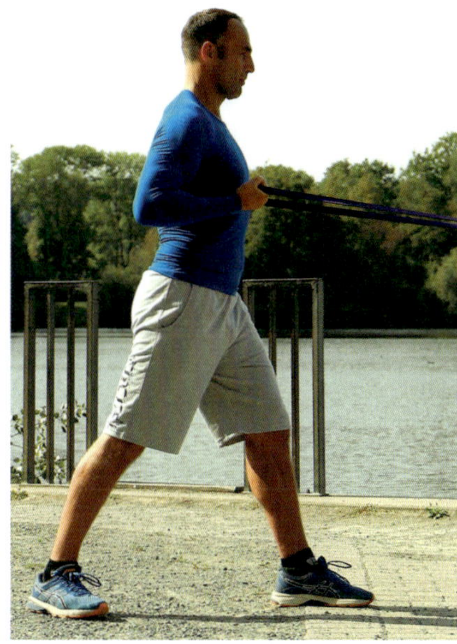

HINWEIS

Das *Rudern* stellt eine hervorragende Alternative zur Übung *Klimmzüge* dar. Erst recht, wenn das Kraftniveau noch nicht für einen Klimmzug ausreichen sollte.

BICEPS CURL MIT DEM TUBE

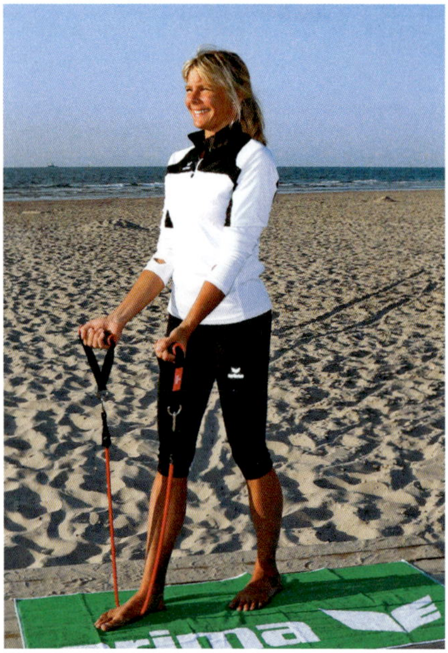

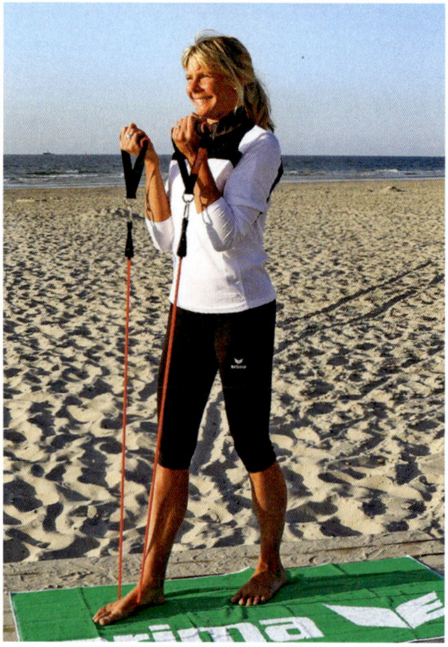

Plan A

Vorrangig beanspruchte Muskulatur

» Bizeps

Ausführung

Im Schrittposition mittig mit dem vorderen Fuß auf dem Tube stehen. Die Ellbogen berühren den unteren Rippenbogen. Gehen Sie auf Vorspannung und ziehen Sie das Tube mit den Händen bis Kinnhöhe. Die Handgelenke bilden eine Linie zu den Unterarmen. Langsam zurückgehen in die Ausgangsposition. Hierbei darauf achten, dass das Tube auf Spannung bleibt.

ALTERNATIVAUSFÜHRUNGEN (LEICHTER)

- Ein leichteres Zugband wählen.

ALTERNATIVAUSFÜHRUNGEN (SCHWERER)

- Ein schwereres Zugband wählen.
- Einarmige Variante.

In **Plan B** unterscheidet sich die Übungsausführung mit Widerstandsband nicht von der Tubeübungsausführung. Sie sollten jedoch das Band an einer glatten Fläche in Fuß- bzw. maximal in Kniehöhe befestigen.

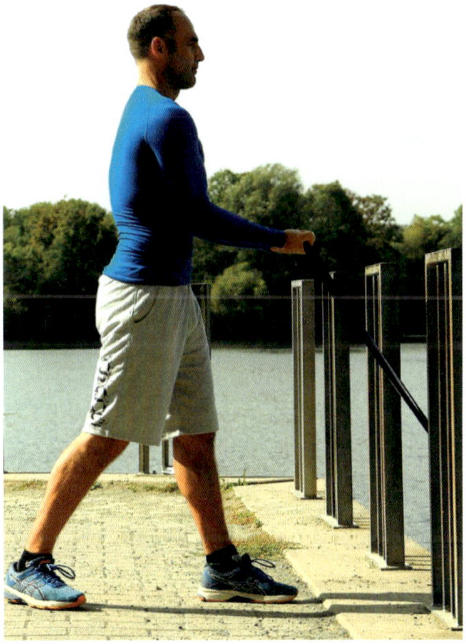

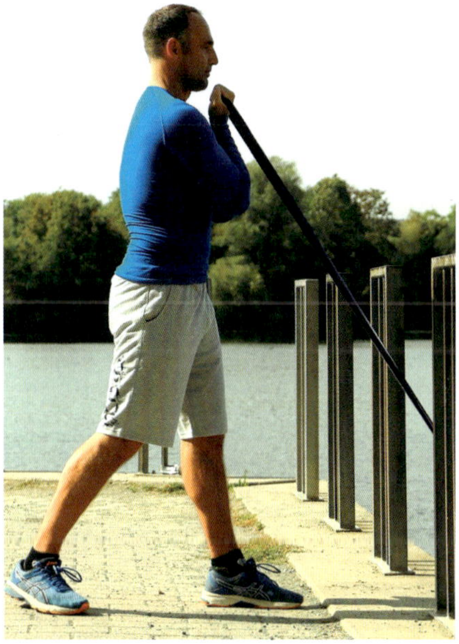

HINWEIS

Achten Sie darauf, dass sich das Tube gut unter Ihren Füßen befindet, sodass es bei der Zugbewegung zu keinem Abrutschen kommen kann.

2.32 BAUCHÜBUNGEN

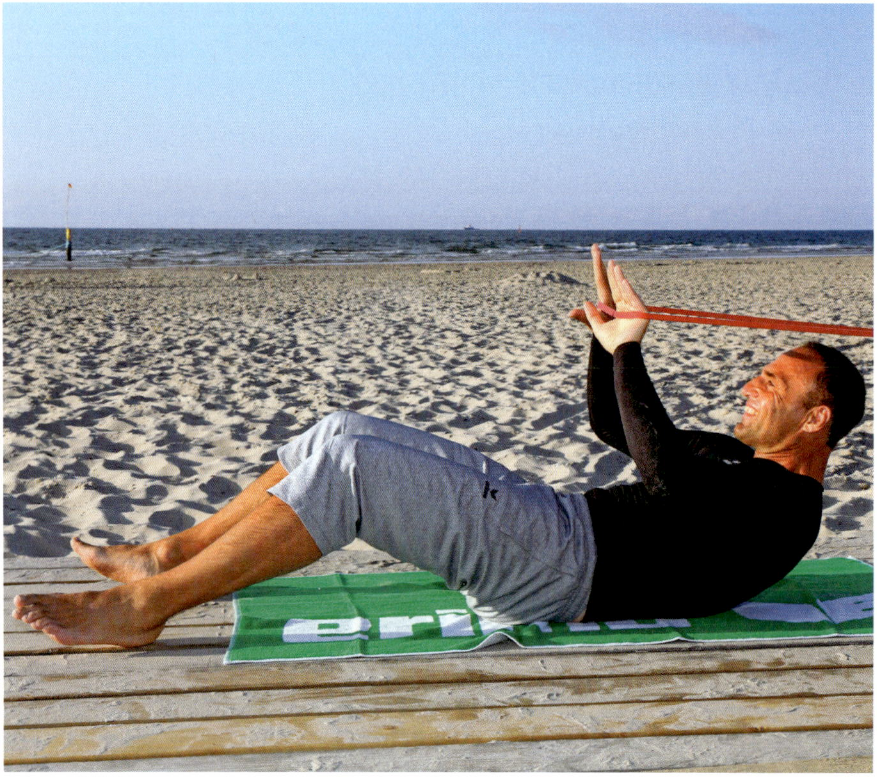

SIT-UPS

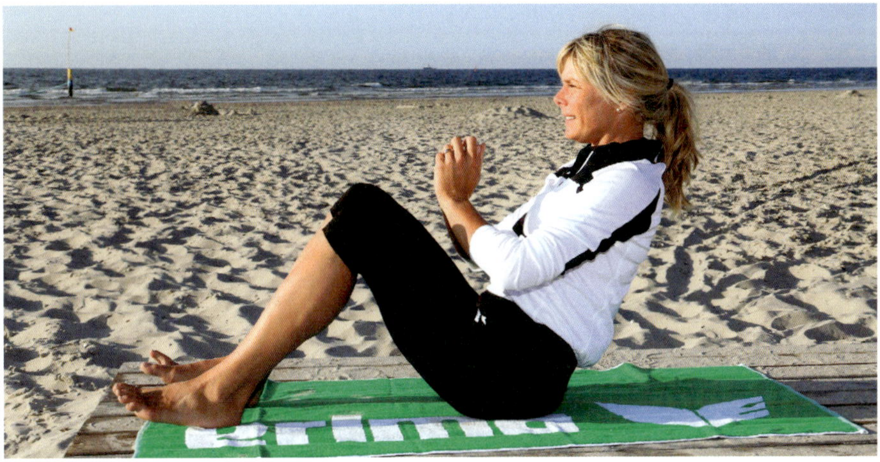

Vorrangig beanspruchte Muskulatur

» Bauch

Ausführung

Auf dem Rücken liegend, die Füße auf dem Boden aufstellen. Die Beine sind dabei angewinkelt. Die Arme sollten verschränkt vor dem Oberkörper platziert sein. Der Oberkörper bewegt sich in Richtung Knie, der Bauch in der zweiten Bewegung in Richtung der Oberschenkel. Der Oberkörper befindet sich am Endpunkt der Bewegung senkrecht zum Boden. In der Rückwärtsbewegung wird der Oberkörper wieder in Richtung Boden geführt, bis die Lendenwirbelsäule den Boden berührt. Anschließend folgt die nächste Wiederholung.

ALTERNATIVAUSFÜHRUNGEN (LEICHTER)

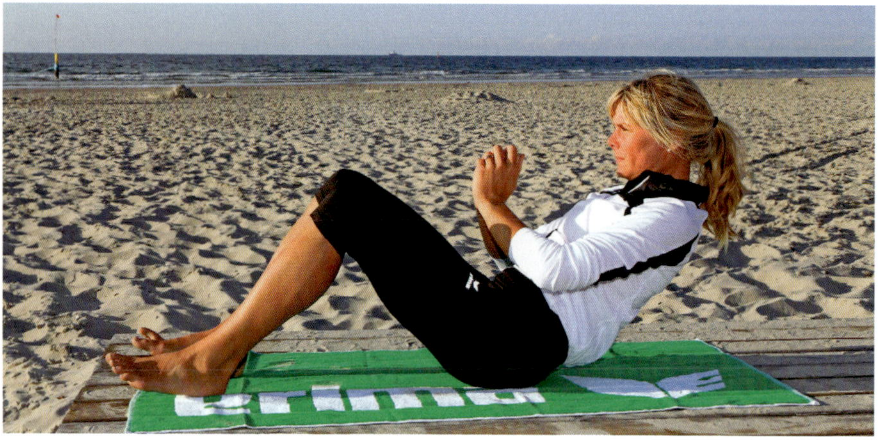

- Crunches (geringerer Bewegungsradius) – siehe Foto
- Die Füße werden während der Übung fixiert (Erleichterung durch Einsatz des Hüftbeugers).

ALTERNATIVAUSFÜHRUNGEN (SCHWERER)

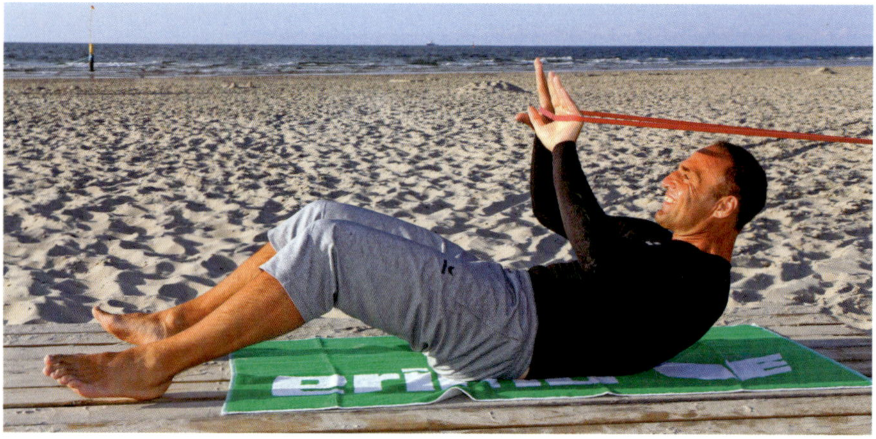

- Crunches mit Einsatz von einem Widerstandsband (siehe Foto)
- Sit-ups aus einer tieferen Position des Oberkörpers

HOLZFÄLLER MIT TUBE

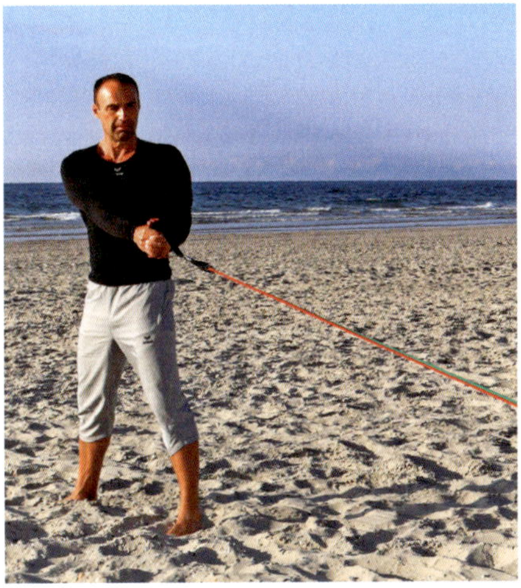

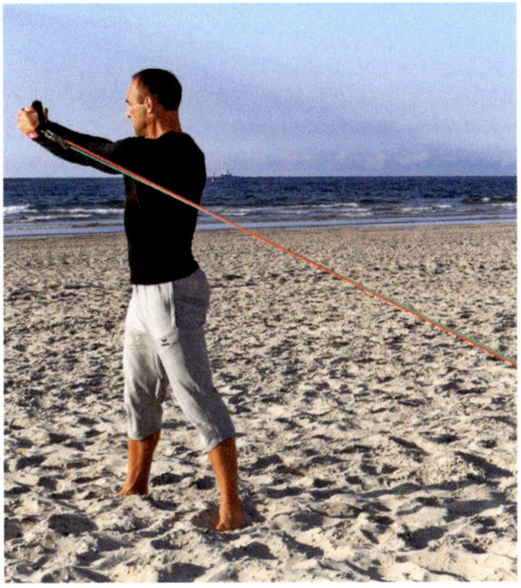

Plan A

Vorrangig beanspruchte Muskulatur

» Schräge Bauchmuskulatur

Ausführung

Befestigen Sie ein Fitnesstube auf Kniehöhe an einer glatten Fläche (z. B. Stange eines Verkehrsschildes).

Legen Sie nun beide Griffe des Tubes ineinander und greife Sie mit beiden Händen in die Griffe des Tubes. Ihre Fußspitzen sollten nicht in Richtung der Stange zeigen, sondern etwa 90° zur Seite. Die Arme sind ausgestreckt und zeigen in der Ausgangsposition in Richtung der Stange. Der Kopf bewegt sich während der gesamten Übungsausführung mit. Drehen Sie nun mit ausgestreckten Armen Ihren Oberkörper um 180° von der Stange weg. Die Arme, die gerade noch in Richtung der Stange zeigten, zeigen jetzt in die andere Richtung. Achten Sie darauf, dass die Arme während der gesamten Bewegungsphase ausgestreckt bleiben. Anschließend bewegen Sie Ihre Arme kontrolliert in die Ausgangsposition zurück.

Nach Ausführung einer Übungsserie wechseln Sie die Seite.

ALTERNATIVAUSFÜHRUNGEN (LEICHTER)

» Übung mit leichterem Tube

ALTERNATIVAUSFÜHRUNGEN (SCHWERER)

» Übung mit schwererem Tube

In **Plan B** unterscheidet sich die Übungsausführung mit Widerstandsband nicht von der Tubeübungsausführung. Achten Sie darauf, dass die Bänder sich auf Ihren Handaußenflächen befinden.

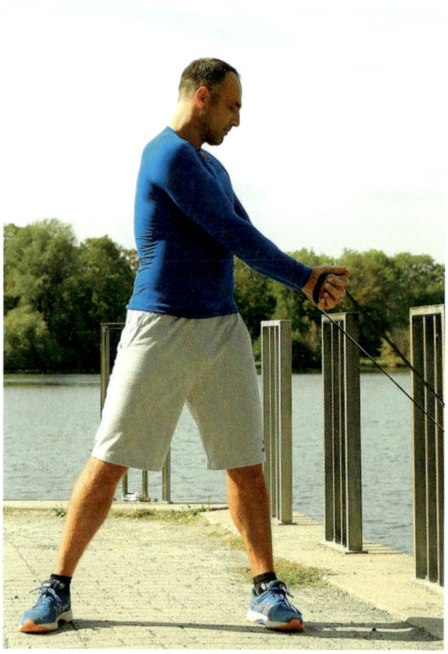

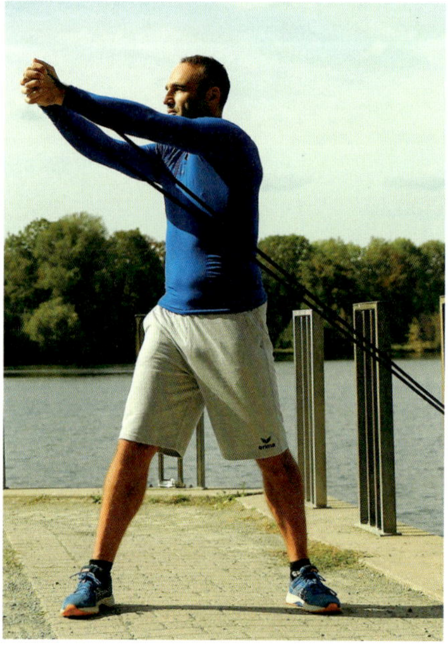

2.33 BEINÜBUNGEN

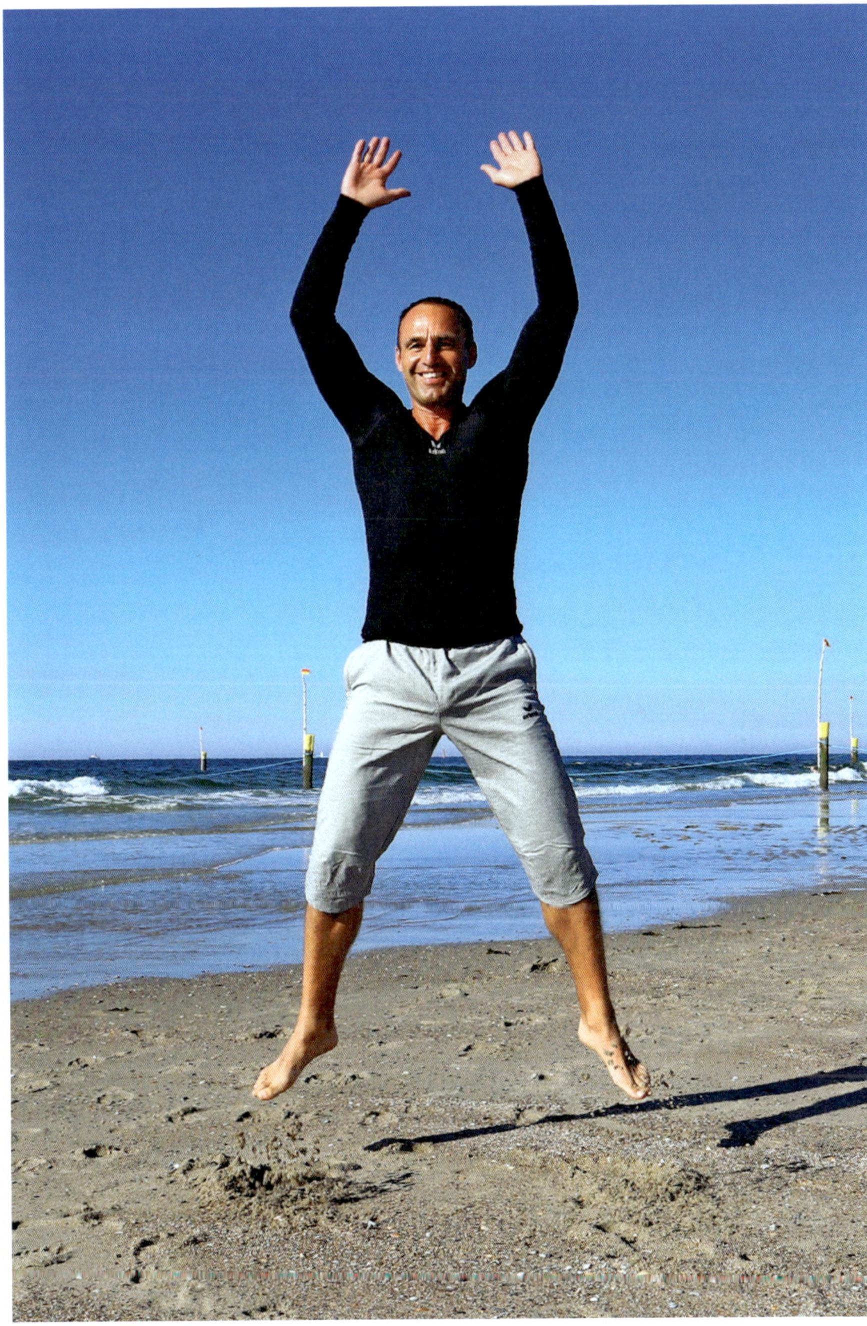

SPLIT SQUATS

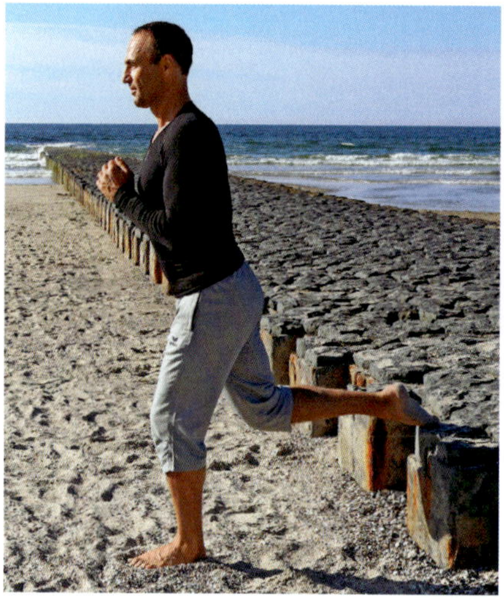

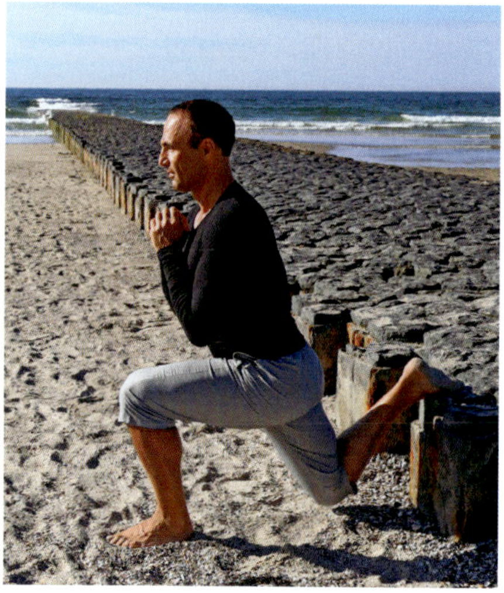

Vorrangig beanspruchte Muskulatur

» Oberschenkelmuskulatur

» Gesäßmuskulatur

Ausführung

Ein Schritt Entfernung zu einer Bank oder einer anderen Erhöhung, dabei einen Fuß mit dem Spann auf der Erhöhung platzieren. Nehmen Sie eine aufrechte Haltung ein. Die Augen schauen geradeaus, die Schultern nach hinten ziehen. Langsam und kontrolliert mit dem vorderen Bein in die Hocke gehen, so weit, bis das Knie des hinteren Beins fast den Boden berührt. Anschließend wieder in die stehende Ausgangsposition zurückkehren. Während der gesamten Bewegungsausführung darauf achten, dass die Kniespitze des arbeitenden Beins nicht über die Fußspitze hinausragt.

ALTERNATIVAUSFÜHRUNGEN (LEICHTER)

» Das hintere Knie deutlich vor Bodenberührung beugen (kleinerer Bewegungsradius).

ALTERNATIVAUSFÜHRUNGEN (SCHWERER)

» Split Squat mit Zusatzgewichten (zwei Kurzhanteln, Kettlebells oder Gewichtsweste)

SQUAT JUMPS

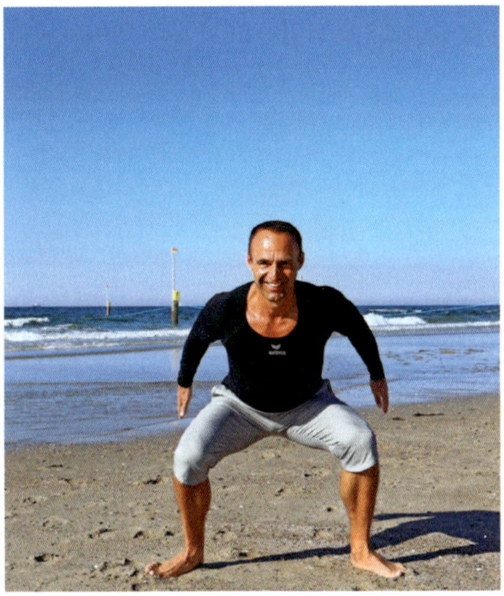 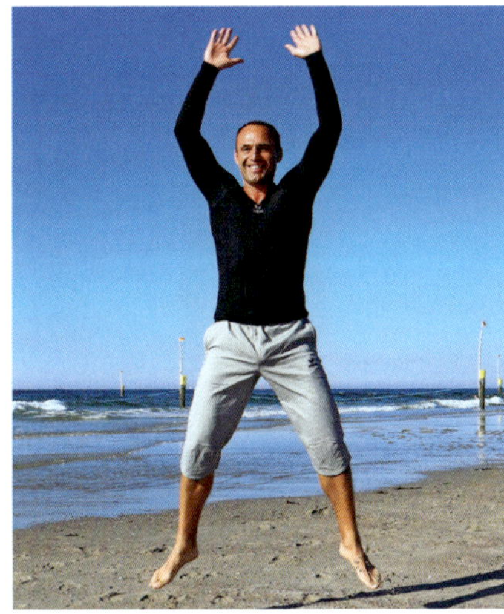

Vorrangig beanspruchte Muskulatur

- Gesäßmuskulatur
- Beinmuskulatur

Ausführung

Die Füße sind schulterbreit und parallel zueinander aufgestellt. Der Körper ist aufgerichtet, aber leicht nach vorne geneigt. Die Arme seitlich und angewinkelt neben dem Körper halten. Die Beine werden nun gebeugt, das Gesäß nach hinten herausgestreckt, sodass sich die Oberschenkel im 90°-Winkel zum Boden befinden. Die Kniespitzen sollten sich in der Position mittig zu den Füßen befinden. Den Blick stets nach vorne richten und die Brust oben halten. Schwung mit den Armen holen und explosiv nach oben springen. Auf dem Vorderfuß landen und anschließend gleich in die erneute Startposition gehen.

ALTERNATIVAUSFÜHRUNGEN (LEICHTER)

- Kniebeugen ohne Sprung

ALTERNATIVAUSFÜHRUNGEN (SCHWERER)

- Squat Jumps mit Zusatzgewicht (Gewichtsweste)

LUNGES

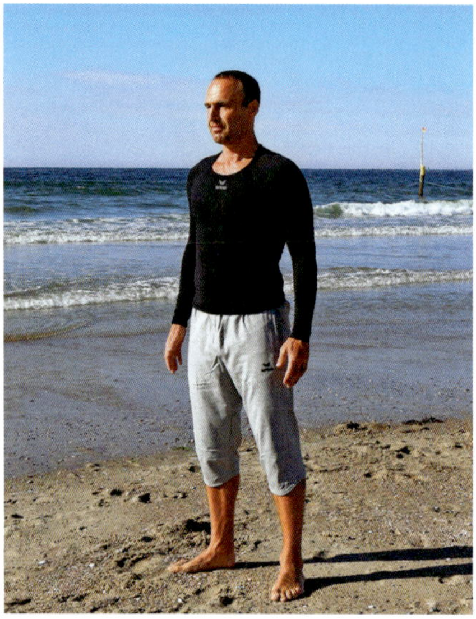

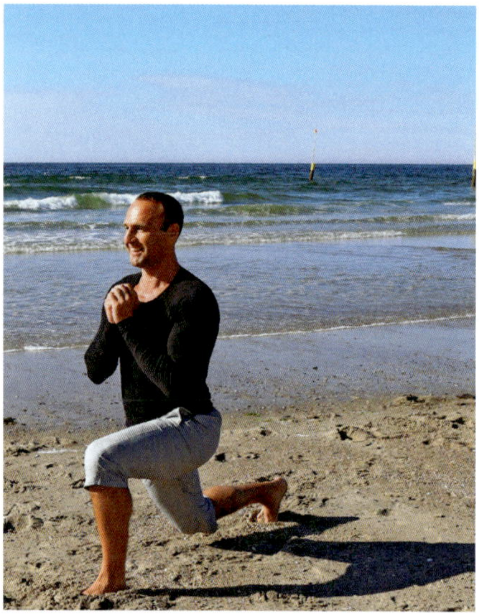

Vorrangig beanspruchte Muskulatur

» Beinmuskulatur

» Gesäßmuskulatur

Ausführung

Sie stehen hüftbreit und parallel mit Ihren Füßen in der Ausgangsposition. Ihr Blick ist nach vorne gerichtet. Nun machen Sie einen großen Schritt nach vorne, sodass Ihre Unter- und Oberschenkel einen Winkel von 90° zueinander nicht unterschreiten. Die Kniespitze sollte in dieser Position nicht über die Fußspitze hinausragen. Anschließend drücken Sie sich wieder mit der Ferse des vorderen Fußes nach hinten ab, um in die Ausgangsposition zurückzugelangen.

ALTERNATIVAUSFÜHRUNGEN (SCHWERER)

» Lunges mit Zusatzgewicht (Gewichtsweste)

» Lunges als wechselnde Sprünge (Schersprünge)

STEP-UPS (AUFSTEIGER)

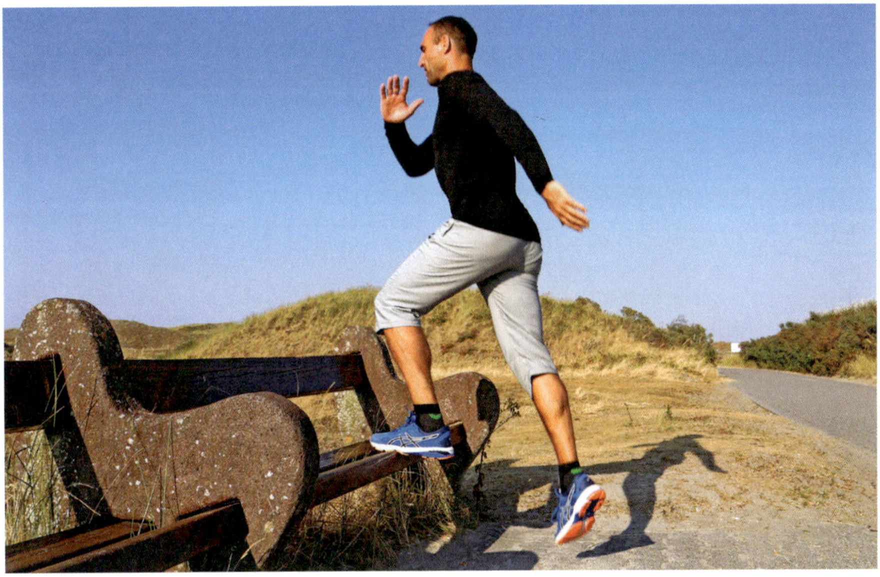

Vorrangig beanspruchte Muskulatur

» Beinmuskulatur

» Gesäßmuskulatur

Ausführung

Sie stehen hüftbreit vor einer Parkbank. Setzen Sie nun den linken Fuß auf die Bank und drücken Sie sich über die Ferse des aufgestellten Fußes mit dem gesamten Körper in eine senkrechte Position über der Bank. Bleiben Sie nun mit dem linken Fuß auf der Bank stehen und setzen Sie Ihren rechten Fuß auf dem Boden auf. Wiederholen Sie den *Aufsteiger* nach demselben Prinzip.

ALTERNATIVAUSFÜHRUNGEN (LEICHTER)

» Eine niedrigere Auftrittfläche suchen (z. B. niedrige Mauer).

ALTERNATIVAUSFÜHRUNGEN (SCHWERER)

» Step-ups mit Zusatzgewicht (z. B. Gewichtsweste oder Kurzhanteln)

WADENHEBEN

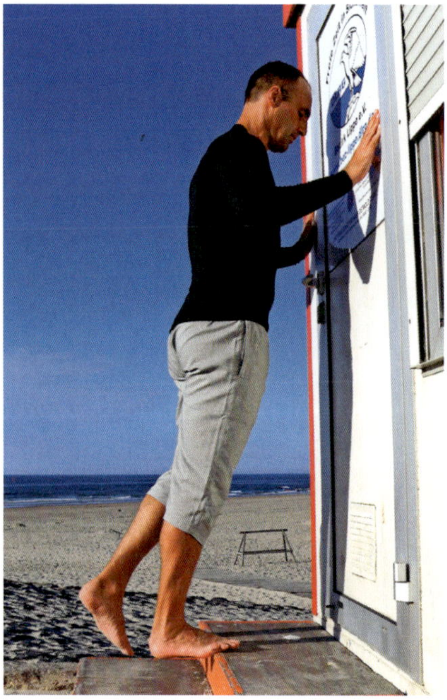

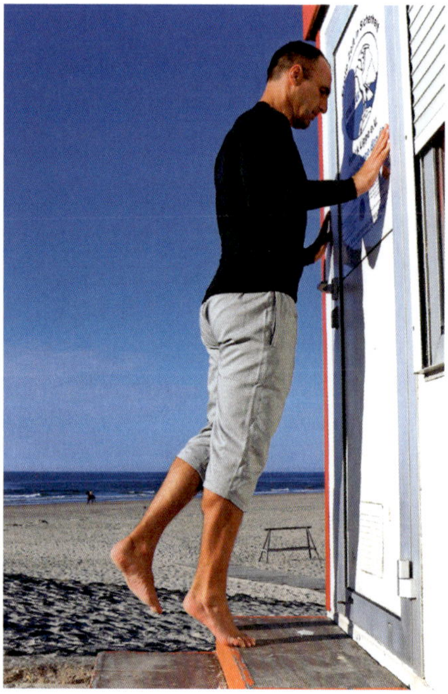

Vorrangig beanspruchte Muskulatur

» Wadenmuskulatur

Ausführung

Platzieren Sie sich mittig auf Ihrem Vorderfuß an einer Treppenstufe. Halten Sie sich mit den Händen am Geländer oder an einer Wand fest. Die Ferse des auf der Stufe platzierten Fußes zeigt nach unten. Drücken Sie sich nun aus dem Vorderfuß mit fast gestrecktem Bein nach oben, sodass Sie fast in den Zehenspitzenstand kommen. Die Ferse ist in der Endposition deutlich über der Treppenstufe. Senken Sie die Ferse nun wieder nach unten und starten Sie anschließend mit der nächsten Wiederholung.

ALTERNATIVAUSFÜHRUNGEN (LEICHTER)

» Wadenheben mit beiden Beinen gleichzeitig

ALTERNATIVAUSFÜHRUNGEN (SCHWERER)

» Wadenheben mit Zusatzgewicht (Gewichtsweste)

» Wadenheben mit zusätzlicher statischer (haltender) Ausführung*

HINWEIS*

Halten Sie die Wade nach der 20. Wiederholung gestreckt, um anschließend fünf sehr langsame weitere Wiederholungen bis zur Muskelermüdung zu absolvieren.

» ***Sportler* halten diese Position 60 Sekunden.**
» ***Athleten* halten diese Position 90 Sekunden.**
» ***Profis* halten diese Position 120 Sekunden.**

2.34 IHRE TRAININGSPLÄNE

Die nachfolgende Tabelle soll Ihnen lediglich als Empfehlung dienen. Es spielt keine Rolle, mit welchem der vorgestellten Pläne Sie auch trainieren, solange Sie sich im geforderten Punktebereich und Wiederholungszahlenbereich bewegen, wird Ihr Training von Erfolg gekrönt sein und Sie werden große Fortschritte erzielen.

In **Plan A** liegt der Fokus auf einer Kräftigung der Muskulatur. In **Plan B** wird aufgrund des erhöhten Cardioanteils die Ausdauer verbessert. Alle Pläne sind wahre Fettverbrennungsmaschinen.

Falls Sie eher dazu neigen, weniger zu laufen, um dafür jedoch mehr Kräftigungsübungen zu absolvieren, können Sie sich auch ausschließlich auf Plan A konzentrieren.

Perfekt und abwechslungsreich ist die Kombination aller Pläne.

TIPP

Für den Fall, dass ein *MetaCheck®* (Erklärung auf Seite 207ff.) Sie als Schnellkrafttyp *(Speed)* analysiert hat, greifen Sie ausschließlich auf Plan A, als Ausdauertyp *(Endurance)* ausschließlich auf Plan B zurück.

Dieser Tipp gilt nur, wenn Ihr Hauptziel in einer Gewichtsreduzierung liegt.

Plan A und Plan B sind, basierend auf den Empfehlungen des *MetaChecks®*, von der Kraft- und Ausdauerverteilung perfekt auf Sie abgestimmt.

In Kombination mit der optimalen Nahrungsaufnahme entsprechend Ihres *Metatyps* werden Sie sehr schnell große Erfolge erzielen.

OPTIMALE AUFTEILUNG DER TRAININGSPLÄNE IM MONAT (UNABHÄNGIG VOM *METACHECK®*)			
WOCHE 1	WOCHE 2	WOCHE 3	WOCHE 4
Plan A	Plan B	Plan A	Plan B

FAZIT

Um es noch einmal deutlich zu machen, entscheidend für Ihren Erfolg ist das Erreichen Ihrer Sollwerte in Ihrem jeweiligen Fitnesslevel. Völlig unabhängig davon, welche Wochentrainingspläne Sie wählen.

Jeder Trainingsplan wird Sie an Ihr Ziel bringen. Eine Kombination der Pläne bietet Abwechslung und wirkt einer Monotonie entgegen.

Ein durchgeführter *MetaCheck®* spezifiziert Ihren Sporttyp. Sollte Ihr Fokus derzeit auf einer Gewichtsabnahme liegen, wählen Sie nach *MetaCheck®*-Empfehlung durchgängig Plan A *(„S"-Speed)* oder Plan B *(„E"-Endurance)*.

2.35 SELBSTEINSCHÄTZUNG DES FITNESSLEVELS

Zu Beginn eines neuen *BEWEGUNG!*-Kurses ist es für mich immer spannend, zu sehen, auf welchem Fitnessniveau die Teilnehmer zu mir kommen.

Die Angst vor einer Überforderung ist verständlich, allerdings kann ich meinen Kunden diese Befürchtungen schnell wieder nehmen, da, auch wenn die Gruppe in den meisten Fällen relativ heterogen aufgestellt ist, jeder Teilnehmer in seinem Leistungsvermögen optimal im *BEWEGUNG!*-Programm trainieren kann.

Jede Übung des *BEWEGUNG!*-Programms ist, in unterschiedlichen Winkelstellungen der Bodyweight-Übungen oder mit einem schwereren oder leichteren Widerstand bei den Tubes, von jedem Teilnehmer ohne Schwierigkeiten ausführbar. Ganz unabhängig davon, auf welchem Fitnesslevel sich der Teilnehmer aktuell befindet.

Für die Trainingspläne in diesem Buch sollten Sie sich bewusst machen, wie sportlich Sie in Ihrer jetzigen Lebensphase sind.

Das Trainingsvolumen variiert je nach Fitnesslevel und der Schwierigkeitsgrad in der Ausführung steigt analog zu den Fitnessstufen.

HINWEIS

Das *BEWEGUNG!*-Programm ist unterteilt in fünf Fitnessstufen.

Starter – Fortgeschrittener – Sportler – Athlet – Profi.

Die nachfolgende Tabelle gibt Ihnen anhand typischer Merkmale eine Hilfestellung, auf welcher Fitnessstufe Sie in das *BEWEGUNG!*-Programm einsteigen sollten.

MERKMALE DER FITNESSSTUFEN	
FITNESSSTUFE	**MERKMALE**
Starter	Bislang noch keine oder sehr wenig Fitnesserfahrung. Es fällt Ihnen schwer, sich länger als fünf Minuten im Ausdauertempo oder bei einem schnellen Spaziergang zu bewegen. Sie schaffen (noch) keine „normalen" Liegestütze und auch die leichtere Ausführung dieser Übung (Seite 135) fällt Ihnen momentan relativ schwer.
Fortgeschrittener	Sie können bereits länger als 15 Minuten am Stück laufen. Sie sind vielleicht im Fitnessstudio angemeldet und haben bereits Kurserfahrung und wissen, wie sich ein Krafttraining anfühlt. Liegestütze sollten in der leichten Variante kein Problem für Sie darstellen.
Sportler	Sie trainieren bereits bis zu dreimal in der Woche. Sie sind im Fitnessstudio oder in einem Verein angemeldet und sind ein aktives Mitglied. Läufe bis zu 60 Minuten stellen kein Problem für Sie dar. Liegestütze können Sie auch in der schweren Variante (Seite 135) ausführen. Auch Klimmzüge (Seite 149) sollten Sie beherrschen.
Athlet	Sie trainieren bereits 4-5-mal in der Woche. Ihr Körperbau ist athletisch und sowohl längere Laufpassagen als auch intensive Sprints und ein forderndes Krafttraining sind fester Bestandteil Ihres Trainingsprogramms.
Profi	Sie betreiben Sport als Beruf. Sport ist nicht nur Ihre Leidenschaft, sondern auch Lebensinhalt und Existenzgrundlage. Ihr Trainingsumfang umfasst mindestens sechs Einheiten pro Woche.

2.36 DIE EINTEILUNG DER FITNESSSTUFEN

STARTER	FORTGESCHRITTENER	SPORTLER	ATHLET	PROFI
Kraft: Wdh. pro Tag	**Kraft: Wdh. pro Tag**	**Kraft: Wdh. pro Tag**	**Kraft: Wdh. pro Tag**	**Kraft: Wdh. pro Tag**
∅ 100	∅ 250	∅ 500	∅ 600	∅ 800
Dauer: PD und AK pro Tag	**Dauer: PD und AK pro Tag**	**Dauer: PD und AK pro Tag**	**Dauer: PD und AK pro Tag**	**Dauer: PD und AK pro Tag**
Ca. 35 Minuten	Ca. 45 Minuten	Ca. 75 Minuten	Ca. 90 Minuten	Ca. 120 Minuten
Sollwert-Punkte pro Tag	**Sollwert-Punkte pro Tag**	**Sollwert-Punkte pro Tag**	**Sollwert-Punkte pro Tag**	**Sollwert-Punkte pro Tag**
∅ 8-10	∅ 18-23	∅ 27-43	∅ 39-59	∅ 48-68
Sollwert-Punkte pro Woche	**Sollwert-Punkte pro Woche**	**Sollwert-Punkte pro Woche**	**Sollwert-Punkte pro Woche**	**Sollwert-Punkte pro Woche**
Plan A: 53 Plan B: 57 ∅ 55	Plan A: 117 Plan B: 120 ∅ 119	Plan A: 213 Plan B: 206 ∅ 210	Plan A: 281 Plan B: 270 ∅ 276	Plan A: 341 Plan B: 366 ∅ 354

Wdh: Wiederholungen | PD: Power Day | AK: Activity Run

In allen Fitnessstufen sollte an sechs Tagen in der Woche trainiert werden. Aufgrund des spezifischen Trainings mit hohen Wiederholungszahlen, moderatem Lauftempo und der 48-Stunden-Regel, die ausreichend Regenerationszeit für Herz und Muskulatur lässt, empfehle ich lediglich einen kompletten Ruhetag (bestenfalls den Sonntag) in der Woche.

Die nachfolgende Tabelle dient als Grundlage für ein Training ohne Vorgabe der hier im Buch hinterlegten Trainingspläne. Speziell Sportler, die bereits über eine langjährige Trainingserfahrung verfügen, greifen auf diese Übersicht zur Kontrolle ihres aktuellen Leistungsvermögens zurück.

Sofern Sie zu den Fitnessstufen „Starter" und „Fortgeschrittener" zählen, sollten Sie sich jedoch ausschließlich an den Trainingsplänen dieses Buches orientieren.

Einteilung der Fitnessstufen ohne „Bewegung!“ Trainingspläne

STARTER	FORTGESCHRITTENER	SPORTLER	ATHLET	PROFI
Sollwert-Punkte pro Tag	Sollwert-Punkte pro Tag	Sollwert-Punkte pro Tag	Sollwert-Punkte pro Tag	Sollwert-Punkte pro Tag
∅ 9	∅ 20	∅ 35	∅ 49	∅ 57
Sollwert-Punkte pro Woche	Sollwert-Punkte pro Woche	Sollwert-Punkte pro Woche	Sollwert-Punkte pro Woche	Sollwert-Punkte pro Woche
∅ 54	∅ 120	∅ 210	∅ 294	∅ 342

ZUSAMMENFASSUNG DER TRAININGSPLÄNE

Jeder Plan für sich wird Sie an Ihr Ziel führen.

Plan A wechselt zwischen *Activity Days* und *Power Days*. Die Auswahl an Übungen ist größer und speziell im Kräftigungsprogramm der *Power Days* werden, neben den großen Muskelgruppen, auch kleinere Muskeln gezielt trainiert.

Plan B setzt den Fokus auf die Verbesserung der Ausdauer, ohne dabei aber den Kräftigungsaspekt zu vernachlässigen. Die Kräftigungsübungen basieren hauptsächlich auf Übungen, die Sie auf Ihrer Laufstrecke mit dem Fitnessband und mit dem eigenen Körpergewicht ausführen können.

Lassen Sie Ihrer Fantasie in der Umsetzung der Trainingspläne freien Lauf und sehen Sie die in den Plänen gesetzten Vorgaben von Laufzeiten, Sprints, HIIT-/Tabata-Einheiten, Lauf-ABC etc. nur als eine Empfehlung an.

An den Kräftigungstagen ist es entscheidend, dass Sie die Muskelgruppen splitten. Hier sollten Sie sich an den Trainingsplänen orientieren.

Am Ende eines Trainingstags zählen nur die erreichten Wiederholungszahlen aus den Übungen und die damit erzielten Punkte.

Zum Ende der Woche sollte die Bilanz stimmen. Den Weg dorthin können Sie zum großen Teil selbst bestimmen.

2.37 TRAININGSPLAN STARTER

Wichtig:

Sofern Sie in den letzten Jahren keinen Sport betrieben haben, lassen Sie sich bitte von Ihrem Arzt oder besser noch von einem Sportmediziner grünes Licht für Ihr Training geben.

Falls Ihr Körpergewicht extrem hoch sein sollte (BMI über 35), ersetzen Sie Laufeinheiten durch Walking-Einheiten. Reduzieren Sie Ihr Gewicht mit dem Start des Ernährungsprogramms. In den Kräftigungsübungen sollten Sie bei extremem Übergewicht auf Sprünge und lange Ausfallschritte verzichten, da ansonsten Gelenke und Bänder zu stark belastet werden würden.

Wählen Sie leichtere Übungsvarianten aus Ihrem Trainingsplan (Beispiel: hohe Liegestütze statt klassische, horizontale Liegestütze).

» Pausenzeiten zwischen den Kräftigungsübungen: ca. 60-90 Sekunden.

Im Trainingsplan *Starter* ist eine Übungsserie (ein Satz) pro Trainingsübung hinterlegt. Die Laufzeiten in den *Activity Runs* verstehen sich als Nettozeiten. Planen Sie für Ihre Kräftigungsübungen an den Activity-Run-Tagen und für die Cool-down-Phasen jeweils zusätzlich ca. 10 Minuten ein. In den Sprints sollten Sie sich ca. bei 80-90 % Ihres Maximalpulses bewegen. Ein HIIT-/Tabata-Training dauert vier Minuten.

Wir bieten deutschlandweit *BEWEGUNG!*-Fitnesskurse an. Einen *BEWEGUNG!*-Kurs, den Sie in der Starter-Intensität durchführen, wird für Sie mit 10 Fitnesspunkten bewertet. Ein *BEWEGUNG!*-Kurs ersetzt eine „Activity-Day"-Einheit oder eine „Power-Day"-Einheit. Falls Sie mehr Übungen und/oder Laufzeiten absolvieren, können Sie sich hierfür zusätzliche Punkte gutschreiben. Übertreiben Sie es jedoch nicht zu Anfang und gehen Sie es lieber etwas langsamer an. Wichtig ist jedoch, dass Sie die Trainingsprogramme regelmäßig ausführen.

Wechseln Sie in die nächste Fitnessstufe, wenn Ihnen das *Starter*-Programm zu leicht fallen sollte.

Spätestens nach 8-12 Wochen ist es an der Zeit, zur nächsten Fitnessstufe (*Fortgeschrittenen*-Plan) überzugehen.

Optimaler Punktebereich für *Starter* in der Woche

53-57

PLAN A – STARTER

MONTAG (OUTDOOR) ACTIVITY RUN SPLIT 1 *PUSH UND LAUFEN*	**DIENSTAG** (INDOOR) POWER DAY SPLIT 2 *PULL*	**MITTWOCH UND FREITAG** (OUTDOOR) ACTIVITY RUN SPLIT 3 *BEINE/BAUCH*	**DONNERSTAG UND SAMSTAG** (INDOOR) POWER DAY SPLIT 4 *OBERKÖRPER* *PUSH AND PULL*
15 min Cardio *3 Punkte* (inkl. einem Sprint 30 s) *1 Punkt* 20 Liegestütze *1 Punkt* 25 Dips *1 Punkt* 15 Fliegende *1 Punkt* 20 Sit-ups *1 Punkt* 15 Fliegende *1 Punkt* Cool-down *1 Punkt*	5 min Warm-up *1 Punkt* 1 x HIIT *2 Punkte* 20 Rudern (beide Arme) *1 Punkt* Plank* (statisch 30 s) *1 Punkt* 20 Biceps Curls *1 Punkt* 15 Reverse Flys *1 Punkt* 15 Kreuzheben *1 Punkt* Cool-down *1 Punkt*	15 min Cardio *3 Punkte* inkl. Lauf-ABC – 5 min *1 Punkt* Ein Sprint – 30 s *1 Punkt* 20 Squat Jumps *1 Punkt* 30 Lunges (15 je Seite) *1 Punkt* 50 Wadenheben (je 25 links und rechts) *1 Punkt* Cool-down *1 Punkt*	5 min Warm-up *1 Punkt* 1 x HIIT *2 Punkte* 20 Liegestütze *1 Punkt* 20 Rudern *1 Punkt* (beide Arme) 25 Dips *1 Punkt* Plank* (30 s statisch) *1 Punkt* Cool-down *1 Punkt*
Punkte Wiederholungen Zeitaufwand in Minuten	Punkte Wiederholungen Zeitaufwand in Minuten	Punkte Wiederholungen Zeitaufwand in Minuten	Punkte Wiederholungen Zeitaufwand in Minuten
10 / 95 / 35	9 / 100 / 25	9 / 100 / 35	8 / 95 / 30

Anmerkungen:

**Plank, statisch* wird mit 30 Wiederholungen pro Übung umgerechnet.

PLAN B – STARTER

MONTAG , MITTWOCH, FREITAG (OUTDOOR) ACTIVITY RUN SPLIT 1 *LAUFEN, BEINE, ABC, SPRINTS*		**DIENSTAG, DONNERSTAG, SAMSTAG** (INDOOR) ACTIVITY RUN SPLIT 2 *LAUFEN, OBERKÖRPER KOMPLETT*	
15 min Cardio inkl. ein Sprint 30 s	*3 Punkte* *1 Punkt*	15 min Cardio inkl. Lauf-ABC	*3 Punkte* *1 Punkt*
Lauf-ABC	*1 Punkt*	(Übungen mit Widerstandsband rot)	
20 Squat Jumps	*1 Punkt*	20 Rudern	*1 Punkt*
30 Lunges (15 je Seite)	*1 Punkt*	20 Brustpresse	*1 Punkt*
50 Wadenheben (je 25 links und rechts)	*1 Punkt*	20 Biceps Curls	*1 Punkt*
Cool-down	*1 Punkt*	20 Trizepsstrecken	*1 Punkt*
		20 Holzfäller (je 10 linke Seite/ rechte Seite)	*1 Punkt*
		Cool-down	*1 Punkt*
Punkte Wiederholungen Zeitaufwand in Minuten		Punkte Wiederholungen Zeitaufwand in Minuten	
9 / 100 / 45		10 / 100 / 45	

Anmerkungen:

Als Widerstandsband sollten Sie das *Starter*-Band (in Rot) wählen.

WOCHENSTATISTIK STARTER – PLÄNE A UND B

WOCHENSTATISTIK PLAN A

Punkte pro Woche:	53
Wdh. pro Woche:	585
Ca. Zeitaufwand pro Woche:	3 Stunden

WOCHENSTATISTIK PLAN B

Punkte pro Woche:	57
Wdh. pro Woche:	600
Ca. Zeitaufwand pro Woche:	4,5 Stunden

2.38 TRAININGSPLAN FORTGESCHRITTENER

Die Laufzeiten in den *Activity Runs* verstehen sich als Nettozeiten. Planen Sie für Ihre Kräftigungsübungen an den Activity-Run-Tagen und für die Cool-down-Phasen jeweils zusätzlich ca. 20-30 Minuten ein. Im Trainingsplan *Fortgeschrittener* sind zwei Übungsserien (zwei Sätze) pro Trainingsübung hinterlegt.

» Pausenzeiten zwischen den Übungen: ca. 60-90 Sekunden.
» Pausenzeiten zwischen den beiden Kräftigungsserien: 3-5 Minuten.

Tasten Sie sich an die etwas schwereren Übungsvarianten aus Ihrem Trainingsplan heran. Bleiben Sie aber bei den leichteren Ausführungen, wenn Sie die Übungssätze nicht bis zum Ende durchführen können.

TIPP

Starten Sie einen Satz mit einer etwas schwierigeren Übungsausführung (Beispiel: klassische, horizontale Liegestütze) und wechseln Sie zur leichteren Übungsvariante (Beispiel: hohe Liegestütze), wenn Sie keine Kraft mehr für die schwere Variante haben. So können Sie den Übungssatz bis zum Ende durchführen.

In den Sprints sollten Sie sich ca. bei 80-90 % Ihres Maximalpulses bewegen.

Ein HIIT-/Tabata-Training dauert vier Minuten.

Wir bieten deutschlandweit *BEWEGUNG!*-Fitnesskurse an. Einen *BEWEGUNG!*-Kurs, den Sie in der *Fortgeschrittenen*-Intensität durchführen, wird für Sie mit 20 Punkten bewertet. Ein *BEWEGUNG!*-Kurs ersetzt eine „Activity-Day"-Einheit oder eine „Power-Day"-Einheit.

Falls Sie mehr Übungen und/oder Laufzeiten absolvieren, können Sie sich hierfür zusätzliche Punkte gutschreiben. Wechseln Sie in die nächste Fitnessstufe, wenn Ihnen das Programm zu leicht fällt.

Spätestens nach drei Monaten sollten Sie fit genug sein, um die nächste Fitnessstufe *(Sportler)* anzugehen.

Optimaler Punktebereich in der Woche:

117-120

In Rot → Supersätze ohne Pause!

PLAN A – FORTGESCHRITTENER

MONTAG (OUTDOOR) ACTIVITY RUN SPLIT 1 *PUSH UND LAUFEN*	DIENSTAG (INDOOR) POWER DAY SPLIT 2 *PULL*	MITTWOCH UND FREITAG (OUTDOOR) ACTIVITY RUN SPLIT 3 *BEINE/BAUCH*	DONNERSTAG UND SAMSTAG (INDOOR) POWER DAY SPLIT 4 *OBERKÖRPER PUSH AND PULL*
30 min Cardio *6 Punkte* inkl. zwei Sprints je 45 s *2 Punkte* **Erster Satz** 20 Liegestütze *1 Punkt* 25 Dips *1 Punkt* 15 Schulterdrücken *1 Punkt* 20 Sit-ups *1 Punkt* 15 Frontheben *1 Punkt* 20 Holzfäller (10 je Seite) *1 Punkt* 15 Seitheben *1 Punkt* **Zweiter Satz wie erster Satz!** Cool-down *1 Punkt*	5 min Warm-up *1 Punkt* 1 x HIIT (vier Minuten) *2 Punkte* **Erster Satz** 20 Rudern *1 Punkt* *Plank statisch (60 s) *1 Punkt* 15 Biceps Curls *1 Punkt* 15 Reverse Flys *1 Punkt* 15 Kreuzheben *1 Punkt* **Zweiter Satz wie erster Satz!** Cool-down *1 Punkt*	30 min Cardio *6 Punkte* inkl. Lauf-ABC (5 min) *1 Punkt* Ein Sprint → 45 s *1 Punkt* **Erster Satz** 20 Split Squats (10 je Seite) *1 Punkt* 20 Squat Jumps *1 Punkt* 30 Lunges *1 Punkt* 30 Step-ups *1 Punkt* 50 Wadenheben *1 Punkt* 20 Sit-ups *1 Punkt* **Zweiter Satz wie erster Satz!** (ohne Wadenheben) Cool-down *1 Punkt*	5 min Warm-up *1 Punkt* 1 x HIIT (vier Minuten) *2 Punkte* **Erster Satz** 20 Liegestütze *1 Punkt* 20 Rudern *1 Punkt* 20 Liegestütze *1 Punkt* – Plank statisch (60 s) *1 Punkt* 15 Fliegende *1 Punkt* 15 Reverse Flys *1 Punkt* – 20 Biceps Curls *1 Punkt* 25 Dips *1 Punkt* **Zweiter Satz wie erster Satz!** Cool-down *1 Punkt*
Punkte Wiederholungen Zeitaufwand in Minuten	Punkte Wiederholungen Zeitaufwand in Minuten	Punkte Wiederholungen Zeitaufwand in Minuten	Punkte Wiederholungen Zeitaufwand in Minuten
23 / 260 / 60	14/ /190 /45	20 / 290 / 60	20 / 330 / 45

PLAN B – FORTGESCHRITTENER

MONTAG, MITTWOCH, FREITAG (OUTDOOR) ACTIVITY RUN SPLIT 1 *LAUFEN, BEINE, ABC, SPRINTS*		DIENSTAG, DONNERSTAG, SAMSTAG (OUTDOOR) ACTIVITY RUN SPLIT 2 *LAUFEN, OBERKÖRPER/KOMPLETT*	
30 min Cardio	*6 Punkte*	30 min Cardio	*6 Punkte*
inkl. zwei Sprints je 45 s	*2 Punkte*	1 x HIIT (vier Minuten)	*2 Punkte*
Erster Satz		1 x Lauf-ABC (fünf Minuten)	*1 Punkt*
20 Split Squats 10 je Seite)	*1 Punkt*	**Erster Satz** (Übungen mit Widerstandsband in Rot und Schwarz)	
20 Squat Jumps	*1 Punkt*	20 Rudern	*1 Punkt*
30 Lunges	*1 Punkt*	20 Brustpresse	*1 Punkt*
30 Step-ups	*1 Punkt*	–	
50 Wadenheben (25 linke Seite/ 25 rechte Seite)	*1 Punkt*	20 Biceps Curls	*1 Punkt*
Zweiter Satz wie erster Satz! **Kein Wadenheben im zweiten Satz**		20 Trizepsstrecken	*1 Punkt*
Cool-down	*1 Punkt*	–	
		15 Frontheben	*1 Punkt*
		20 Holzfäller (je 10 linke Seite/ rechte Seite)	*1 Punkt*
		Zweiter Satz wie erster Satz!	
		Cool-down	*1 Punkt*
Punkte Wiederholungen Zeitaufwand in Minuten		Punkte Wiederholungen Zeitaufwand in Minuten	
18 / 250 / 60		22 / 230 / 60	

Anmerkungen:

Das Widerstandsband sollten Sie in Rot und Schwarz wählen.

* Plank statisch wird mit 30 Wiederholungen pro Übung umgerechnet.

WOCHENSTATISTIK FORTGESCHRITTENER – PLÄNE A UND B

WOCHENSTATISTIK PLAN A

Punkte pro Woche:	117
Wdh. pro Woche:	1.690
Ca. Zeitaufwand pro Woche:	5 Stunden

WOCHENSTATISTIK PLAN B

Punkte pro Woche:	120
Wdh. pro Woche:	1.440
Ca. Zeitaufwand pro Woche:	6 Stunden

2.39 TRAININGSPLAN SPORTLER

Die Laufzeiten in den *Activity Runs* verstehen sich als Nettozeiten. Planen Sie für Ihre Kräftigungsübungen an den Activity-Run-Tagen und für die Cool-down-Phasen jeweils zusätzlich ca. 30-45 Minuten ein.

Im Trainingsplan *Sportler* sind drei Übungsserien (drei Sätze) pro Trainingsübung hinterlegt.

» Pausenzeiten zwischen den Übungen: ca. 60-90 Sekunden.
» Pausenzeiten zwischen den beiden Kräftigungsserien: 2-3 Minuten.

Sie wählen nun in der Regel die schweren Übungsvarianten.

In den Sprints sollten Sie sich ca. bei 80-90 % Ihres Maximalpulses bewegen.

Ein HIIT-/Tabata-Training dauert vier Minuten.

Wir bieten deutschlandweit *BEWEGUNG!*-Fitnesskurse an. Einen *BEWEGUNG!*-Kurs, den Sie in der *Sportler*-Intensität durchführen, wird für Sie mit 35 Punkten bewertet. Ein *BEWEGUNG!*-Kurs ersetzt eine „Activity-Day"-Einheit oder eine „Power-Day"-Einheit.

Falls Sie mehr Übungen und/oder Laufzeiten absolvieren, können Sie sich hierfür zusätzliche Punkte gutschreiben. Wechseln Sie in die nächste Fitnessstufe, falls Ihnen das Programm zu leicht fällt. Spätestens nach drei Monaten sollten Sie fit genug sein, um in die nächste Fitnessstufe *(Athlet)* zu wechseln.

Optimaler Punktebereich in der Woche:

206-213

***Klimmzüge:** Im *Sportler*-Modus sollten Sie bereits *Klimmzüge* beherrschen. Falls *Klimmzüge* noch Probleme bereiten, sollten Sie Einstiegsbänder benutzen oder auf *Rudern mit dem Fitnesstube* ausweichen. Wählen Sie hier allerdings einen sehr schweren Tubewiderstand oder benutzen Sie mehrere Tubebänder gleichzeitig.

In Rot → Supersätze ohne Pause!

PLAN A – SPORTLER

MONTAG (OUTDOOR) ACTIVITY RUN SPLIT 1 *PUSH UND LAUFEN*	DIENSTAG (INDOOR) POWER DAY SPLIT 2 *PULL*	MITTWOCH UND FREITAG (OUTDOOR) ACTIVITY RUN SPLIT 3 *BEINE/BAUCH*	DONNERSTAG UND SAMSTAG (INDOOR) POWER DAY SPLIT 4 *OBERKÖRPER PUSH UND PULL*
45 min Cardio *9 Punkte* inkl. Lauf-ABC (fünf Minuten) *1 Punkt* 2 Sprints je 60 s *2 Punkte* **Erster Satz** 20 Liegestütze *1 Punkt* 25 Dips *1 Punkt* 15 Fliegende *1 Punkt* 20 Sit-ups *1 Punkt* 20 Holzfäller (10 je Seite) *1 Punkt* 15 Schulter-drücken *1 Punkt* 15 Seitheben *1 Punkt* 15 Frontheben *1 Punkt* **Sätze 2 und 3 wie Satz 1** Cool-down *1 Punkt*	5 min Warm-up *1 Punkt* 2 x HIIT (je vier Minuten) *4 Punkte* **Erster Satz** 15 Klimmzüge *1 Punkt* 20 aktive Plank *1 Punkt* 40 Single Biceps Curls (20 je Seite) *2 Punkte* 15 Reverse Flys *1 Punkt* 15 Kreuzheben *1 Punkt* 20 Single Rudern (10 je Seite) *1 Punkt* **Sätze 2 und 3 wie Satz 1** Cool-down *1 Punkt*	45 min Cardio *9 Punkte* inkl. Lauf-ABC (fünf Minuten) *1 Punkt* Zwei Sprints *2 Punkte* **Erster Satz** 40 Split Squats (20 pro Seite) *2 Punkte* 40 Squat Jumps *2 Punkte* 30 Lunges *1 Punkt* 30 Step-ups *1 Punkt* 50 Wadenheben (25 pro Seite) *1 Punkt* 20 Sit-ups *1 Punkt* **Sätze 2 und 3 (ohne Wadenheben) wie Satz 1** Cool-down *1 Punkt*	5 min Warm-up *1 Punkt* 2 x HIIT (je vier Minuten) *4 Punkte* **Erster Satz** 15 Klimmzüge *1 Punkt* 20 Liegestütze *1 Punkt* – 40 Biceps Curls (20 je Seite) *2 Punkte* 25 Dips – *1 Punkt* 20 aktive Plank *1 Punkt* 15 Fliegende *1 Punkt* 10 Rudern (linker Arm) *½ Punkt* 15 Fliegende *1 Punkt* 10 Rudern (rechter Arm) *½ Punkt* 15 Fliegende *1 Punkt* **Sätze 2 und 3 wie Satz 1** Cool-down *1 Punkt*
Punkte Wiederholungen Zeitaufwand in Minuten	Punkte Wiederholungen Zeitaufwand in Minuten	Punkte Wiederholungen Zeitaufwand in Minuten	Punkte Wiederholungen Zeitaufwand in Minuten
37 / 435 / 75	27 / 375 / 60	35 / 530 / 75	36 / 555 / 60

PLAN B – SPORTLER

MONTAG, MITTWOCH, FREITAG (OUTDOOR) ACTIVITY RUN SPLIT 1 *LAUFEN, BEINE, ABC, SPRINTS*		DIENSTAG, DONNERSTAG, SAMSTAG (INDOOR) ACTIVITY RUN SPLIT 2 *OBERKÖRPER KOMPLETT*	
45 min Cardio	*9 Punkte*	45 min Cardio	*9 Punkte*
Drei Sprints je 60 s	*3 Punkte*	Inkl. Lauf-ABC (fünf Minuten)	*1 Punkt*
40 Squat Jumps	*2 Punkte*	2 x HIIT	*4 Punkte*
30 Lunges	*1 Punkt*	**Übungen mit Widerstandsband in Schwarz und Lila**	
30 Step-ups	*1 Punkt*	20 Rudern	*1 Punkt*
–		20 Brustpresse	*1 Punkt*
40 Split Squats (20 pro Seite)	*2 Punkte*	–	
50 Wadenheben (je 25 links und rechts)	*1 Punkt*	20 Biceps Curls	*1 Punkt*
Sätze 2 und 3 wie Satz 1 ohne Wadenheben		20 Trizepsstrecken	*1 Punkt*
Cool-down	*1 Punkt*	15 Flys (Fliegende)	*1 Punkt*
		15 Kreuzheben	*1 Punkt*
		15 Frontheben	*1 Punkt*
		20 Holzfäller (je 10 linke Seite/ rechte Seite)	*1 Punkt*
		Sätze 2 und 3 wie Satz 1	
		Cool-down	*1 Punkt*
Punkte Wiederholungen Zeitaufwand in Minuten		Punkte Wiederholungen Zeitaufwand in Minuten	
32 / 470 / 75		39 / 435 / 75	

Anmerkungen:

Das Widerstandsband sollten Sie in Schwarz und Lila wählen.

WOCHENSTATISTIK SPORTLER – PLÄNE A UND B

WOCHENSTATISTIK PLAN A

Punkte pro Woche:	206
Wiederholungen pro Woche:	2.980
Ca. Zeitaufwand pro Woche:	7 Stunden

WOCHENSTATISTIK PLAN B

Punkte pro Woche:	213
Wiederholungen pro Woche:	2.715
Ca. Zeitaufwand pro Woche:	8 Stunden

2.40 TRAININGSPLAN ATHLET

Die Laufzeiten in den *Activity Runs* verstehen sich als Nettozeiten. Planen Sie für Ihre Kräftigungsübungen an den Activity-Run-Tagen und für die Cool-down-Phasen jeweils zusätzlich ca. 40-60 Minuten ein.

Im Trainingsplan *Athlet* sind drei Übungsserien (drei Sätze) pro Trainingstag hinterlegt.

» Pausenzeiten zwischen den Übungen: ca. 60-90 Sekunden (außer Supersätze).
» Pausenzeiten zwischen den beiden Kräftigungsserien: 2-3 Minuten.

Wählen Sie die schweren Übungsvarianten zuzüglich der Einbindung von Zusatzgewichten (Gewichtsweste).

In den Sprints sollten Sie sich ca. bei 80-90 % Ihres Maximalpulses bewegen.

Ein HIIT-/Tabata-Training dauert vier Minuten.

Wir bieten deutschlandweit *BEWEGUNG!*-Fitnesskurse an. Einen *BEWEGUNG!*-Kurs, den Sie in *Athleten*-Intensität durchführen, wird für Sie mit 45 Punkten bewertet. Ein *BEWEGUNG!*-Kurs ersetzt eine „Activity-Day"-Einheit oder eine „Power-Day"-Einheit. Falls Sie mehr Übungen und/oder Laufzeiten absolvieren, können Sie sich hierfür zusätzliche Punkte gutschreiben. Wechseln Sie in die nächste Fitnessstufe, falls Ihnen das Programm zu leicht fällt.

Optimaler Punktebereich in der Woche:

270-281

In Rot → Supersätze ohne Pause!

***Klimmzüge:** Im *Athleten*-Modus sollten Sie Klimmzüge beherrschen.

PLAN A – ATHLET

MONTAG (OUTDOOR) ACTIVITY RUN SPLIT 1 *PUSH UND LAUFEN*	**DIENSTAG** (INDOOR) POWER DAY SPLIT 2 *PULL*	**MITTWOCH** (OUTDOOR) ACTIVITY RUN SPLIT 3 *BEINE / BAUCH*	**DONNERSTAG** (INDOOR) POWER DAY SPLIT 4 OBERKÖRPER *PUSH AND PULL*
60 min Cardio *12 Punkte* inkl. Lauf-ABC *1 Punkt* (fünf Minuten) Vier Sprints *4 Punkte* je 120 s **Erster Satz** 40 Liegestütze *2 Punkte* 50 Dips *2 Punkte* – 20 Sit-ups *1 Punkt* 20 Holzfäller *1 Punkt* – 15 Schulterdrücken *1 Punkt* 15 Seitheben *1 Punkt* 15 Frontheben *1 Punkt* – 15 Fliegende *1 Punkt* **Sätze 2 und 3 wie Satz 1** Cool-down *1 Punkt*	5 min Warm-up *1 Punkt* 2 x HIIT *4 Punkte* (je vier Minuten) **Erster Satz** 30 Klimmzüge *2 Punkte* 40 Plank (aktiv) *2 Punkte* 20 Biceps Curls *1 Punkt* (linker Arm) 20 Biceps Curls *1 Punkt* (rechter Arm) 15 Reverse Flys *1 Punkt* 30 Kreuzheben *2 Punkte* 40 Rudern *2 Punkte* **Sätze 2 und 3 wie Satz 1** Cool-down *1 Punkt*	60 min Cardio *12 Punkte* inkl. Lauf-ABC *1 Punkt* (fünf Minuten) Vier Sprints *4 Punkte* je 120 s **Erster Satz** 60 Split Squats *3 Punkte* (30 pro Seite) 60 Squat Jumps *3 Punkte* 60 Lunges *2 Punkte* (30 pro Seite) 30 Step-ups *1 Punkt* 50 Wadenheben *1 Punkt* 40 Sit-ups *2 Punkte* **Sätze 2 und 3 (ohne Wadenheben) wie Satz 1** Cool-down *1 Punkt*	5 min Warm-up *1 Punkt* 2 x HIIT 1 *4 Punkte* (je vier Minuten) **Erster Satz** 60 Liegestütze *3 Punkte* 30 Klimmzüge *2 Punkte* 25 Dips *1 Punkt* 40 Biceps Curls *2 Punkte* (20 je Seite) – 40 Plank aktiv *2 Punkte* 15 Fliegende *1 Punkt* 30 Kreuzheben *2 Punkte* **Sätze 2 und 3 wie Satz 1** Cool-down *1 Punkt*
Punkte Wiederholungen Zeitaufwand in Minuten	Punkte Wiederholungen Zeitaufwand in Minuten	Punkte Wiederholungen Zeitaufwand in Minuten	Punkte Wiederholungen Zeitaufwand in Minuten
48 / 570 / 100	39 / 585 / 75	52 / 800 / 120	45 / 720 /75

PLAN B – ATHLET

MONTAG, MITTWOCH, FREITAG (OUTDOOR) ACTIVITY RUN SPLIT 1 *LAUFEN, BEINE, ABC, SPRINTS*		DIENSTAG, DONNERSTAG, SAMSTAG (INDOOR) POWER DAY SPLIT 2 *OBERKÖRPER KOMPLETT*	
60 min Cardio	*12 Punkte*	60 min Cardio	*12 Punkte*
Inkl. vier Sprints (120 s)	*4 Punkte*	Inkl. Lauf-ABC (fünf Minuten)	*1 Punkt*
40 Squat Jumps	*2 Punkte*	2 x HIIT	*4 Punkte*
60 Lunges	*2 Punkte*	**Übungen mit Widerstandsband in Schwarz, Lila und Blau**	
60 Step-ups	*2 Punkte*	40 Rudern (20 einarmig links, 20 einarmig rechts)	*2 Punkte*
–		40 Brustpresse (20 einarmig links, 20 einarmig rechts)	*2 Punkte*
40 Single Squats (20 linkes Bein/20 rechtes Bein)	*2 Punkte*	–	
50 Wadenheben (je 25 x links und 25 x rechts)	*1 Punkt*	20 Biceps Curls	*1 Punkt*
Sätze 2 und 3 wie Satz 1 ohne Wadenheben		20 Trizeps	*1 Punkt*
Cool-down	*1 Punkt*	–	
		15 Flys (Fliegende)	*1 Punkt*
		15 Kreuzheben	*1 Punkt*
		15 Frontheben	*1 Punkt*
		20 Holzfäller (je 10 linke Seite/rechte Seite)	*1 Punkt*
		Sätze 2 und 3 wie Satz 1	
		Cool-down	*1 Punkt*
Punkte Wiederholungen Zeitaufwand in Minuten		Punkte Wiederholungen Zeitaufwand in Minuten	
42 / 650 / 90		48 / 555 / 120	

Anmerkungen:

Das Widerstandsband sollten Sie in Schwarz bis Grün wählen.

WOCHENSTATISTIK ATHLET – PLÄNE A UND B

STATISTIK

Punkte pro Woche:	281
Wiederholungen pro Woche:	4.195
Ca. Zeitaufwand pro Woche:	9,5 Stunden

STATISTIK

Punkte pro Woche:	270
Wiederholungen pro Woche:	3.615
Ca. Zeitaufwand pro Woche:	11 Stunden

2.41 TRAININGSPLAN PROFI

Die Laufzeiten in den *Activity Runs* verstehen sich als Nettozeiten. Planen Sie für Ihre Kräftigungsübungen an den Activity-Run-Tagen und für die Cool-down-Phasen jeweils zusätzlich ca. 60-75 Minuten ein.

Im Trainingsplan *Profi* sind drei Übungsserien (drei Sätze) pro Trainingstag hinterlegt.

» Pausenzeiten zwischen den Übungen: ca. 60-90 Sekunden (außer Supersätze).
» Pausenzeiten zwischen den beiden Kräftigungsserien: 2-3 Minuten.

TIPP

Wählen Sie die schweren Übungsvarianten, zuzüglich der Einbindung von Zusatzgewichten (Gewichtsweste).

In den Sprints sollten Sie sich ca. bei 80-90 % Ihres Maximalpulses bewegen.

Ein HIIT-/Tabata-Training dauert vier Minuten.

An den *Power Days* werden Sie neun HIIT-Einheiten (Tabata) absolvieren.

Wir bieten deutschlandweit *BEWEGUNG!*-Fitnesskurse an. Einen *BEWEGUNG!*-Kurs, den Sie in *Profi*-Intensität durchführen, wird für Sie mit 55 Punkten bewertet. Ein *BEWEGUNG!*-Kurs ersetzt eine „Activity-Day"-Einheit oder eine „Power-Day"-Einheit.

(In Rot) → Supersätze ohne Pause

Optimaler Punktebereich in der Woche:

315-366

***Klimmzüge:** Im *Profi*-Modus sollten Sie *Klimmzüge* beherrschen.

PLAN A – PROFI

MONTAG (OUTDOOR) ACTIVITY RUN SPLIT 1 *PUSH UND LAUFEN*	**DIENSTAG** (INDOOR) POWER DAY SPLIT 2 *PULL*	**MITTWOCH UND FREITAG** (OUTDOOR) ACTIVITY RUN SPLIT 3 *BEINE/BAUCH*	**DONNERSTAG UND SAMSTAG** (INDOOR) POWER DAY SPLIT 4 *OBERKÖRPER PUSH AND PULL*
75 min Cardio *15 Punkte* inkl. Lauf-ABC (fünf Minuten) *1 Punkt* Fünf Sprints (je 150 s) *5 Punkte* **Erster Satz** 60 Liegestütze *3 Punkte* 50 Dips *2 Punkte* – 40 Sit-ups *2 Punkte* 40 Holzfäller *2 Punkte* – 15 Schulterdrücken *1 Punkt* 15 Seitheben *1 Punkt* 15 Frontheben *1 Punkt* – 15 Fliegende *1 Punkt*	5 min Warm-up *1 Punkt* 3 x HIIT (je vier Minuten) *6 Punkte* **Erster Satz** 30 Klimmzüge *2 Punkte* 60 Plank (aktiv) *3 Punkte* 20 Biceps Curls (linker Arm) *1 Punkt* 20 Biceps Curls (rechter Arm) *1 Punkt* 15 Reverse Flys *1 Punkt* 30 Kreuzheben *2 Punkte* 40 Rudern *2 Punkte*	75 min Cardio *15 Punkte* inkl. Lauf-ABC (fünf Minuten) *1 Punkt* Fünf Sprints (je 150 s) *5 Punkte* **Erster Satz** 60 Split Squats (30 pro Seite) *3 Punkte* 80 Squat Jumps *4 Punkte* – 90 Lunges (45 pro Seite) *3 Punkte* 30 Step-ups *1 Punkt* – 50 Wadenheben *1 Punkt* – 40 Sit-ups *2 Punkte* 40 Holzfäller *2 Punkte*	5 min Warm-up *1 Punkt* 3 x HIIT (je vier Minuten) *6 Punkte* **Erster Satz** 60 Liegestütze *3 Punkte* 30 Klimmzüge *2 Punkte* 50 Dips *2 Punkte* 40 Biceps Curls (20 je Seite) *2 Punkte* – 40 Plank aktiv *2 Punkte* 15 Fliegende *1 Punkt* 30 Kreuzheben *2 Punkte*
Sätze 2 und 3 wie Satz 1	Sätze 2 und 3 wie Satz 1	Sätze 2 und 3 (ohne Wadenheben) wie Satz 1	Sätze 2 und 3 wie Satz 1
Cool-down *1 Punkt*	Cool-down *1 Punkt*	Cool-down *1 Punkt*	Cool-down *1 Punkt*
Punkte Wiederholungen Zeitaufwand in Minuten	Punkte Wiederholungen Zeitaufwand in Minuten	Punkte Wiederholungen Zeitaufwand in Minuten	Punkte Wiederholungen Zeitaufwand in Minuten
61 / 750 / 120	44 / 645 / 90	68 / 1.170 / 120	50 / 795 / 90

PLAN B – PROFI

MONTAG, MITTWOCH, FREITAG (OUTDOOR) ACTIVITY RUN SPLIT 1 *LAUFEN, BEINE, ABC, SPRINTS*		**DIENSTAG, DONNERSTAG, SAMSTAG** (INDOOR) POWER DAY SPLIT 2 *OBERKÖRPER KOMPLETT*	
75 min Cardio	*15 Punkte*	75 min Cardio	*15 Punkte*
inkl. fünf Sprints (je 150 s)	*5 Punkte*	Inkl. Lauf-ABC (fünf Minuten)	*1 Punkt*
60 Squat Jumps	*3 Punkte*	3 x HIIT	*6 Punkte*
60 Lunges	*3 Punkte*	**Übungen mit Widerstandsbänder in Lila und Blau**	
–		40 Rudern (20 einarmig links, 20 einarmig rechts)	*2 Punkte*
60 Step-ups	*3 Punkte*	40 Brustpresse (20 einarmig links, 20 einarmig rechts)	*2 Punkte*
60 Single Squats	*3 Punkte*	–	
50 Wadenheben (je 25 links und rechts)	*1 Punkt*	40 Biceps Curls (20 einarmig links, 20 einarmig rechts)	*2 Punkte*
Sätze 2 und 3 wie Satz 1		40 Trizeps (20 einarmig links, 20 einarmig rechts)	*2 Punkte*
Cool-down	*1 Punkt*	–	
		15 Flys (Fliegende)	*1 Punkt*
		15 Kreuzheben	*1 Punkt*
		15 Frontheben	*1 Punkt*
		40 Holzfäller (je 20 linke Seite/20 rechte Seite)	*2 Punkte*
		Sätze 2 und 3 wie Satz 1	
		Cool-down	*1 Punkt*
Punkte Wiederholungen Zeitaufwand in Minuten		Punkte Wiederholungen Zeitaufwand in Minuten	
60 / 870 / 150		62 / 735 / 150	

Anmerkungen:

Das Widerstandsband sollten Sie in Schwarz bis Blau wählen.

WOCHENSTATISTIK PROFI – PLÄNE A UND B

STATISTIK

Punkte pro Woche: 341

Wiederholungen pro Woche: 5.325

Ca. Zeitaufwand pro Woche: 14 Stunden

STATISTIK

Punkte pro Woche: 366

Wiederholungen pro Woche: 4.815

Ca. Zeitaufwand pro Woche: 16 Stunden

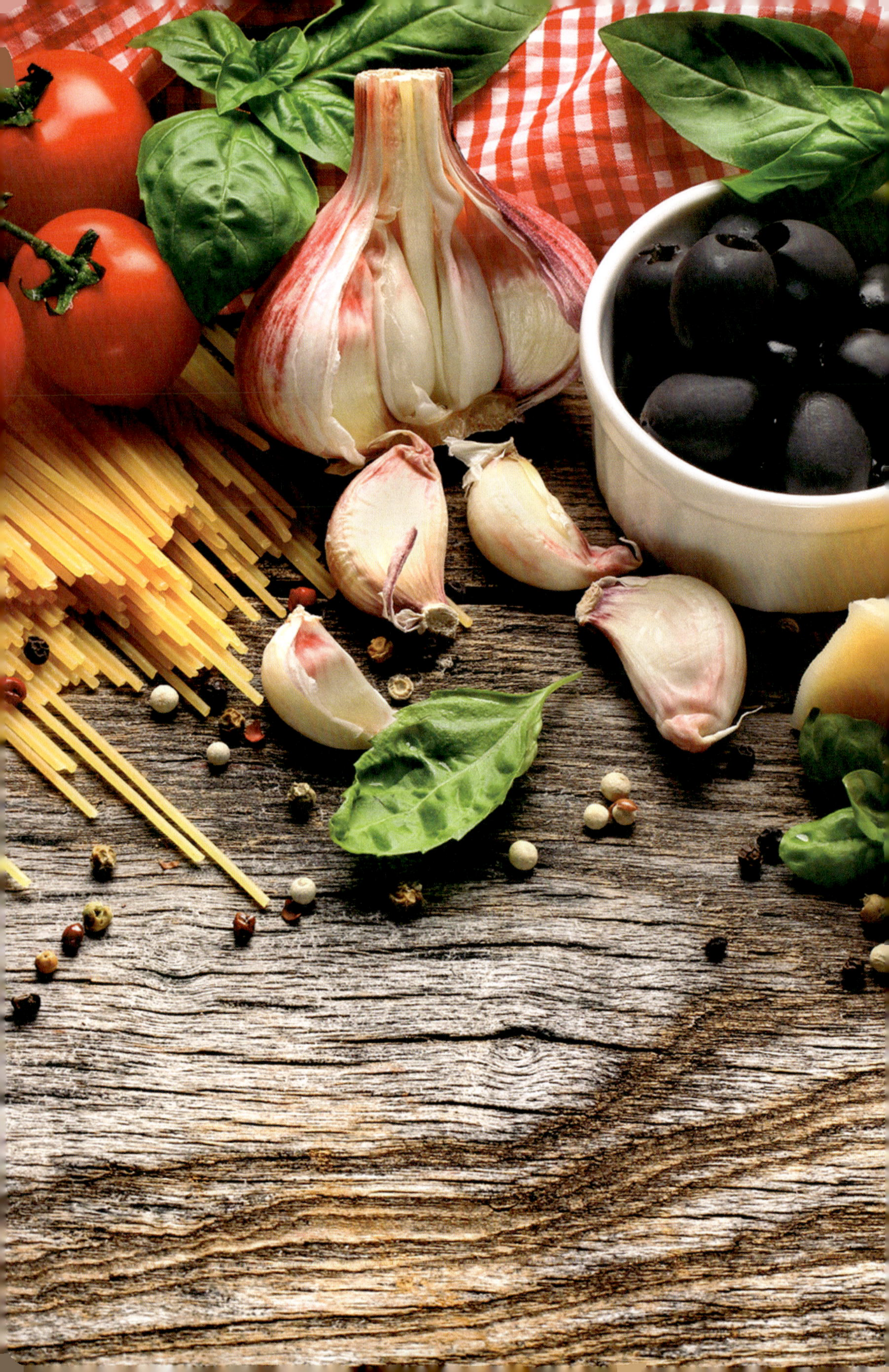

3 ERNÄHRUNG

3.1 ZEITREISE

Vor Kurzem sah ich ein Video, bei dem ich wirklich schmunzeln musste. Es machte auf sehr humorige Weise deutlich, wie sehr Ergebnisse aus wissenschaftlichen Untersuchungen in unser Leben eingreifen. Leider oft mit einem (unnötigen) Stressfaktor verbunden.

Nachfolgend der Inhalt des Videos. Insofern Sie, wie ich, schon etwas älter sind und die 1970er-Jahre erlebt haben, können Sie sich gut in die Szenerie hineinversetzen. Der Mann des Hauses kommt, nachdem er sein Geschäft im Bad verrichtet hat, in eine Art Schlauchküche, die, wie könnte es auch zu der Zeit anders sein, mit grünen Fliesen ausstaffiert ist.

Die brave Hausfrau bereitet das Essen zu und serviert ihrem Göttergatten das Mahl mundgerecht auf dem Esstisch. Plötzlich erscheinen Blitze im Bad und ein Mann stürmt aufgeregt in die Küche.

„Wer sind Sie?", fragt die angsterfüllte Frau, während ihr Mann sich weiterhin ganz unaufgeregt seinem Essen zuwendet.

„Ich komme aus der Zukunft", sagt der Mann, der sogleich den Weg zum Ehemann sucht und mahnend an ihn appelliert: „Essen Sie das nicht! Das Cholesterin in den Eiern wird Sie umbringen!"

Die Frau entgegnet. „Cholesterin?" „Ja", sagt der Mann aus der Zukunft. „Wir haben herausgefunden, dass ein Stoff namens Cholesterin Ihre Adern verstopft und Sie früher oder später dadurch an einem Herzinfarkt sterben werden."

Der Mann aus der Zukunft geht hinaus und die Frau des Hauses ist im Begriff, die Eier vom Teller ihres Mannes zu entfernen, als erneut Blitze im Bad erscheinen und der Mann aus der Zukunft abermals in Erscheinung tritt. „Vergessen Sie das Cholesterin. Sie können die Eier essen, sie sind nicht gefährlich! Aber um Gottes Willen, essen Sie kein rotes Fleisch! Rotes Fleisch ist Gift für Ihr Herz."

Mittlerweile ist der Ehemann mit seinen Nerven am Ende. Seine Freude am Essen wurde ihm ruiniert. Um es ein wenig abzukürzen. Nach einigen weiteren Besuchen, die nach dem gleichen Schema abliefen, kommt es zur Schlusspointe.

Der Mann aus der Zukunft erscheint zum letzten Mal. Um Entschuldigung bittend, erklärt er, dass man mehr oder weniger essen könne, was man möchte. In der Zukunft hätte man mittlerweile herausgefunden, dass der entscheidende Faktor für ein langes Leben nicht die Auswahl des Essens, sondern vielmehr die Gene seien.

Nun, ganz so entspannt ist es sicherlich auch wieder nicht. Einen Freifahrtschein für Fast Food und Süßigkeiten möchte ich Ihnen damit nicht ausstellen. Die Gene selbst kann man mittlerweile gut entschlüsseln, sodass ein Wissen darüber, welche Lebensmittel gut oder nicht so gut zu einem passen, eine große Hilfe in einem Ernährungsplan darstellt. Der in diesem Kapitel vorgestellte *MetaCheck®* ist ein Diagnosetool, das Ihnen aufzeigen wird, wie Sie Makronährstoffe (Fette, Kohlenhydrate, Proteine) in einer Diät optimal für sich aufteilen sollten.

Es ist mir aber zu Beginn dieses Kapitels sehr wichtig, Ihnen klarzumachen, dass eine Ernährungsumstellung nicht gleichbedeutend mit dem Verzicht auf Genuss sein muss. Jede Diät oder Ernährungsumstellung ist zum Scheitern verurteilt, sobald der Genuss auf der Strecke bleibt.

Aus diesem Grund ist es von nachhaltiger Bedeutung, gut und genussvoll mit ausgesuchten und gesunden Lebensmitteln sein Leben und seine Gesundheit zu bereichern. Keine Sorge, Sie müssen nicht gleich den Weg zum Reformhaus wählen oder fortan nur noch asketisch leben. In den Ernährungsberatungen mit meinen Kunden erfahre ich immer wieder, dass es bereits oft gute Ansätze in der eigenen Essenauswahl gibt. Es bedarf manchmal nur einer Veränderung in der Zusammenstellung und beim zeitlichen Ablauf der Mahlzeiten. In den nächsten Abschnitten erfahren Sie, was sich in der Praxis tausendfach bewährt hat und warum es hierbei keine Einschränkungen in Ihrem Genussempfinden geben wird.

3.2 DIE GENE ENTSCHEIDEN

Vor zwei Jahren betreute ich eine kleine Trainingsgruppe in Hannover. Die Gruppe war sehr heterogen aufgestellt, doch die Teilnehmer einte der Wunsch nach einer Gewichtsreduktion und einer allgemeinen Verbesserung ihres Fitnesszustands. Insgesamt nahmen an dem Kurs fünf Frauen und ein Mann teil.

Mein Vorschlag war, eine signifikante Gewichtsreduktion innerhalb von vier Wochen bei jedem Teilnehmer zu erzielen. Eingebettet in einem Contest, in dem es für die Teilnehmer Punkte in Form von Gewichtsreduzierung, Fettreduzierung und für den Aufbau an Muskulatur gab.

Für ein gesundes Abnehmen und das Verhindern eines Jo-Jo-Effekts wurde eine Reduktion des Körperfettanteils und ein Erhalt und Aufbau der Muskulatur höher bewertet als eine allgemeine Gewichtsreduktion.

Bewertungskriterien des Contests und Punktevergabe

Muskelzuwachs:	+ 3 Punkte pro kg
Muskelabbau:	– 3 Punkte pro kg
Fettreduzierung:	+ 2 Punkte pro kg
Fettzuwachs:	– 2 Punkte pro kg
Gewichtsreduzierung:	+ 1 Punkt pro kg
Gewichtserhöhung*:	– 3 Punkte pro kg

*Entfiel, wenn die Erhöhung durch einen Muskelzuwachs erzielt wurde.

Die Gruppe willigte begeistert ein und nach einer Körperzellanalyse, die ich bei den Probanden durchführte, verglich ich im wöchentlichen Rhythmus die ermittelten Basiswerte mit den jeweils neuen Daten.

Die Rahmenbedingungen sahen wie folgt aus

» Die Teilnehmer ernährten sich nach dem Low-Carb-Prinzip.

» Jeder Teilnehmer spulte bis zu sechsmal wöchentlich sein individuelles Trainingsprogramm ab. Die Trainingspläne unterschieden sich zum Teil erheblich voneinander.

» Der männliche Proband favorisierte ein Training mit Gewichten im Fitnessstudio, andere Teilnehmer fokussierten sich auf High-Impact-Kurse im Studio und zwei Teilnehmerinnen absolvierten längere Cardioeinheiten in der Natur.

Das Endergebnis nach vier Wochen ergab folgendes Bild:

ABNEHMCONTEST – TEIL 1 – LOW CARB – FREIE SPORTWAHL						
PROBANDEN GESCHLECHT	PROBAND 1 ♂	PROBAND 2 ♀	PROBAND 3 ♀	PROBAND 4 ♀	PROBAND 5 ♀	PROBAND 6 ♀
Gewichtsreduktion minus/plus	– 3	– 2	– 6	+/– 0	– 4	– 7
Fettverlust in kg minus/plus	– 6	– 1	– 3	– 1	– 2	– 6
Muskelmasse in kg minus/plus	+ 3	– 1	– 3	+ 1	– 2	– 1
Gesamtpunkte	24	1	3	5	2	16

FAZIT

Der männliche Proband hatte am Ende klar gewonnen. Die Ernüchterung bei den anderen Teilnehmern war sehr groß, erst recht, nachdem der Sieger des Contests mit einem breiten Lächeln im Gesicht erzählte, dass er mehrfach in der Woche sein Leibgericht, ein halbes frittiertes Hähnchen, mit Genuss verspeist hatte…

Die weiblichen Probanden waren sehr viel disziplinierter, aber doch war das Ergebnis im Verhältnis zu den Anstrengungen und zu den Entbehrungen enttäuschend.

Im folgenden Abschnitt lesen Sie den Grund dafür, warum es zu diesem Ergebnis kam.

3.3 DIE GENDIÄT

Ein Jahr später wiederholten wir den Abnehmcontest, dieses Mal jedoch unter anderen Rahmenbedingungen.

Ein befreundeter Arzt berichtete mir von unglaublichen Erfolgen, die ein Teil seiner Patienten nach einem von ihm durchgeführten Gentest, dem sogenannten *MetaCheck®*, erzielten.

Bei diesem Test wird anhand einer Wangenschleimhautprobe aus dem Mundraum ein aufwendiger Gentest in einem Speziallabor durchgeführt.

Anhand der ermittelten Gendaten kann so eine Stoffwechseltypisierung erfolgen.

Unterschieden wird in vier Stoffwechseltypen (Meta → Metabolismus):

» Alpha,
» Beta,
» Gamma und
» Delta.

Jeder einzelner Stoffwechseltyp unterscheidet sich in seiner Charakteristik.

Typ *Alpha* verstoffwechselt den Makronährstoff Protein beispielsweise viel besser und produktiver als der Typ *Delta*. Gemäß dieser Merkmale der einzelnen Stoffwechseltypen lässt sich eine sehr genaue Ernährungsempfehlung für eine geplante Gewichtsreduktion aussprechen.

Die Metatypen in der Übersicht

GUTE UND SCHLECHTE VERWERTUNG DER MAKRONÄHRSTOFFE			
METATYP	KOHLENHYDRATE	EIWEISSE	FETTE
Alpha	–	+	–
Beta	–	+	+
Gamma	+	–	–
Delta	+		ı

Für den neuen Wettbewerb bedeutete dies, dass jeder Teilnehmer einen Ernährungsplan erhielt, der im Contestzeitraum von vier Wochen auf eine tägliche Hauptmahlzeit und zwei täglichen *MetaShakes®* basierte. Da nicht alle Teilnehmer den Wunsch nach einer erneuten Gewichtsabnahme äußerten und der Fokus hier auf Erhalt bzw. Aufbau der Muskulatur lag, durften diese Teilnehmer zusätzlich einen Eiweißshake zeitnah nach den Trainingseinheiten konsumieren. In Addition von individuellem Grundumsatz und Leistungsumsatz wurde bei der Mehrzahl der Teilnehmer jedoch eine negative Kalorienbilanz berechnet, um so einen Abnehmerfolg zu garantieren. Des Weiteren konnte den Probanden anhand des *MetaChecks®* nun auch ein präziserer Trainingsplan als Vorlage dienen.

Beim ermittelten Sporttyp *Ausdauer S* (von „Speed", engl. für Schnellkraft) wurde nach dem Plan A des *Bewegung!*-Buchs trainiert.

Beim ermittelten Sporttyp *Ausdauer E* (von „Endurance", engl. für Ausdauer) wurde nach dem Plan B des *Bewegung!*-Programms trainiert.

Der Erfolg zum Ende des zweiten Contests war überwältigend und verblüffte Trainer und Teilnehmer gleichermaßen. Es beweist einmal mehr, dass jeder Mensch ein Unikat ist und eine Pauschalisierung, wie in den klassischen Diäten empfohlen, langfristig nicht von Erfolg gekrönt sein kann.

Das Endergebnis nach vier Wochen ergab folgendes Bild:

ABNEHMCONTEST – TEIL 2 – *METACHECK®* – PLAN A ODER PLAN B JE NACH SPORTTYP						
PROBANDEN GESCHLECHT	PROBAND 1* ♂	PROBAND 2 ♀	PROBAND 3 ♀	PROBAND 4 ♀	PROBAND 5 ♀	PROBAND 6 ♀
Gewichtsreduktion minus/plus	– 2	– 6	– 5	– 4	– 2	– 3
Fettverlust in kg minus/plus	– 5	– 7	– 6	– 6	– 4	– 7
Muskelmasse in kg minus/plus	+ 3	+ 1	+1	+2	+ 2	+ 4
Gesamtpunkte	21	23	20	22	16	29

* Es stellte sich heraus, dass der männliche Proband ein *Betatyp* war. Dieser Metatyp verstoffwechselt Proteine und Fett hervorragend. Sein Erfolg im ersten Wettbewerb war so erklärbar, auch oder gerade wegen des Verspeisens seiner geliebten Hähnchen.

VERBESSERUNG DER WERTE IM VERGLEICH VON CONTEST 1 (LOW-CARB) ZU CONTEST 2 *(METACHECK®)*			
GEWICHTSREDUKTION	FETTVERLUST	MUSKELMASSE	GESAMTPUNKTE
** Kein Unterschied	– 16 kg	+ 16 kg*	+ 156,86 %

* Bei dem hohen Trainingsumfang des zweiten Contests durften die Teilnehmer zusätzlich und unabhängig von ihrem Metatyp einen Eiweißshake zum Muskelaufbau trinken.

** In jeder der beiden Contest Gruppen, nahmen die Teilnehmer insgesamt 22 kg Körpergewicht ab.

FAZIT

Im Vergleich zum ersten Abnehmcontest (Low Carb Methode) nahmen die Teilnehmer zwar nicht mehr an Gewicht ab, aber, und das ist der entscheidende Faktor, für die Verhinderung eines Jo-Jo Effekts, die Reduzierung von Fettmasse bei gleichzeitiger Erhöhung von Muskelmasse war im zweiten Contest (MetaCheck) weitaus signifikanter als im Low Carb Contest.

Die subjektive Einschätzung des Fitnesslevels lag beim zweiten Test *(MetaCheck®)* bei jedem Teilnehmer deutlich über der Einschätzung nach dem ersten Contest (Low Carb).

Die Frage, ob *MetaCheck®*, ja oder nein, stellt sich im Grunde nach diesen Ergebnissen, die im Übrigen von der Deutschen Sporthochschule in Köln in einer groß angelegten Studie (Kurscheid & Loewe, 2013). bestätigt werden, nicht, vielmehr darf man sich die Frage stellen, warum nicht viel mehr Menschen auf diese Methode zurückgreifen.

Einerseits ist die Methode noch nicht sehr bekannt, andererseits schrecken Genanalyse und einhergehende Ängste von Datenmissbrauch eventuell ab. Die für die Analyse benötigte Wangenschleimhautprobe wird vom Ihrem *MetaCheck®*-Berater mit einem Barcode versehen und an das Labor gesandt, sodass ein vollständiger Datenschutz gewährleistet ist.

Ein Gentest ist mit einer Investition von ca. 300,- € nicht gerade günstig. Allerdings sollte man hier viele gescheiterte und unnötige Diätversuche und Frustrationserlebnisse in Relation setzen.

Unter dem Strich lohnt sich die einmalige Investition in einen Gentest, um somit zu erfahren, welche Makronährstoffe individuell am besten verstoffwechselt werden und welches Fitnessprogamm die besten Erfolge garantiert.

Die Gendiät stellt jedoch kein Allheilmittel dar, sondern hilft, Nahrungsaufnahme, speziell in einer Diät, individueller und zielgerichteter zu gestalten.

Ein „Zuviel" an Pizza wird selbst den *Deltatyp*, der positiv auf Kohlenhydrate und Fette reagiert, daran hindern, gesund und schlank zu werden.

Eine negative Energiebilanz, für den Fall, dass Sie etwas an Gewicht verlieren möchten und eine Auswahl an gesunden Fetten, Kohlenhydraten und Proteinen, sollten immer an erster Stelle Ihres Essverhaltens stehen.

Zusammen mit den empfohlenen Trainingsplänen des *Bewegung!*-Buchs und den *MetaCheck®*-Daten können Sie so eine neue Qualität in Ihr Leben bringen.

Weitere Informationen zum *MetaCheck®* erhalten Sie auf meiner Webseite **www.bewegung-petergerfen.de**

3.4 INTERVIEW MIT DR. HOSSEIN ASKARI

Nachfolgend ein Interview, das ich mit dem Entwickler des *MetaChecks®*, Mitgründer des Unternehmens CoGAP® (Center of Genetic Analysis and Prognosis) und Autor des Buchs *Die Gen-Diät*, Dr. Hossein Askari, führte.

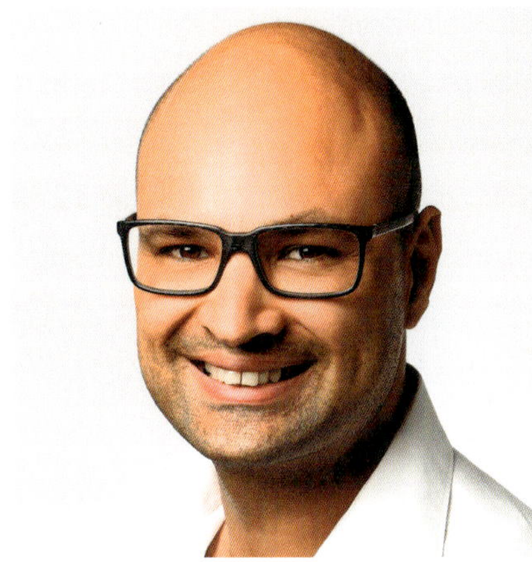

Dr. Hossein Askari

1. *Herr Dr. Askari, durch die Entschlüsselung des menschlichen Genoms wurde die moderne Geschichte der Medizin neu geschrieben. Welches Potenzial steckt in den neuen Erkenntnissen und wie wird sich Ihrer Meinung nach die heutige medizinische Landschaft in Diagnostik und Therapie in Zukunft verändern?*

Die Entschlüsselung des menschlichen Genoms bietet ein sehr großes Potenzial und eröffnet eine komplett neue Ära in der modernen Medizin. Dadurch können molekulargenetische Hintergründe des Alterungsprozesses besser verstanden werden, um altersassoziierten Volkskrankheiten, wie Krebs, Diabetes und koronaren Herzerkrankungen, vorzubeugen und so ein gesundes Altern zu ermöglichen. Zahlreiche Institute forschen daher an diesem Prozess.

2. *Sie haben den sogenannten MetaCheck® entwickelt. Nach welchen Metatypen wird in Ihrer Diät unterschieden?*

Beim *MetaCheck®* werden vier unterschiedliche Metatypen definiert: *Alpha, Beta, Gamma* und *Delta*. Der Metatyp *Alpha* verstoffwechselt Kohlenhydrate und Fette eher schlecht, Proteine dagegen gut. Für ihn wäre eine Kombination aus einer kohlenhydrat- und fettreduzierten Ernährung (Low-Carb/Low-Fat) für eine Gewichtsreduktion daher ideal. Der Metatyp *Beta* verarbeitet im Gegensatz zum Alpha-Typ neben Proteinen auch

Fette sehr gut. Zu diesem Metatyp passt also eine Low-Carb-Diät. Der Metatyp *Gamma* verarbeitet Kohlenhydrate gut, Fette und Proteine dagegen weniger gut. Bei diesem Metatyp müssen, im Gegensatz zu den Metatypen Alpha und Beta, Kohlenhydrate auch während einer Gewichtsreduktion nicht reduziert werden. Lediglich der Anteil an Nahrungsfetten sollte verringert werden. Der Metatyp *Delta* verarbeitet neben Kohlenhydraten auch Fette gut und sollte daher bei einer gewünschten Gewichtsabnahme vor allem auf die verringerte Zufuhr von Proteinen achten. Zusätzlich zu den Metatypen werden die Probanden im Rahmen des *MetaChecks®* einem von zwei Sporttypen zugeordnet. Es wird zwischen dem *Sporttyp E (Ausdauer)* und *Sporttyp S (Schnellkraft)* unterschieden. Der Ausdauertyp verbrennt bei ausdauerbasierten Sportarten besonders effektiv Energie, der Schnellkrafttyp bei schnellkraftbasierten Sportarten.

Die unterschiedlichen Genvarianten und die daraus resultierenden unterschiedlichen Meta- und Sporttypen liefern eine Erklärung dafür, warum es für das Ziel einer Gewichtsreduktion nicht nur eine einzige Ernährungsweise oder Diätart geben kann, mit der jeder gleichermaßen gut abnimmt. Dennoch wird bei den meisten Abnehmprogrammen pauschal eine Kombination aus kohlenhydratreduzierter Ernährung und regelmäßigem Ausdauersport als Maßnahme gegen Übergewicht empfohlen.

Im Rahmen einer aktuellen großen wissenschaftlichen Studie haben die Fresenius University of Applied Sciences und das Center of Genetic Analysis and Prognosis die Verteilung der Metatypen in der europäischen Bevölkerung untersucht (Geibel et al., 2017). Dabei wurde zudem ein möglicher Zusammenhang der unterschiedlichen Meta- und Sporttypen mit demografischen Daten, wie Alter, Geschlecht und BMI, analysiert.

Um die höchste Aussagekraft für die Studie zu erreichen, wurden die anonymisierten Daten von 16.641 zufällig ausgewählten *MetaCheck®*-Ergebnissen aus unterschiedlichen europäischen Regionen herangezogen. Die Resultate zeigen, dass die vier unterschiedlichen Metatypen Alpha, Beta, Gamma und Delta relativ gleichmäßig in der Bevölkerung verteilt sind (Abb. a), während es bei den Sporttypen E und S deutliche Unterschiede bzgl. deren Häufigkeit gibt (Abb. b). Der Sporttyp E kommt fast doppelt so häufig vor. Abb. c zeigt die Verteilung der unterschiedlichen Meta- und Sporttypkombinationen.

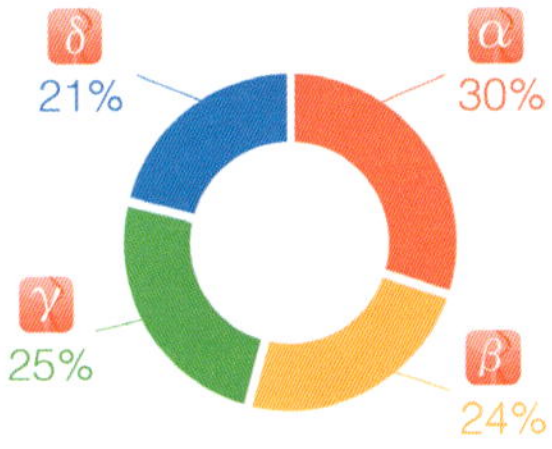

Abb. a: Verteilung der Metatypen in der europäischen Bevölkerung

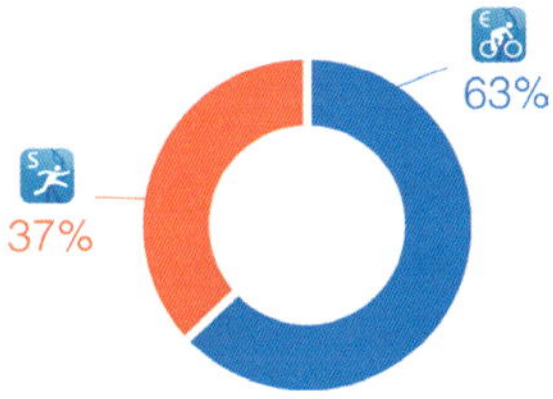

Abb. b: Verteilung der beiden unterschiedlichen Sporttypen E und S in der europäischen Bevölkerung

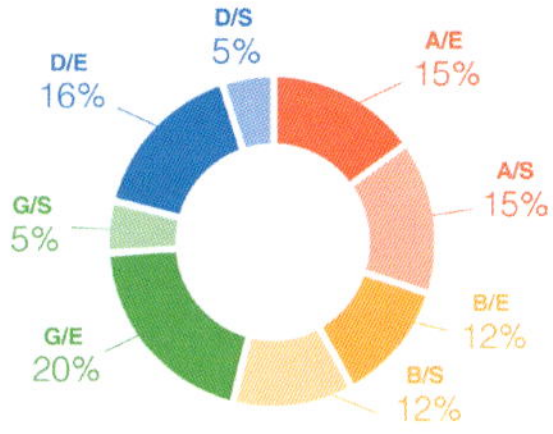

Abb. c: Verteilung der unterschiedlichen Meta- und Sporttypkombinationen in der europäischen Bevölkerung

3. *Heißt das, dass beispielsweise eine oft propagierte „Low-Carb"-Ernährung in den meisten Fällen gar nicht funktionieren kann?*

Weltweit ist aktuell eine der am häufigsten empfohlenen Methoden zum Abnehmen die Reduktion von Kohlenhydraten bzw. eine „Low-Carb-Diät" in Kombination mit Ausdauersport. Diese Empfehlung, würde dem Metatyp Beta/E entsprechen und trifft lediglich auf 12 % der europäischen Bevölkerung zu (Abb. c). Einfach ausgedrückt: Wenn sich 100 Personen an eine Low-Carb-Diät und ein Ausdauersportprogramm halten, werden nur 12 davon tatsächlich langfristig erfolgreich abnehmen.

Im Rahmen dieser statistischen Untersuchung konnte keine signifikante Verbindung zwischen bestimmten Metatypen bzw. Sporttypen und dem Geschlecht der Probanden festgestellt werden. Es gibt also keinen Meta- oder Sporttyp, der besonders häufig bei Männern oder bei Frauen vorkommt. Weiterhin sind die Meta- und Sporttypen völlig größen- und altersunabhängig. Interessant ist zudem, dass sowohl die Metatypen als auch die Sporttypen unabhängig vom BMI der *MetaCheck*®-Probanden sind, denn es wurden keine signifikanten Unterschiede mithilfe der statistischen Untersuchung festgestellt. Unter den 16.641 untersuchten Probanden sind also schlechte Kohlenhydratverstoffwechsler (Alpha- und Betatypen) nicht häufiger von Übergewicht betroffen als gute Kohlenhydratverstoffwechsler (Gamma- und Deltatypen). Somit lassen die Metatypen und Sporttypen keine Aussagen zu einem Übergewichtsrisiko zu.

Die Studienergebnisse machen deutlich, dass generelle Empfehlungen, wie z. B. „Low-Carb" für alle, zum Abnehmen nicht sinnvoll sind. Im Gegenteil, es besteht ein großer

Bedarf an individualisierten Therapien zur Gewichtsreduktion, welche auf den persönlichen Eigenschaften der Abnehmwilligen und insbesondere den genetischen Metatypen basieren. Es ist daher dringend notwendig, bei der Erstellung eines Abnehmprogramms die Genetik jedes Einzelnen in den Fokus zu stellen.

4. *Existieren Untersuchungen und Studienergebnisse, die aufzeigen, wie erfolgreich und nachhaltig die „Gendiät" ist?*

Wissenschaftliche Studien belegen, dass die Verarbeitung von Makronährstoffen (Kohlenhydraten, Proteinen und Fetten) vor allen von der individuellen genetischen Veranlagung abhängt (Arkadianos et al., 2007).

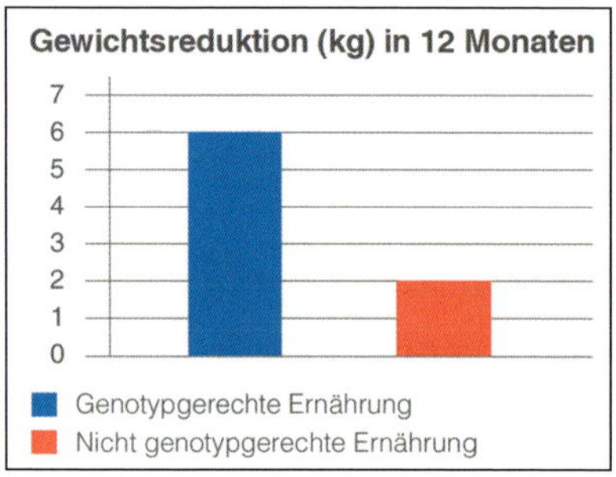

Abb. 1

Retrospektive Studien, durchgeführt in den USA (Nelson et al., 2010) und u. a. am Zentrum für Gesundheit der Deutschen Sporthochschule Köln (Kurscheid & Loewe, 2013), indizieren, dass eine Gendiät, die den genetischen Eigenschaften des Ratsuchenden entspricht, bessere Erfolge beim Abnehmen erzielen kann, als eine Diät, die diese physiologischen Eigenschaften ignoriert. Die Studie aus den USA (Nelson et al., 2010) zeigte in der retrospektiven Betrachtung, dass die Probanden, deren Diät zufälligerweise auf ihren Genotyp passte, mehr als doppelt (etwa 2,5-mal) so erfolgreich abgenommen hatten, wie Probanden, deren Diät nicht ihrem Genotyp entsprach (siehe Abb. 1).

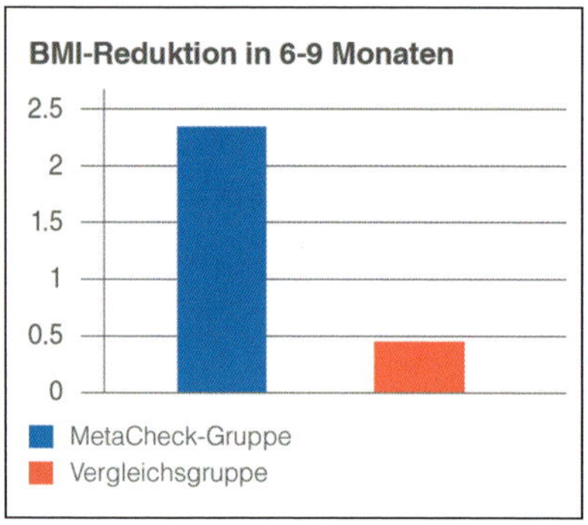

Abb. 2

Bei einer retrospektiven Vergleichsstudie (Kurscheid & Loewe, 2013), u. a. am Zentrum für Gesundheit an der Deutschen Sporthochschule Köln, gaben die Probanden, die ihre Ernährung und sportliche Aktivität an das Ergebnis des *MetaChecks®* anpassten, ihre Reduktion des BMIs im Vergleich zur Kontrollgruppe um den Faktor 5 positiver an (siehe Abb. 2).

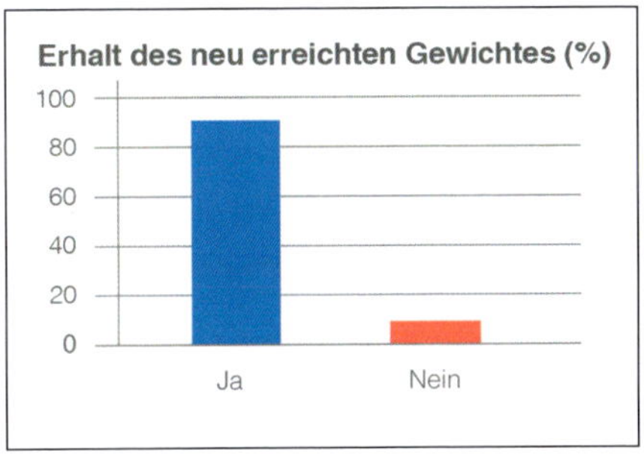

Abb. 3

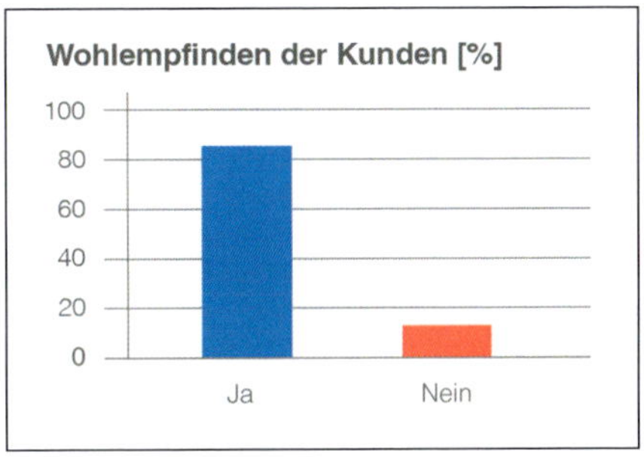

Abb. 4

Im Rahmen einer im Jahr 2016 durchgeführten empirischen Studie wurde die Nachhaltigkeit der Gewichtsreduktionserfolge des *MetaChecks®* untersucht. Knapp 91 % der Probanden gaben an, dass sie ihr neues Gewicht halten konnten (siehe Abb. 3). Darüber hinaus haben sich 87 % der Probanden (siehe Abb. 4) nach der Ernährungsumstellung wohler gefühlt. Knapp 96 % aller *MetaCheck®*-Berater gaben an, dass sie den *MetaCheck®* als sinnvolle Ergänzung ihrer kompetenten Beratung ansehen (Oezueak et al., 2016).

Zur Effektivität unserer DNA-Analyse wurde unter anderem an der Deutschen Sporthochschule Köln eine Vergleichsstudie durchgeführt. So konnten die Studienteilnehmer, die der *MetaCheck®*-Gruppe zugeteilt wurden, ihren Body-Mass-Index in 6-9 Monaten um durchschnittlich 2,33 Punkte verringern, während bei den Probanden der Kontrollgruppe eine Verbesserung um nur rund 0,43 Punkte beobachtet werden konnte. Insgesamt wurde die Integration des *MetaChecks®* in eine Gesundheitsberatung mit dem Ziel einer Gewichtsreduktion von der DNA-Analyse-Gruppe als besonders Erfolg versprechend empfunden (Kurscheid & Loewe, 2013).

5. *Welche Faktoren, neben der Ermittlung des eigenen Metatyps, spielen Ihrer Meinung nach eine weitere große Rolle in einer gesunden Lebens- und Ernährungsweise?*

Die Bildung von Übergewicht ist keinesfalls nur auf einen Faktor zurückzuführen. Vielmehr ist es ein multifaktorielles Phänomen und wird sehr stark durch unterschiedliche direkte und indirekte Faktoren beeinflusst. Der sozioökonomische Status, Rauchen, Schlaflosigkeit sowie Stress sind einige der zahlreichen indirekten Faktoren. Im Gegensatz dazu gibt es nur zwei direkte Einflüsse, welche bei der Bildung von Übergewicht eine maßgebliche Rolle spielen: die Energiebilanz und die biologischen Faktoren. So wird beispielsweise bei einer positiven Energiebilanz mehr Energie aufgenommen, als der Körper benötigt. Die biologischen Faktoren, wie Alter, Geschlecht, Hormonhaushalt und insbesondere die Genetik, machen dabei den zweiten Teil der direkten Einflussfaktoren aus (Hummel et al., 2013). Die Genetik gehört dabei zu den wichtigsten biologischen Faktoren, die die Entstehung von Übergewicht direkt beeinflussen.

6. *Wie sicher ist die „Gendiät" und was passiert eigentlich mit den Daten, die aus der Genanalyse gewonnen wurden? Können aus den Daten des MetaChecks® Hinweise auf mögliche Krankheiten oder Gendefekte abgelesen werden?*

Da die untersuchten Stoffwechselgene viele verschiedene Konstellationen aufweisen, die den einzelnen CoGAP®-Metatypen zugeordnet werden, lassen Letztere keinen Rückschluss auf Gendefekte, Abstammungs- oder Verwandtschaftsverhältnisse zu. Darüber hinaus schließt CoGAP® Gene, die krankheitsbezogene Aussagen zulassen, von der Untersuchung aus. Zudem verpflichtet sich CoGAP®, die gewonnenen genetischen Rohdaten nicht weiterzugeben. Das genetische Material wird nach der Untersuchung im Labor vernichtet.

7. *In unserer schnelllebigen Zeit ist es mitunter nicht immer einfach, eine gesunde und seinem Stoffwechseltyp angepasste Mahlzeit zuzubereiten und einzunehmen. Durch den MetaShake® soll es hier eine Lösung geben. Was ist ein MetaShake® und wie ist es mit der Nährstoffdichte und nicht zuletzt mit dem Geschmack dieses Mahlzeitenersatzprodukts bestellt?*

Wir haben für jeden Metatypen (Alpha, Beta, Gamma und Delta) einen Shake entwickelt, der den verschiedenen Bedürfnissen der Metatypen gerecht wird. Der *Metashake®*

mit echter Vanille enthält viele Ballaststoffe und alle Vitamine, Mineralien und Nährstoffe. Außerdem ist er laktosefrei, glutenfrei und für Vegetarier geeignet. Er ist ernährungsphysiologisch sinnvoll und deckt die erforderlichen Mengen an Mikro- und Makronährstoffen ab und erfüllt somit die Vorgaben der Diätverordnung für einen Mahlzeitenersatz. Zudem sind auf der Website zahlreiche Rezepte zu finden, die den *Metashake*® in ein leckeres Frühstück oder Dessert integrieren.

8. *Warum sollte man sich, auch für den Fall, dass keine Notwendigkeit oder Motivation für eine Diät bestehen sollte, stoffwechseltypengerecht ernähren?*

Neben dem Ziel, ein Wunschgewicht zu erreichen, ist auch die Erhaltung eines Wohlfühlgewichts von enormer Bedeutung für die Gesundheit. Der *MetaCheck*® ermöglicht die Entwicklung eines persönlich zugeschnittenen und erfolgreichen Ernährungs- und Trainingskonzepts, das den einzelnen Bedürfnissen gerecht wird und dazu beiträgt, sich gesund und wohlzufühlen. 87 % der Probanden, die den *MetaCheck*® durchgeführt und sich an die Empfehlungen gehalten haben, haben sich nach der Ernährungsumstellung wohler gefühlt als vor der Umstellung (Oezueak et al., 2016).

In einer Vergleichsstudie zur Effektivität des *MetaChecks*® konnte bei Probanden, die erfolgreich mit *MetaCheck*® abgenommen hatten, ebenfalls eine signifikante Steigerung des Wohlgefühls in Bezug auf ihren Körper verzeichnet werden. Dieser Effekt blieb in der Vergleichsgruppe aus (Kurscheid & Loewe, 2013). Zudem zeigte eine Untersuchung des „Genetics and Public Policy Centers" in Washington DC, dass eine genetische Analyse die Motivation, etwas an einer ungesunden Lebensweise zu ändern, deutlich erhöhen kann (Bollinger, Scott, Dvoskin & Kaufman, 2012).

Herzlichen Dank für diese sehr interessanten Ausführungen, Herr Dr. Askari!

Die *Gen-Diät* von Dr. Hossein Askari ist im Trias Verlag (ISBN 978-3-432-10542-0) erschienen.

3.5 DIE „16/8/2 M +“-FORMEL

Neben dem Sportprogramm, das mein Ernährungskonzept als elementaren Baustein unterstützt, werden Sie mit der *16/8/2 M + -Diät* unglaubliche Erfolge erzielen.

Natürlich erfordert es dafür auch eine Portion Selbstdisziplin, aber, und das ist das Schöne an diesem Konzept, der Genuss bleibt keineswegs auf der Strecke.

„16/8" steht in der Formel für ein intermittierendes Fasten im 16/8-Stundenrhythmus. Die „2" weist auf zwei ausgewählte, gesunde Haupt-(Meta-)Mahlzeiten am Tag hin und das „Plus" dient als Abnehmbeschleuniger in der Startphase des Programms mit zwei *MetaCheck*®-Mahlzeitenersatzshakes. Letztendlich handelt es sich um eine Kombination verschiedener Diätformen (*MetaCheck*® + intermittierendes Fasten), basierend auf einem individuell abgestimmten Bewegungsprogramm.

Der *MetaCheck*® („M") wurde bereits ausführlich vorgestellt, doch lassen Sie uns zusammen einmal auf die weiteren Bausteine dieser Diät schauen…

3.6 INTERMITTIERENDES FASTEN („16/8“)

Vorweg ein Studienbericht des Salk's Regulatory Biology Laboratory.

Im Fokus dieser Studie stand die Frage, ob Übergewicht und Stoffwechselerkrankungen wie Diabetes mellitus auf eine zu fettreiche Ernährung oder auf Störungen der natürlichen Stoffwechselprozesse zurückzuführen sind (Hatori et al., 2012).

In Labortests mit Mäusen wurde aufgezeigt, dass diejenigen Tiere, deren Nahrungsaufnahme auf eine achtstündige Periode reduziert wurde und dementsprechend eine 16-stündige Fastenzeit zur Folge hatte, gesünder sind als jene, die permanent Zugang zum Futter hatten. Erstaunlicherweise spielte die Qualität des Futters für die gesundheitliche Verfassung der beiden Vergleichsgruppen keine Rolle. In der Studie wurde dem Futter der Tiere ein 60-prozentiger Fettanteil beigemischt.

Das Ergebnis verblüfft. Bei gleichem Nahrungsvolumen legten die Mäuse, die kontrolliert fraßen, fast ein Drittel weniger an Gewicht zu, als die Mäuse, die unkontrolliert die Nahrung aufnahmen.

Auch in anderen gesundheitlichen Parametern, wie Cholesterin-, Blutzucker- und Leberwerten, schnitten die kontrolliert fressenden Mäuse deutlich besser ab als ihre Vergleichsgruppe. Sie waren zudem schneller und beweglicher als ihre Artgenossen.

FAZIT

In der Übertragung dieser Studie auf Menschen liegt die Vermutung nahe, dass sich regelmäßige und abwechselnde Essens- und Fastenzeiten sehr positiv auf den Organismus auswirken.

Die Studie zeigt zudem, dass die über den Tag verteilte Kalorienaufnahme, wie wir sie aus den drei oder fünf Mahlzeitenempfehlungen kennen, nachteilig ist, da durch die stetige Insulinausschüttung die natürlichen Stoffwechselabläufe behindert werden, die wiederum vom Tag-Nacht-Rhythmus abhängig sind. Je häufiger wir essen, desto mehr Fett lagert unser Körper ein. In Fastenzeiten wird jedoch die Fettverbrennung angeregt und Fett zum Schmelzen gebracht.

Eine oft verbreitete These, dass intermittierendes Fasten kontraproduktiv für den Zuwachs an Muskulatur sein soll, kann durch die Erfolge vieler Hochleistungssportler widerlegt werden. In Hollywood-Kreisen ist diese Ernährungsphilosophie ebenfalls sehr populär. Hugh Jackman ernährte sich in Vorbereitung auf seine *Wolverine*-Filme nach dem 16/8-Stunden-Fastenprogramm, um seine beachtliche Fitness und einen muskelbepackten Körper zu erreichen. Laut eigener Aussage vertilgte er dabei 6.000 Kilokalorien täglich! Es ist anzunehmen, dass sich diese hohe Kalorienzahl natürlich aus „sauberen" und gesunden Mahlzeiten und nicht aus Fressorgien am Kuchenbuffet zusammensetzte.

Kritiker werfen als Argument gegen das Intervallfasten gerne und nicht zu Unrecht ins Feld, dass es in dieser Ernährungsphilosophie keine verbindlichen Empfehlungen zu einer gesunden Lebensmittelauswahl gibt. Dies wird auch in einer aktuellen Studie aus dem Jahr 2018 der Universität Heidelberg belegt (Schübel et al., 2018b).

Die 16/8/2M + Formel liefert jedoch gute Antworten auf diese Studie und unterstreicht, wie wichtig eine individuell angepasste und stoffwechselbezogene Ernährungsweise zum Erhalt oder der Wiederherstellung von Gesundheit ist.

Das intermittierende Fasten stellt keine Revolution in der Ernährungsforschung dar. In Ländern, in denen der Hinduismus gelehrt wird, wird auch heute oft nach diesem Muster gegessen.

Auch Muslime praktizieren im Ramadan eine Art intermittierendes Fasten. So konnten bei den Fastenden reduzierte Werte des potenziell gefäßschädigenden LDL-Cholesterins bei gleichzeitigem Anstieg des gefäßprotektiven HDL-Cholesterins gefunden werden (Vardarli, o. D.).

Gute Argumente, denken Sie nicht auch? Im zweiten Baustein des Ernährungsprogramms lernen wir aus der Geschichte der Menschheit.

3.7 ZWEIMAL AM TAG FESTE NAHRUNG („2")

Auch auf die Gefahr hin, dass ich es mir mit meiner nachfolgenden Empfehlung, lediglich zwei Hauptmahlzeiten am Tag einzunehmen, bei allen Omas und Müttern dieser Welt verscherze, die ihren Kindern und Enkelkindern gebetsmühlenartig eintrichtern, dass drei Mahlzeiten am Tag unverzichtbar seien, so geben mir eigene Erfahrungswerte und die meiner Kunden, aber auch neueste wissenschaftliche Untersuchungen, recht in meiner Behauptung.

Noch schlimmer wird die Entrüstung bei vielen übermotivierten Ernährungsberatern sein, die seit etlichen Jahren eine Empfehlung von gar fünf Mahlzeiten pro Tag aussprechen.

Lassen Sie uns hierzu kurz einige tausend Jahre in die Vergangenheit reisen. Keiner unserer Vorfahren konnte fünfmal täglich essen. Die Evolution sah niemals vor, sich nach solch einem Muster zu ernähren. Sowohl die alten Ägypter als auch die meisten Menschen im mediterranen Raum kannten keine Mittagsmahlzeit.

Erst zu Zeiten der Industriellen Revolution im 19. Jahrhundert wurde aufgrund eines kollektiven Arbeitsplans, so, wie wir ihn auch heute größtenteils noch kennen, die Drei-Mahlzeiten-pro-Tag-Regel zur unumstrittenen Norm.

Seinerzeit hatte diese Regelung durchaus ihre Berechtigung. Noch Anfang des 20. Jahrhunderts wurden fast 90 % der Kalorien für körperliche Arbeit verbraucht. Heutzutage reichen gerade noch 10 % der Nahrungskalorien aus, um die körperlichen Anforderungen eines Bürojobs abzudecken.

Neueste Studien zeigen, dass zwei statt drei oder fünf Mahlzeiten am Tag Vorteile für den Stoffwechsel erzielen, da die Pausen der Nahrungsaufnahmen länger sind und es dadurch in der Folge zu einer Normalisierung des Blutzuckerspiegels kommt (Kahleova, Lloren, Mashchak, Hill & Fraser, 2017).

Selbst für Diabetiker werden heute, im Gegensatz zu früher, keine Zwischenmahlzeiten mehr empfohlen, damit die Insulinresistenz, das Grundproblem bei der Entstehung der Volkskrankheit Diabetes, wirksam bekämpft werden kann.

UMSETZUNG IM ALLTAG

Meine Kunden berichten mir oft, wie schwierig es ist, speziell in der Mittagszeit, eine gesunde und ausgewogene Mahlzeit einzunehmen. Ratsamer wäre es hier, auf ein abwechslungsreiches, spätes Frühstück und ein metagerechtes Abendessen zu wechseln.

Das oft propagierte Dinner Cancelling sollte man differenzierter betrachten. In erster Linie kommt es auf die Qualität und die Zusammensetzung der Mahlzeiten an. Pflanzliche Eiweißquellen sowie Fisch und Fleisch aus kontrollierter und biologischer Aufzucht und Biogemüse sollten bei der Auswahl und Zubereitung der Mahlzeiten im Vordergrund stehen.

Hiermit sollte ein Verzicht auf Fertigprodukte einhergehen. Das „Beschäftigen" mit Nahrungsmitteln und die Zubereitung der Mahlzeiten werden Sie mehr und mehr für ein gesünderes Essen und Leben sensibilisieren.

TIPP

Durch den Meal-Prepping-Trend, der eigentlich nichts anders bedeutet als das gute alte Vorkochen, steht einer gesunden und ausgewogenen Mahlzeit auch am Arbeitsplatz nichts im Wege.

3.8 METASHAKE® (+/PLUS)

An einen Mahlzeitenersatzshake sollte man drei Anforderungen stellen:

1. ausgewogene und hochwertige Nährstoffe,
2. eine gute Löslichkeit sowie
3. einen guten Geschmack.

Der *MetaShake®* erfüllt alle diese Eigenschaften und mit echter Vanille enthält der Shake viele Ballaststoffe und alle Vitamine, Mineralien und Nährstoffe. Außerdem ist er laktosefrei, glutenfrei und für Vegetarier geeignet!

Der *MetaShake®* ist:

» laktosefrei,

» glutenfrei,

» mit echter Vanille,

» für Vegetarier geeignet,

» einfache Zubereitung nur mit Wasser,

» passend für Ihren Metatyp.

Kurzum, der *MetaShake®* ist ein idealer Wegbegleitet in jeder stoffwechselbasierten Diät.

3.9 TRAINING AUF NÜCHTERNEM MAGEN

Meine Kunden schauen mich oft fragend an, wenn ich Ihnen erkläre, wie effektiv ein Training auf nüchternen Magen ist und wie sehr sie damit die Fettverbrennung im Körper unterstützen können.

Nüchtern zu trainieren bedeutet, auf feste Rituale wie das Frühstück nach dem Aufstehen zu verzichten. Aus dem Grund fällt es anfangs schwer, sich mit diesem veränderten Tagesablauf zu arrangieren. „Essen" ist wahrscheinlich eine der stärksten Gewohnheiten, die wir haben. Und wir Menschen sind nun mal echte Gewohnheitstiere.

Im *BEWEGUNG!*-Programm geht es nicht darum, ein schweres Workout oder die Einheit eines *Activity Runs* mit leerem Magen zu absolvieren. Vielmehr sollten Sie nur einen Teil Ihres Programms auf den Vormittag aufteilen, sodass es zu den gewünschten positiven Effekten kommt, ohne dabei die Muskulatur durch ein zu intensives Training auf nüchternem Magen negativ zu beeinflussen.

Was bewirkt ein Training mit nüchternem Magen?

Nach dem Aufwachen sind der Insulinspiegel, der Blutglukosespiegel und das in der Muskulatur eingelagerte Glykogen auf einem niedrigen Wert. Durch die Vermeidung einer frühen Mahlzeit wird verhindert, dass ein zu hoher Insulinspiegel die Fettoxidation blockiert. Der niedrige Glukosespiegel hilft dabei, Fett schnell zu verwerten. Denn, wo keine Kohlenhydrate direkt zur Verfügung stehen, können sie auch nicht genutzt werden. Folglich müssen zur Energiebereitstellung andere Energiequellen genutzt werden. Diese Energie wird vor allem aus dem angesetzten Körperfett genutzt und verbrannt.

Des Weiteren wirkt sich das Training auch hormonell positiv auf den Körper aus.

> **TIPP**
>
> **Trainieren Sie mit nüchternem Magen und halten Sie somit den Adrenalinspiegel hoch und den Insulinwert niedrig. Ihr Körper wird dadurch mehr Fettsäuren und Körperfett verbrennen.**

3.10 WASSER – DAS LEBENSELIXIER

Ob bei der Zellregeneration, der Regulation des Blutdrucks, dem Entgegenwirken von Hauttrockenheit, der ausreichenden Befeuchtung der Lungen, der Entlastung des Herzens, dem Ausschwemmen von „Giften" in den Nieren, für eine bessere Konzentration oder zur Unterstützung aller Stoffwechselvorgänge, Wasser ist der Grundstoff unseres Lebens. Wir bestehen zu 70 % aus Wasser.

Wie hoch sollte die Flüssigkeitsmenge während Ihres Sportprogramms und Ihrer Diät sein?

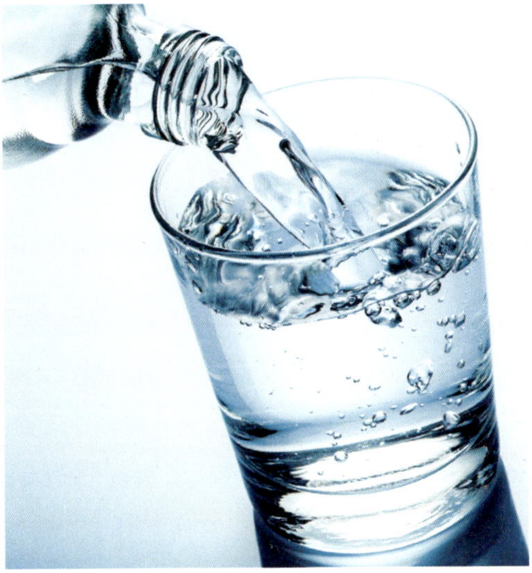

Bei einem erwachsenen Menschen geht man von einer Empfehlung von mindestens 1,5 l Flüssigkeit pro Tag aus. Die Wissenschaft streitet sich darüber, ob ein Mehr an Wasser wirklich signifikante Verbesserungen auf den Organismus bewirken kann. Sicher ist natürlich, dass durch Sport ein erhöhter Flüssigkeitsbedarf entsteht. Bei einer mittleren Sportintensivität verliert der Körper ungefähr 0,5-1 l Flüssigkeit pro Stunde, bei intensiver Belastung können es sogar mehr als 3 l sein. Den individuellen Flüssigkeitsverlust können Sie ermitteln, indem Sie sich vor und nach dem Sport unbekleidet oder in trockener Bekleidung auf die Waage stellen. Der Gewichtsverlust plus die Getränkezufuhr während dem Sport entspricht in etwa dem Flüssigkeitsverlust, den es in jedem Fall auszugleichen gilt.

Schweißverlust (l) = Gewicht vor dem Sport (kg) – Gewicht nach dem Sport (kg) + Getränkezufuhr während dem Sport (kg oder l)

Schon ab einem Flüssigkeitsverlust von 1 l kann es zu einem Leistungsabfall von 10 % kommen. Deshalb ist ausreichendes Trinken vor, während und nach dem Sport wichtig.

VOR DEM SPORT

Achten Sie darauf, immer genügend Flüssigkeit zu sich zu nehmen. Etwa 30-60 Minuten vor dem Sport empfiehlt es sich, 0,5 l Flüssigkeit in Form von Wasser zu sich zu nehmen.

WÄHREND DER SPORTLICHEN AKTIVITÄT

Bei kurzen sportlichen Aktivitäten unter 30 Minuten können Sie während der Sporteinheit auf eine Flüssigkeitszufuhr verzichten. Es reicht in der Regel absolut aus, anschließend ausreichend zu trinken. Bei längeren Belastungen, spätestens nach 60 Minuten, ist es wichtig, kontinuierlich für Flüssigkeitsnachschub zu sorgen. Dabei sollten Sie am besten in 15-Minuten-Takten trinken. In den *Activity Runs* oder in den *Power Days* werden Sie bis zum Fitnesslevel 3 (*Sportler*) selten länger als 60 Minuten am Stück trainieren. Nutzen Sie die Zeit an den Kraftstationen in Ihrem *Activity Run* jedoch für kurze Trinkpausen. Im *Profi*- und *Athleten*-Modus versteht es sich von selbst, ausreichend Wasser oder Fruchtschorlen zu sich zu nehmen, um einen entstehenden Wasser- und Elektrolytmangel auszugleichen.

TIPP

In der Regenerationsphase nach dem Sport ist eine ausreichende Flüssigkeitszufuhr sehr wichtig. Trinken Sie so viel, dass Ihr Körpergewicht nach Ihrer Sporteinheit dem Gewicht vor der Sporteinheit entspricht.

Trinken Sie leicht gekühltes, stilles Mineralwasser. Bei kohlensäurehaltigen Varianten wird als negativer Nebeneffekt vermehrt das appetitanregende Hormon Ghrelin produziert.

Richtwerte – durchschnittlicher Wasserverlust pro Stunde Sport

ACTIVITY RUN	JOGGEN	RADFAHREN	FUSSBALL	BEACH-VOLLEYBALL	SCHWIMMEN
1,30 l	1,10 l	0,80 l	1,20 l	2,0 l	0,35 l

3.11 KAFFEE – PUSHT UND HILFT BEIM ABNEHMEN

Koffein ist ein natürlicher Stoff, der anregend auf unser Gehirn und unser Nervensystem wirkt. Koffein ist ein Genussmittel. Gleichzeitig kann Koffein, gezielt eingesetzt, Ihre Leistungsfähigkeit deutlich erhöhen. Das im Kaffee enthaltene *Koffein* fördert die Lipolyse (Freisetzung von Fettsäuren aus den Depots).

Leider reicht das jedoch nicht aus, um Fettpolster verschwinden zu lassen, da die freien Fettsäuren nur im Rahmen eines erhöhten Energiebedarfs verbraucht werden. Koffein kann also nur in Kombination mit ausreichend Bewegung die Fettverbrennung unterstützen.

KOFFEIN OPTIMAL ZUR LEISTUNGSSTEIGERUNG EINSETZEN

» Trinken Sie eine Tasse Kaffee oder einen doppelten Espresso 15-30 Minuten vor dem Training.

» Koffein ist kein Wasserräuber, wirkt jedoch besser, wenn Ihr Körper ausreichend hydriert ist.

» Zur Fettverbrennung und zur *16/8/2 M +-Diät* optimal vormittags vor der ersten Trainingseinheit einnehmen. Falls Sie Kaffee auf nüchternen Magen nicht vertragen können, trinken Sie Ihren Kaffee vor der zweiten Sporteinheit des Tages.

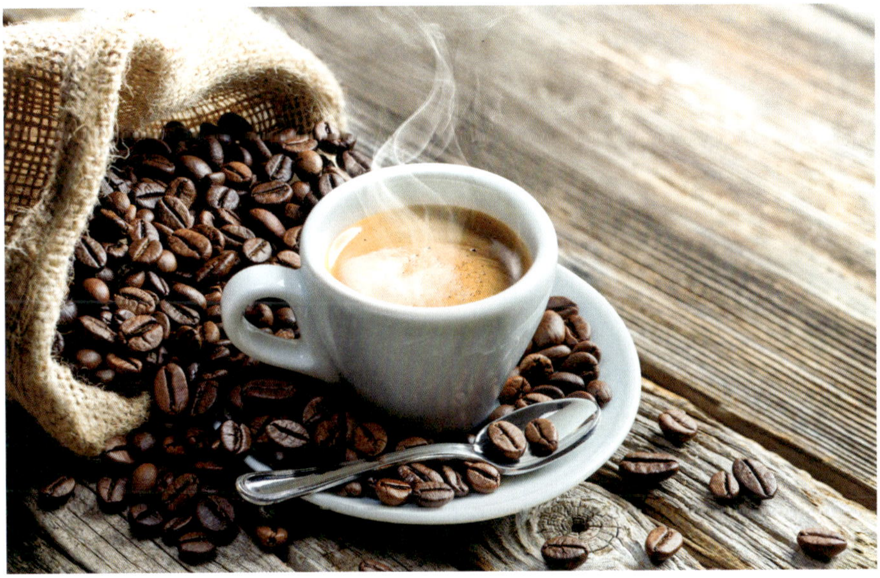

VORSICHT BEI KAFFEEALTERNATIVEN

In der folgenden Übersicht ist dargestellt, wie hoch der Kalorienanteil unterschiedlicher Kaffeevarianten ist und wie viele Kilokalorien es pro Tasse (ca. 200 ml, Ausnahme ist der kleine Espresso) durchschnittlich sind:

KAFFEE	ESPRESSO	MILCHKAFFEE (HALB KAFFEE HALB FETTARME MILCH)	CAPPUCCINO (ESPRESSO PLUS FETTARME MILCH)	LATTE MACCHIATO (ESPRESSO MIT FETTARMER MILCH)	LATTE MACCHIATO (ESPRESSO MIT VOLLMILCH)
4 kcal	2 kcal	66 kcal	97 kcal	97 kcal	127 kcal

Eine Zubereitung „grande" mit vollfetter Milch, wie in einigen Kaffeeketten praktiziert, erhöht die Kalorienzahl enorm.

Falls Sie noch Toppings, wie Sahne oder Sirup, dazuwählen, haben Sie mit einem Getränk bereits ca. ein Drittel Ihres täglichen Kalorienbedarfs gedeckt.

TIPP

Bleiben Sie besser bei einem klassischen Kaffee oder einem (doppelten) Espresso.

3.12 DER „BEWEGUNG!“-HEALTH-BOOSTER

Speziell in der kälteren Jahreszeit verhindert oft ein grippaler Infekt, dass man seine (sportlichen) Ziele erreicht. Es ist ärgerlich, nach einer erfolgreichen Trainingsperiode das Bett hüten zu müssen, weil Fieber und Schnupfen zu einer Auszeit zwingen.

Vor einigen Jahren experimentierte ich mit unterschiedlichen Mitteln und Ergänzungen, um Erkältungskrankheiten bestmöglich vorzubeugen. Am Ende dieser Testphase kreierte ich ein Getränk, das nicht nur mir, sondern auch vielen meiner Kunden dabei hilft, das Immunsystem zu stärken, im Training mehr Power zu haben und gleichzeitig das Abnehmen zu unterstützen.

Nein, ich spreche nicht von einem Smoothie, der oft einer Zuckerbombe gleicht und mitunter schwer verdaulich ist. Vielmehr handelt es sich bei diesem Cocktail um einen Mix an Superfoods, auf Basis von Matchatee. In Japan wird Matcha traditionell aus den grünen Teesorten Tencha und Gyokuro hergestellt.

Matcha, übersetzt gemahlener Tee, gilt als das „Superfood" schlechthin. Der ORAC-Wert, eine allgemein gültige Messgröße, um den Gehalt an Antioxidantien in Lebensmitteln festzustellen, ist in keinem anderen Superfood so hoch wie in Matchatee.

Zudem ist Matcha ein echter „Wachmacher". Die Tagesmenge an Koffein Ihres Cocktails, den Sie dosiert in Ihren Trinkpausen konsumieren, entspricht in etwa dem Koffeingehalt von zwei doppelten Espresso. Gleichzeitig enthält Matcha auch sehr viel L-Theanin – eine Aminosäure, die beruhigend wirkt und den aufputschenden Effekt des Koffeins deutlich abmildert.

Neben Matcha ist Ingwer als stark antibakterielle Pflanze Bestandteil des Cocktails. Minze und Limettensaft sorgen für Erfrischung und Mango für den süßen Nachgeschmack. Serviert wird das Ganze auf sehr viel Eis, was gerade bei höheren Temperaturen im Sommer sehr empfehlenswert ist.

Ich setze das Getränk in einem 2-l-Gefäß gleich am frühen Morgen frisch auf. Durch den relativ hohen Koffeingehalt ist es ratsam, bis zum Nachmittag, spätestens jedoch vor dem zweiten Training, in regelmäßigen Abständen davon zu trinken.

Der *BEWEGUNG!*-Health-Booster hat kaum Kalorien, schmeckt erfrischend und macht Sie wacher und fitter. Sie können alle Zutaten im Reformhaus oder Supermarkt kaufen.

Rezept

Inhaltsstoffe

» 1,5 l Wasser

» 3 TL Matcha

» 4 Stängel Minze, inklusive Blätter

» Limettensaft aus 2-3 Biolimetten

» Ca. 3-5 cm langes Stück einer Ingwerknolle

» Eine Biomango

» 0,5 l Crushed Eis

Zubereitung

Es macht Sinn, sich den Getränkevorrat eines Tages am frühen Morgen zuzubereiten, sodass, über den Tag verteilt, der wohlschmeckende und gesunde Cocktail getrunken werden kann. Hierfür halten Sie zwei Karaffen bereit. Ich nutze eine 2-l-Karaffe für die allgemeine Zubereitung und eine 1-l-Karaffe, um so einen Teil des Getränks im Kühlschrank zu lagern.

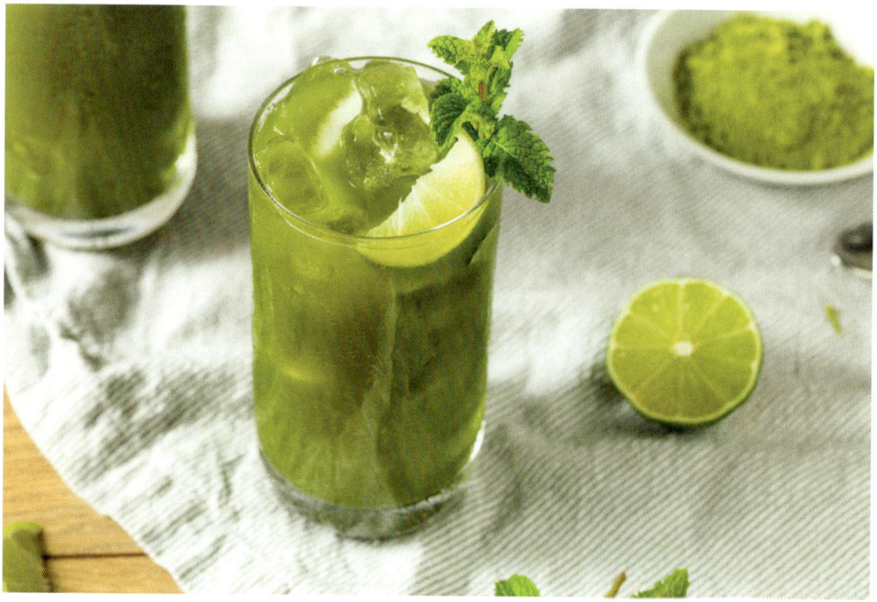

Step 1

Füllen Sie die 2-l- Karaffe mit gut 0,5 l kaltem Wasser.

Step 2

Schneiden Sie von der Ingwerknolle ein ca. 5 cm großes Stück ab, schälen Sie dieses Stück und verarbeiten Sie es zu dünnen Scheiben oder einem Brei. Anschließend gießen Sie ca. 80° C heißes Wasser in einer 200-ml-Tasse über den Ingwer und lassen das Getränk 15-20 Minuten ziehen.

Anschließend fügen Sie den Inhalt in die große Karaffe zu dem kalten Wasser. Verwenden Sie bitte hierfür ein Sieb, sodass die Ingwerstückchen herausgefiltert werden. Natürlich können Sie den Ingwer auch mit hineingießen, Sie müssen dann allerdings geschmacklich in Kauf nehmen, dass das Getränk mit der Zeit sehr an Schärfe zunimmt.

In der Zwischenzeit können Sie den Matchatee zubereiten. Nehmen Sie dafür drei gestrichene Teelöffel Matchapulver und gießen Sie nun ebenfalls ca. 80° C heißes Wasser über das Pulver und rühren anschließend mit einem Löffel oder einem Matchabesen das Pulver um. Matcha ist im heißen Wasser löslicher als im kalten Wasser, von daher macht der Zwischenschritt der Erwärmung durchaus Sinn.

Nach fünf Minuten können Sie den Inhalt dieser Tasse zu dem kalten Wasser in der 2-l-Karaffe hinzufügen.

Ich rate davon ab, Matchapulver und Ingwer in einer Tasse aufzubereiten, da der Ingwer Pulver bindet und es beim Herausfiltern des Ingwers so zu unnötigen Verlusten des wertvollen Matchapulvers kommt.

Step 3

Ihre 2-l-Karaffe ist nun zu einem Liter gefüllt. Schneiden Sie vier Stängel Minze mit Blättern ab und fügen Sie sie dem Getränk zu. Sie können diesen Schritt auch schon nach der Zugabe des Matchagetränks vorziehen. Lassen Sie das Getränk noch 10 Minuten ziehen. Filtern Sie nun die Minzestängel heraus, trennen Sie die Stängel von den Blättern und geben Sie die Blätter wieder in das Getränk.

Step 4

Schälen Sie in der Zwischenzeit eine Mango und schneiden Sie das Fruchtfleisch der Mango in kleine Stücke. Geben Sie anschließend die Hälfte des Fruchtfleischs der Mango in die 1-l-Karaffe. Den Rest der Mango heben Sie sich zum erneuten Auffüllen des Getränks für den späteren Tagesverlauf auf. Füllen Sie nun die 1-l-Karaffe zur Hälfte mit gecrushtem Eis auf.

Step 5

Füllen Sie Ihre 2-l-Karaffe mit kaltem Wasser bis maximal 1,5 l auf. Zusammen mit dem gecrushten Eis in der 1-l-Karaffe werden Sie so auf ein Gesamtvolumen von 2 l pro Tag kommen.

Step 6

Füllen Sie nun ca. 0,5 l des Getränks aus der 2-l-Karaffe, in die mit Eis und Mango vorbereitete 1-l-Karaffe. Pressen Sie den Saft einer halben Limette in die Karaffe. Stellen Sie die 1-l-Karaffe anschließend in den Kühlschrank oder genießen Sie bereits das erste Glas des Cocktails.

Step 7

Füllen Sie nach und nach das Getränk im Kühlschrank weiter mit den Resten aus der 2-l-Karaffe auf und fügen Sie immer wieder Eis, Mango, Minzeblätter und Limettensaft nach.

HINWEIS

Matcha ist aufgrund des speziellen Anbaus und der besonderen Herstellung relativ teuer.
Alternativ können Sie statt Matcha auch „normalen" Grüntee verwenden, wobei die Wirkung im Vergleich zu Matcha stark abfällt.
Im Matchatee ist 137-mal so viel EGCG enthalten wie in herkömmlichem Grüntee.
EGCG (Epigallocatechin-3-gallat), pflanzlicher Inhaltsstoff im Matchatee, schützt Sie beispielsweise 100-mal stärker vor freien Radikalen als Vitamin C und 25-mal stärker als Vitamin E.
Die Mango ist reich an Fruchtzucker, sodass ein „Nachsüßen" nicht unbedingt erforderlich ist. Mehr Süße erreichen Sie durch eine dosierte Zugabe von Honig, Agavendicksaft oder Rohrzucker.

3.13 THERMOGENESE

Unter dem *thermogenen Effekt* von Nahrungsmitteln versteht man den Kalorienverbrauch für die Verdauung und für die Verarbeitung unterschiedlicher Makronährstoffe in der Ernährung.

Thermogene Effekte und Unterschiede der Makronährstoffe während des Verdauungsprozesses

- Protein: 20-35 % der aufgenommenen Kalorien werden verbrannt.
- Kohlenhydrate: 5-15 % der aufgenommenen Kalorien werden verbrannt.
- Fette: 0-5 % der aufgenommenen Kalorien werden verbrannt.

Um es einmal zu verdeutlichen: Bei einer Aufnahme von 200 Kalorien in Form von Protein wird Ihr Körper bereits 40-70 Kalorien für die Verdauung des Makronährstoffs benötigen. Der gebräuchlichste Mittelwert in Bezug auf den absoluten thermogenen Effekt von allen Nahrungsmitteln liegt bei 10 % der täglichen Gesamtkalorienzufuhr. Bei erhöhter Proteinzufuhr steigt auch der Prozentsatz des thermogenen Effekts.

Anhand dieses Beispiels wird deutlich, dass Eiweiß zu Recht einen hohen Stellenwert im Ranking der Makronährstoffe besitzt.

TIPP

Sie erhöhen den Effekt der Thermogenese, indem Sie zu den Mahlzeiten scharfe Gewürze wie Chilli verwenden. Das in Chillischoten enthaltene Capsaicin regt zudem die Speichel- und Magensaftbildung an, sorgt für eine bessere Durchblutung der Schleimhäute und fördert die Verdauung. Capsaicin wirkt zudem antibakteriell und beugt Entzündungen der Magenschleimhaut und des Dünndarms vor.

3.14 EIWEISS

Eiweiß, oder auch *Protein*, kann man durchaus als eine Wunderwaffe zum Aufbau von Muskulatur betrachten. Eiweiße gehören zu den essenziellen Nährstoffen, ihre Grundstruktur bilden 20 verschiedene Aminosäuren. Eine eiweißreiche Mahlzeit bzw. ein Shake sättigt weitaus mehr als kohlenhydrat- oder fettreiche Mahlzeiten. Ihr Körper produziert nach einem Shake weniger vom Hormon Insulin als im Vergleich zu anderen Zwischenmahlzeiten. Das ist wünschenswert, denn Insulin hemmt den Fettabbau und lässt Ihren Blutzuckerspiegel in die Höhe schießen, danach aber genauso schnell wieder sinken.

Die Folge einer kohlenhydrat- oder fettreichen Mahlzeit besteht darin, dass Sie schon kurz nach einer Mahlzeit wieder Hunger bekommen. Protein hingegen hemmt Ihren Appetit und bewahrt Sie vor Heißhungerattacken.

Der Makronährstoff Eiweiß ist Hauptbestandteil Ihrer Muskeln. Bei einer herkömmlichen Diät beginnt der Körper häufig, sich das dringend benötigte Protein aus den körpereigenen Speichern, der Muskulatur, zu holen. Dieser Effekt ist die Hauptursache für das Scheitern der meisten Diäten.

Der Körper baut in einer herkömmlichen Diät in der Regel wertvolle Muskulatur ab. Das ist fatal, denn Muskeln sind wahre Fettkiller.

HINWEIS

Muskeln sind „Hochleistungsverbrennungsmotoren".

Vereinfacht kann man sagen: Je mehr Muskelmasse Sie haben, desto höher ist Ihr Grundumsatz und desto mehr Energie verbrennen Sie. Dieser Effekt tritt selbst im Schlaf auf.

Haben Sie weniger Muskulatur, sinkt auch Ihr Grundumsatz, und das Abnehmen wird noch einmal schwerer.

3.15 DER EIWEISSSHAKE

Ich mag Eiweißshakes als Zwischenmahlzeit. Auf dem Markt gibt es eine Fülle an Angeboten, bei denen man jedoch auch schnell den Überblick verlieren kann.

Eiweißshakes unterscheiden sich, neben der Quelle des Makronährstoffs Protein, im Geschmack und natürlich im Preis.

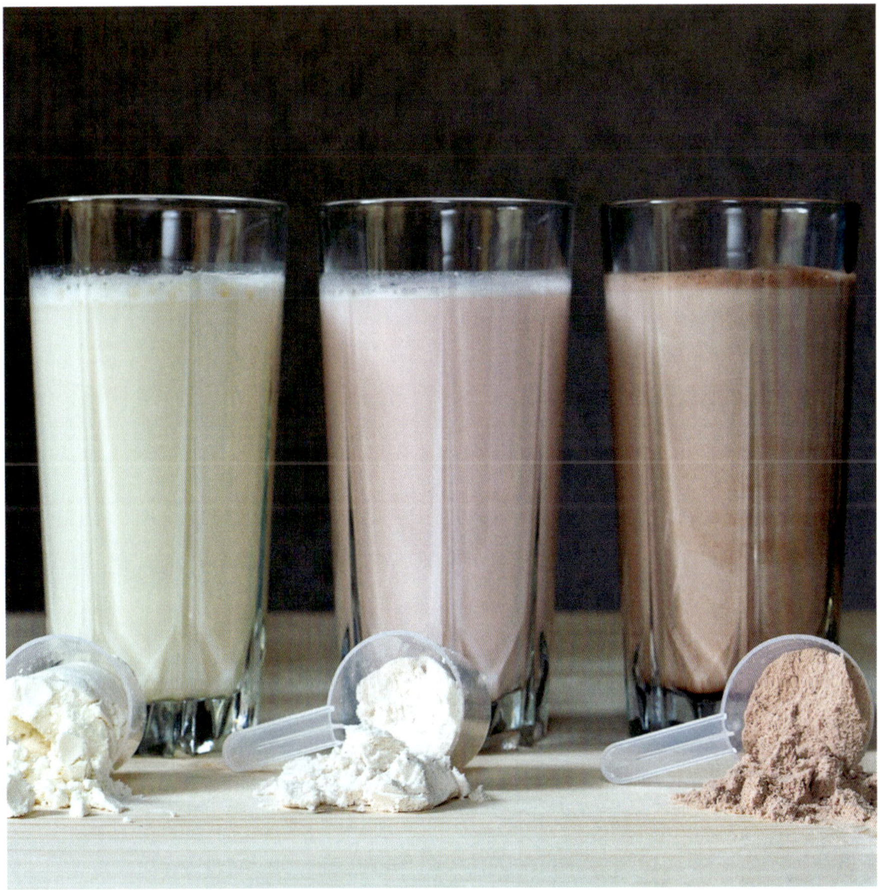

Nachfolgend ein kurzer Überblick

BEZEICHNUNG	QUELLE	AM BESTEN EINNEHMEN ...	VORTEILE
Wheyprotein	Molkeneiweiß (engl. „whey“: Molke)	Nach dem Training oder als Zwischenmahlzeit	Besser löslich als andere Eiweißpulver und besonders gut verdaulich. Dämpft den Appetit.
Caseinprotein	Milchprotein aus Kuhmilch	Am Abend bzw. zur Nacht	Hemmt den Muskelabbau insbesondere während einer Diät, sättigt lang anhaltend.
Mehrkomponentenprotein	Mix aus Whey-, Casein- und pflanzlichen Proteinquellen	Als Zwischenmahlzeit und zu jeder Tageszeit	Vereint die Vorteile unterschiedlicher Eiweißpulver.
Eiprotein	Hühnerei/Eiklar	Nach dem Training und zur Nacht	Ideale Zusammensetzung von Aminosäuren, laktosefrei
Isolat	Aus Milch, Molke oder pflanzlich	Als Zwischenmahlzeit und zu jeder Tageszeit	Sehr hochwertig und gut verdaulich
Konzentrat	Tierisch (Milch, Molke) oder pflanzlich	Als Zwischenmahlzeit und zu jeder Tageszeit	Preisgünstiger als Isolat, aber nicht so hochwertig
Vegane Proteinpulver	Soja, Hanf, Reis, Erbsen	Als Zwischenmahlzeit	Hoher Gehalt an wertvollen Aminosäuren, auch bei Laktoseintoleranz oder Verzicht auf tierische Produkte geeignet.

Ich empfehle meinen Kunden Eiweißshakes, deren Quellen aus biologischer Herkunft stammen. Shakes müssen lecker schmecken und nicht zu süß sein.

TIPP

Auf meiner Homepage finden Sie eine Auswahl an Eiweißshakes, die ich Ihnen bedenkenlos empfehlen kann. Für den Fall, dass anhand des *MetaChecks®* festgestellt wurde, dass Sie Eiweiß schlechter verstoffwechseln, reduzieren Sie den Anteil an Eiweiß in Ihrer Diät.

Zum Muskelaufbau ist Eiweiß jedoch essenziell. Sofern Sie keine *MetaCheck®*-Diät ausführen, in der die Eiweißzufuhr bezüglich Ihrer Verstoffwechselung reduziert werden sollte, ist eine erhöhte Eiweißzugabe in Verbindung mit ausreichend Sport anzuraten.

3.16 ACHTUNG, MILCH! (?)

Um kaum ein anderes Lebensmittel ist in den letzten Jahren ein so großer Hype entstanden wie um die Milch. Ist sie nun gut oder ist sie eher schlecht für den Menschen? Macht es Sinn, wenn Sie Ihren Eiweißshake mit Milch vermischen, oder sollten Sie Milchalternativen vertrauen?

Die Auswahl an Alternativen, wie „Milch" aus Sojabohnen, Hafer, Reis, Mandel- oder Haselnussdrinks, ist groß, die Preise allerdings auch. Laktosefreie Milch ist eine etwas günstigere Alternative, aber ist sie gesünder? Dazu später mehr.

Die Laktose (Milchzucker) stört die Verdauung. Milch macht dick und löst Allergien aus, so die Argumente der Milchgegner.

Früher galt die Milch als das Heilsgetränk schlechthin. Ob nun bei Halsweh oder zum Einschlafen. Slogans wie: „Die Milch macht's" oder: „Milch macht müde Männer munter", kennt jeder. Kinder wurden mit erhobenem Zeigefinger ermahnt, wenn sie ihre Milch nicht austranken. In den letzten Jahren ist es deutlich stiller geworden, was den Nutzen von Milch anbelangt.

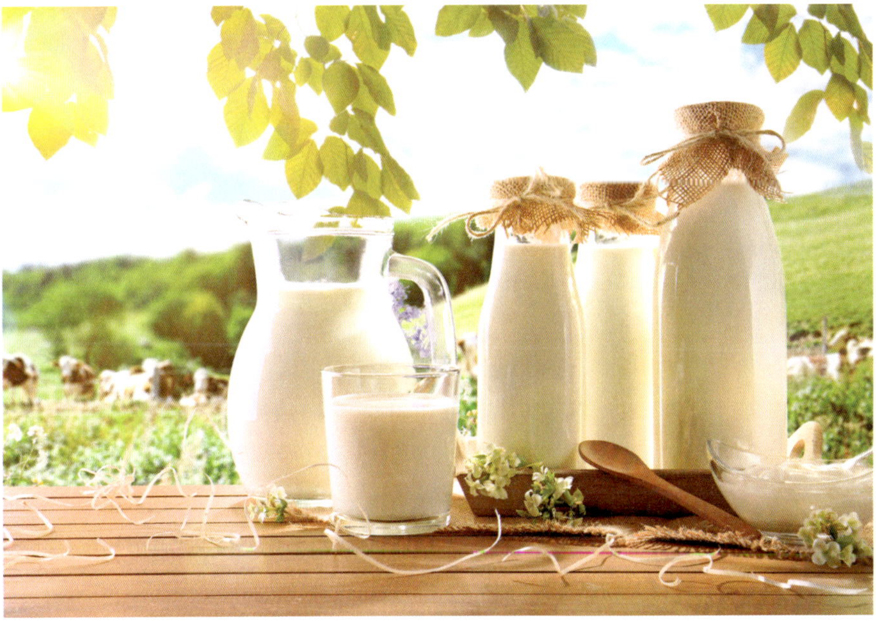

Die Fähigkeit, Milchzucker zu verdauen, ohne Bauchweh zu bekommen, war durch eine Genmutation entstanden. Eine nützliche Mutation, denn Milch erwies sich als energiereiches Nahrungsmittel. Die Mutation setzte sich bereits in der späteren Steinzeit mehr und mehr durch. Die Mutation vererbte sich so schnell, dass bald fast jeder Europäer problemlos Milch trinken konnte.

Heute leiden in Deutschland geschätzte 10-15 % der Bevölkerung an einer Laktoseintoleranz. Der Markt mit laktosefreier Milch boomt. Durch Hinzugabe von Laktase in der Milch wird die Laktose in Glukose und Galaktose aufgespalten. Ein einfacher Prozess, in deren Ergebnis die Milch allerdings chemisch verändert wurde.

Viele Menschen mit einer Laktoseintoleranz tolerieren jedoch kleine Mengen an Milchzucker. Aus diesem Grund sollten diese Menschen auch nicht komplett auf Milchzucker verzichten.

Umstritten ist mittlerweile die jahrzehntelange Behauptung, dass das Kalzium und Vitamin D in der Milch die Knochen stärke. Bei übermäßigem Verzehr kann Milch zudem dick machen. Allerdings kann als weitgehend sicher auch davon ausgegangen werden, dass eben Kalzium und Vitamin D die Fettverbrennung mobilisieren. An der Ben-Gurion-University in Israel setzten Forscher 300 übergewichtige Männer und Frauen zwei Jahre lang auf unterschiedliche Diäten. Gleichzeitig beobachteten sie den Milchkonsum der Probanden. Der erwies sich am Ende als entscheidend für den Abnehmerfolg. Wer täglich 180 Milliliter mehr Milch zu sich nahm, hatte nach sechs Monaten fünf Kilo mehr abgenommen (Shahar et al., 2010).

TIPP

Gönnen Sie sich einen Shake mit einer fettarmen Milch. Das Eiweiß aus der Milch erhöht sogar die biologische Wertigkeit eines Shakes. Bei erwiesenen Unverträglichkeiten oder Allergien wechseln Sie auf eine Milchalternative.

Lassen Sie sich, ähnlich wie bei der Panikmache der Glutenunverträglichkeit, nicht verunsichern. Der Genuss ist wichtig. Warum sollten Sie darauf verzichten?

3.17 DIÄTPAUSE – TANZ DER HORMONE

Erinnern Sie sich noch an das Fitnessplateau, das ich Ihnen im zweiten Kapitel dieses Buchs erklärt habe? Ganz ähnlich verhält sich unser Körper, wenn wir ihm über einen längeren Zeitraum weniger Nahrung zur Verfügung stellen.

Eingelagerte Energie (leider sehr fokussiert auf unsere Fettpolster an Bauch und Hüfte) wird hartnäckig von unserem Körper verteidigt. Über Jahrmillionen musste unser Überleben in Hungersnöten gesichert werden. Aus dem Grund drosselte unser Körper den Stoffwechsel und gab weniger Energie frei, umso möglichst lange einem Nahrungsdefizit standzuhalten.

Bis heute hat sich daran nichts verändert. Menschen in den westlichen Industrieländern müssen zwar keine Hungersnöte mehr fürchten, aber doch reagiert unser Körper aus seiner Evolutionsgeschichte heraus mit denselben Mechanismen.

Das Hormon Leptin als Abnehmhormon schlechthin, Schilddrüsenhormone und Sexualhormone steuern unseren Stoffwechsel. Hinzu kommen noch Hormone wie Ghrelin, quasi der Gegenspieler des Hormons Leptin, das die Nahrungsaufnahme und die Sekretion von Wachstumshormonen reguliert. Sinken in einer Ernährungsumstellung die Konzentrationen von Leptin, Schilddrüsenhormonen und Sexualhormonen, kommt es zu einem Absinken der Stoffwechselrate. Gleichzeitig wird verstärkt Ghrelin ausgeschüttet, was unseren Appetit anregt und uns dazu bewegen soll, mehr zu essen.

Das ist natürlich kontraproduktiv, wenn es darum geht, Körperfett abzubauen. Eine reduzierte Stoffwechselrate bedeutet in der Folge, dass weniger Kalorien umgesetzt werden und entsprechend noch mehr verbrannt oder noch weniger gegessen werden muss. Ein sinkender Testosteronspiegel erhöht zudem die Wahrscheinlichkeit eines Muskelabbaus.

Sogenannte *Refeeds* (deutsch: *Nachspeisen*) können dem Stoffwechsel helfen, sich wieder zu erholen und den Hormonhaushalt zu normalisieren und den genannten Effekten entgegenzuwirken. Ein *Refeed* ist ein bewusst eingesetzter „Auffülltag" in einer Diät und sollte in erster Linie auf die kurzfristige Erhöhung der Kohlenhydrataufnahme ausgerichtet sein.

Vorteile einer Diätunterbrechung mit Refeedtag

» Ihr Stoffwechsel und Ihr Energieverbrauch beschleunigen sich, da *Refeeds* hormonellen Anpassungen entgegenwirken.

» Sie werden weniger Hunger und Appetit haben, denn durch einen *Refeed* entspannen sich viele „Hungerhormone" wieder.

» Mit dem Ausblick auf einen Schlemmertag am Wochenende werden Sie in den Tagen davor ein längeres Durchhaltevermögen im Training und in der Diät aufbringen.

TIPP

Planen Sie *Refeeds* für besondere Anlässe, wie Restaurantbesuche oder den Besuch bei Freunden, ein. Essen Sie jedoch weniger fettreich an diesen Tagen. Die Kohlenhydrataufnahme (Beispiel Nudeln) sollte an diesen Tagen hoch sein.

Verwechseln Sie einen *Refeedtag* nicht mit einem *Cheat Day*. An einem *Cheat Day* ist alles erlaubt, auch eine höhere Zufuhr an fettreicher und oft ungesunder Nahrung.

***Refeeds* sind wirkungsvoller und passen perfekt zu Ihrem Ernährungsplan.**

Einen *Refeedtag* sollten Sie sich auch unabhängig von Ihrem Metatyp gönnen!

Lassen Sie auch mal fünf gerade sein und entsagen Sie der Askese. Ein rigides Befolgen von Ernährungsplänen erzeugt nur negativen Stress. Vielmehr kommt speziell das Ausbalancieren gegensätzlicher Pole Ihrem Wohlbefinden zugute.

3.18 LEPTIN – DER FETTKILLER

Schauen wir uns das Abnehmhormon *Leptin*, das bei einem *Refeedtag* in die Höhe schnellt, einmal genauer an.

Leptin ist ein Hormon, welches in den Fettzellen des Körpers hergestellt wird. Je mehr Fettzellen vorhanden sind, desto mehr Leptin kann freigesetzt werden. Leptin reguliert den Stoffwechsel sowie den Appetit und spielt zudem während der Energieproduktion eine wichtige Rolle. Ein geregelter Leptinspiegel sorgt für ein besseres Gedächtnis und verbessert die Stimmung. Leptin interagiert mit spezifischen Rezeptoren im Hypothalamus im Gehirn. Wenn sich der Leptinspiegel erhöht, bindet sich Leptin an die Leptinrezeptoren im Hypothalamus, sodass Signale vom Gehirn ausgesendet werden. Diese Signale sorgen für ein Sättigungsgefühl und verursachen einen Anstieg der metabolischen Rate. Wenn der Leptinspiegel sinkt, denkt das Gehirn, dass nicht mehr ausreichend Brennstoff zur Verfügung steht, wodurch ein Hungergefühl entsteht und die metabolische Rate abnimmt.

DIE AUSWIRKUNGEN VON LEPTIN

Je länger sich der Körper in einem Kaloriendefizit befindet, desto tiefer sinkt der Leptinspiegel und die metabolische Rate. Dies sorgt dafür, dass sich der Stoffwechsel verlangsamt und es schwierig wird, das letzte bisschen Fett zu verlieren.

Leptin kann jedoch auch genau das Gegenteil bewirken. Wird ständig übermäßig viel gegessen und sammeln sich immer mehr Fettpolster an, kann der Körper gegen Leptin resistent werden. Die Leptinrezeptoren werden dabei desensibilisiert. Trotz hoher Konzentration des Hormons im Blut wirkt es nicht wie bei Normalgewichtigen hemmend auf den Appetit. Ein niedriger Leptinspiegel und eine Leptinresistenz verursachen oft intensive Gelüste, Hunger und verlangsamen die Fettverbrennung.

Auch Toxine, Schlafmangel und bestimmte Lebensmittel können den Leptinspiegel stören und zu einer Leptinresistenz führen. Um abzunehmen und um eine schlanke Figur aufrechtzuerhalten, ist deshalb ein gleichmäßiger Leptinspiegel sehr wichtig. Übergewicht und Untergewicht stören den Leptinspiegel. Planmäßige, kurzfristige Erhöhungen durch *Refeeds* unterstützen Diäten.

3.19 IHR ERNÄHRUNGSPLAN

Eines vorab. Je trainierter und fitter Sie werden, desto mehr Energie werden Sie benötigen, um Ihre Muskulatur ausreichend mit Nährstoffen zu versorgen. Von daher sind die nachfolgenden Informationen die Basis des Ernährungsprogramms. Spätestens jedoch ab der dritten Fitnessstufe *(Sportler)* werden Sie weitere Ernährungsbausteine (erhöhter Eiweißbdarf) benötigen.

Zurück zum 16/8-Konzept. Das Prinzip ist denkbar einfach. Sie essen in einem Zeitraum von acht Stunden und fasten 16 Stunden. Bei einer angenommenen Schlafdauer von acht Stunden in der Nacht und durchschnittlich vier Stunden ohne Nahrungsaufnahme vor dem Zubettgehen, bleiben, auf den 16/8-Rhythmus bezogen, nur vier Stunden, in denen Sie auf Essen verzichten müssen.

Das sollte Ihnen Mut machen. Gleichzeitig stellt diese Umstellung aber gerade in den ersten 7-10 Tagen eine gewisse Herausforderung dar. Symptome wie Unwohlsein, Kopfschmerzen und Unkonzentriertheit treten anfänglich nicht selten auf. Nach spätestens 14 Tagen wird sich Ihr Körper jedoch an den neuen Rhythmus gewöhnt haben und Sie werden die positiven Veränderungen auf Ihren Organismus immer deutlicher wahrnehmen.

Falls Sie Frühaufsteher sind und in der Regel früher wieder von der Arbeit kommen, empfehle ich Ihnen ein Frühstück um 9.00 Uhr. Weitere acht Stunden später, also um 17.00 Uhr, sollten Sie Ihr Abendessen zu sich nehmen.

Wenn Sie abends länger arbeiten und morgens später aufstehen, sollten Sie Ihr Frühstück um 11.00 Uhr einnehmen und das Abendessen spätestens um 19.00 Uhr. Das Abendessen ist auch hier das letzte Essen, danach setzt die 16-Stunden-Fastenzeit ein.

Die Zeiten für das Frühstück und das letzte Essen können ebenfalls individuell variiert werden. Das Programm lässt Ihnen viel Spielraum, wichtig ist nur, dass die Zeitspannen von acht Stunden Essen und 16 Stunden Fasten eingehalten werden.

Morgens ist die beste Zeit, um Fett zu verbrennen, da der Körper wieder neue Energie aus Nahrung braucht und man über eine längere Zeit gefastet hat. Frühstückt man nicht oder erst später, z. B. gegen 11.00 Uhr, muss die benötigte Energie aus den Körperspeichern gewonnen werden. Von daher empfiehlt es sich für Sie auch, Ihr Sportprogramm aufzuteilen.

An den *Power Days* der ersten Fitnessstufe *(Starter)* macht es durchaus Sinn, das Training am Vormittag vor dem ersten Essen zu absolvieren.

Ab der zweiten Fitnessstufe kann man an den *Power Days* die Kraftelemente auf den Vormittag und den Abend aufteilen, sodass man hier auf zwei kurze Sporteinheiten am Tag kommt.

Auch die Kraftelemente aus dem *Activity Runs* können Sie splitten. Ich selbst praktiziere auf Fitnessstufe 4 oder 5 an den Activity-Run-Tagen diese Option (siehe Trainingspläne ab Seite 189ff.).

TIPP

Wie schon an anderer Stelle dieses Buchs propagiert: Seien Sie kreativ! Das Programm erlaubt es Ihnen. Abwechslung bereichert und stellt den Körper vor immer neue Herausforderungen.

3.20 BEVORZUGTE LEBENSMITTEL 16/8/2 M +-DIÄT

Im Gegensatz zur klassischen 16/8-Stunden-Diät, in der im Acht-Stunden-Essenzeitfenster mehr oder weniger alles erlaubt ist, konzentrieren Sie sich bei der 16/8/2 M +-Diät auf zwei Hauptmahlzeiten am Tag. Im Folgenden stelle ich Ihnen acht Lebensmittel vor, die Sie vorrangig als Ihre Energiequellen nutzen sollten.

Je nach Stoffwechseltyp sollten Sie innerhalb eines Lebensmittelbausteins die passende Variante für Sie aussuchen.

Beispiele: Beim Metatyp *Alpha* ersetzen Sie fettreichen Fisch (z. B. Lachs) durch eine fettärmere Fischvariante (z. B. Scholle oder Rotbarsch).

HINWEIS

Ich selbst bin mit Nutztieren aufgewachsen. Die Tiere hatten sehr viel Freilauf und wurden mit Futter versorgt, das in Pflanzenform ebenfalls im Selbstanbau aufgezogen und geerntet wurde. Diese „Haus"-Biovariante wird den wenigsten Menschen in der heutigen Zeit vergönnt sein. Bitte achten Sie bei der Auswahl und dem Einkauf Ihrer Lebensmittel auf Qualität vorzugsweise aus biologischer Aufzucht. Ersetzen, filtern oder ergänzen Sie die vorgeschlagenen Gerichte, wenn Sie Vegetarier oder Veganer sein sollten.

Im Zuge und als Ergebnis Ihres *MetaChecks®* erhalten Sie einen kompletten Mahlzeitenkatalog, der perfekt auf Ihren individuellen Stoffwechsel-(Meta-)Typ zugeschnitten ist.

NUMMER 1: FISCH

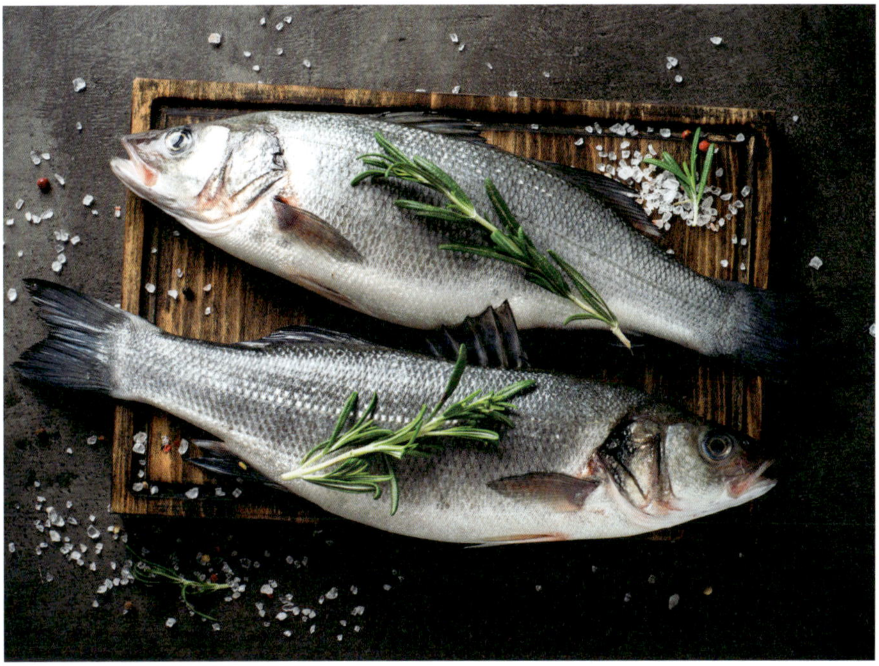

Fisch enthält reichlich Protein. Der Körper muss viel Energie aufwenden, um Proteine zu verdauen (Stichwort: Thermogenese). In Fisch sind darüber hinaus besonders viele Omega-3-Fettsäuren enthalten. Diese erhöhen die Ausschüttung des Hormons Leptin, das eine wichtige Rolle bei der Speicherung von Körperfett spielt. Je mehr Omega-3-Fettsäuren Sie aufnehmen, desto schneller verschwinden auch Ihre Fettpolster.

Meine Favoriten

» Gegrillter Lachs mit Ofentomaten
» Gemüsesalat mit Thunfisch
» Tomatensalat mit mariniertem Thunfisch

NUMMER 2: HELLES FLEISCH

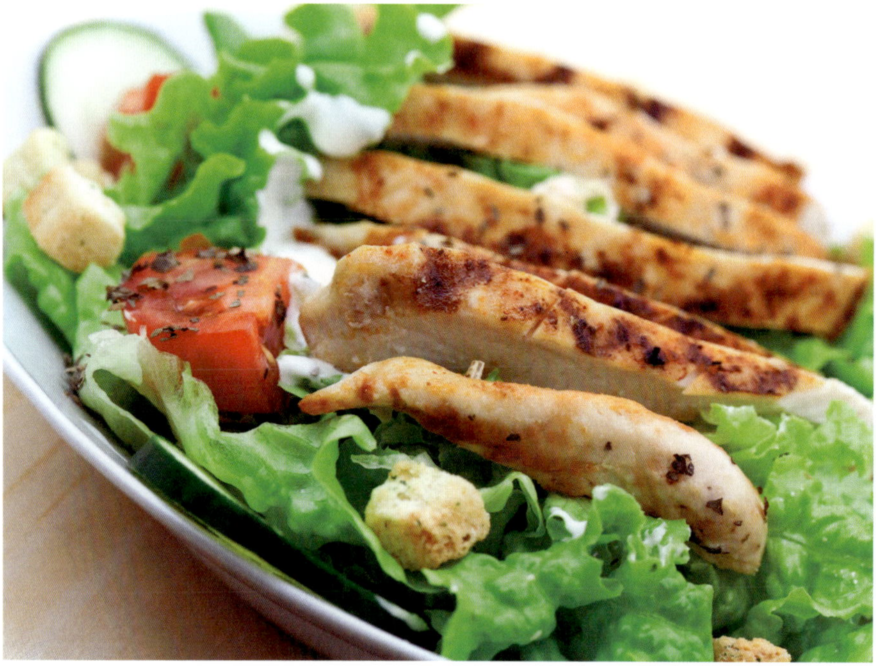

Helles Fleisch, wie beispielsweise Putenfleisch, ist fettarm und eiweißreich. Putenfleisch liefert wichtige Eiweißbausteine (Aminosäuren), allen voran Arginin, Histidin und Methionin, die für Muskeln und Zellen wichtig sind. Putenfleisch enthält außerdem reichlich B-Vitamine, vor allem auch B_{12}, das nur in tierischen Lebensmitteln enthalten ist.

Achten Sie beim Kauf auf Bioware und meiden Sie Billigfleisch vom Discounter aufgrund von Keimbelastungen und Antibiotikarückständen.

Meine Favoriten

» Gebratenes Putenbrustfilet auf Salat

» Puten-Garnelen-Chilli

» Pute aus dem Wok

NUMMER 3: GEMÜSE

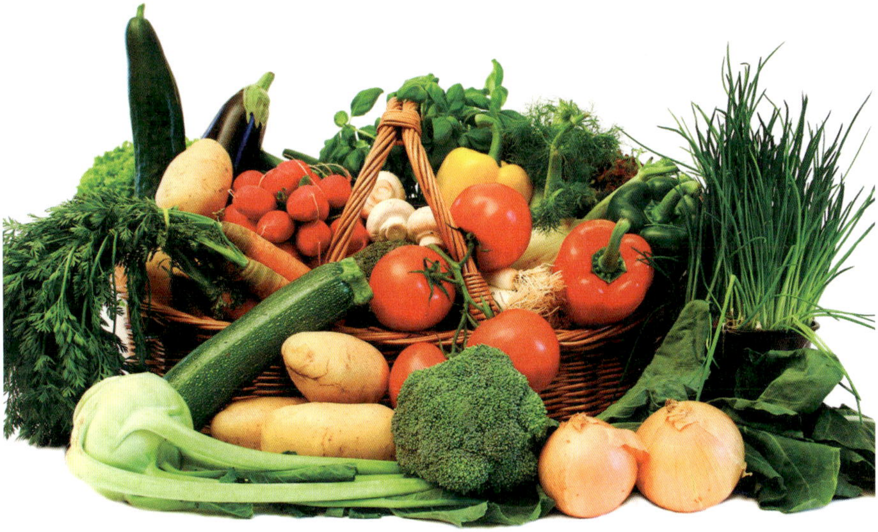

Im Gemüse stecken jede Menge gesundheitsfördernde Pflanzenstoffe, Vitamine und Mineralstoffe. Gemüse ist reich an Ballaststoffen, es ist kalorienarm und sättigend. Besonders die in vielen Gemüsesorten vorkommenden, unverdaulichen Schleimstoffe und Eiweißkomponenten, Pflanzengummiarten und unverdaulichen Stärkearten verbessern als Bakterienfutter die Darmflora und stärken das Immunsystem.

Meine Favoriten

» Gemüsesuppe

» Bratlinge mit Kräuterquark (vegetarisch)

» Tortiglioni mit Antipastigemüse

» Salat in allen Variationen

NUMMER 4: HÜLSENFRÜCHTE

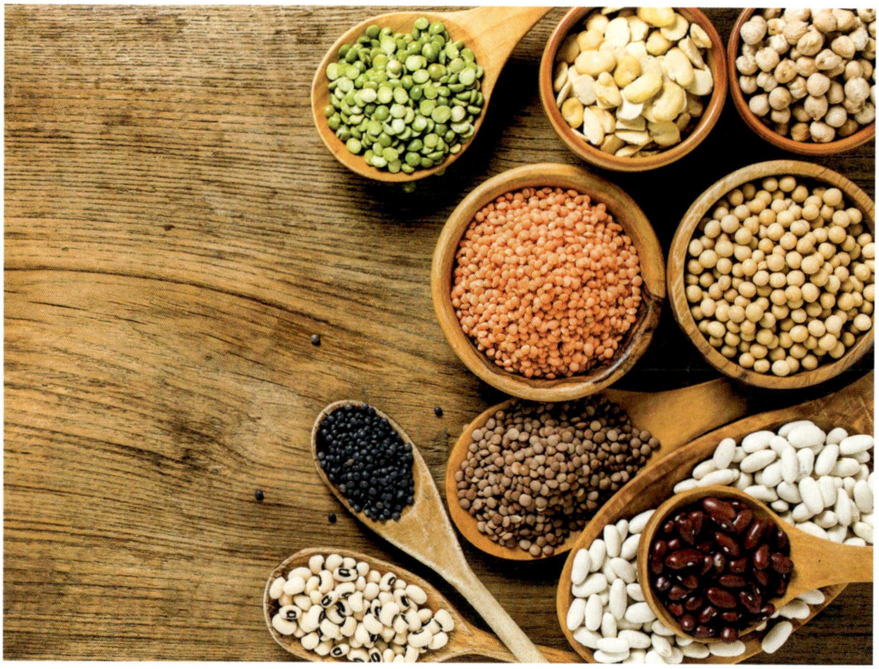

Bohnen, Erbsen, Kichererbsen, Linsen, Sojabohnen & Co. sind reich an einfach ungesättigten Fettsäuren. Im Durchschnitt werden Sie bis zu 25 % weniger Kalorien pro Mahlzeit aufnehmen, wenn das Essen reich an einfach ungesättigten Fettsäuren war.

Meine Favoriten

» Chilli con (oder sin) Carne

» Dicke-Bohnen-Focaccia

NUMMER 5: VOLLKORNPRODUKTE

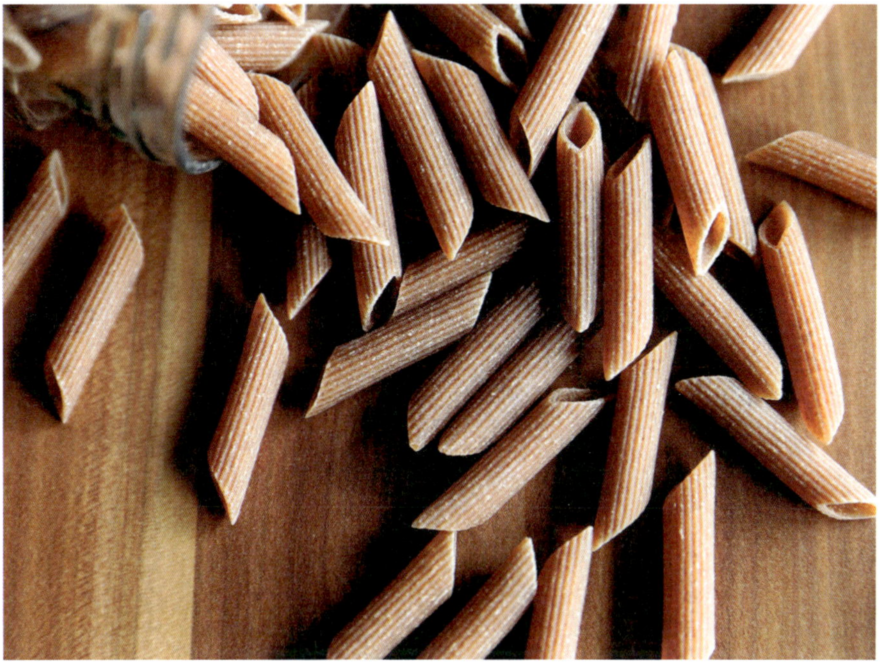

Machen wir uns nichts vor, Ihr Körper benötigt Kohlenhydrate. Sie benötigen die Energie aus Kohlenhydraten für Ihr Training, aber auch allgemein für Ihre Konzentration, Ihr Wohlbefinden und für Ihre gute Laune. Konzentrieren Sie sich auf Kohlenhydrate aus Vollkornprodukten, wie Vollkornbrot, Vollkornnudeln oder Haferflocken. Weißbrot, Chips oder Zuckerbomben wie Gummibärchen sollten Sie ganz von Ihrer Ernährungsliste streichen oder zumindest sehr sparsam verwenden.

Meine Favoriten

» Asia-Gemüse-Linguine

» Vollkornbrot mit Rührei

NUMMER 6: OBST

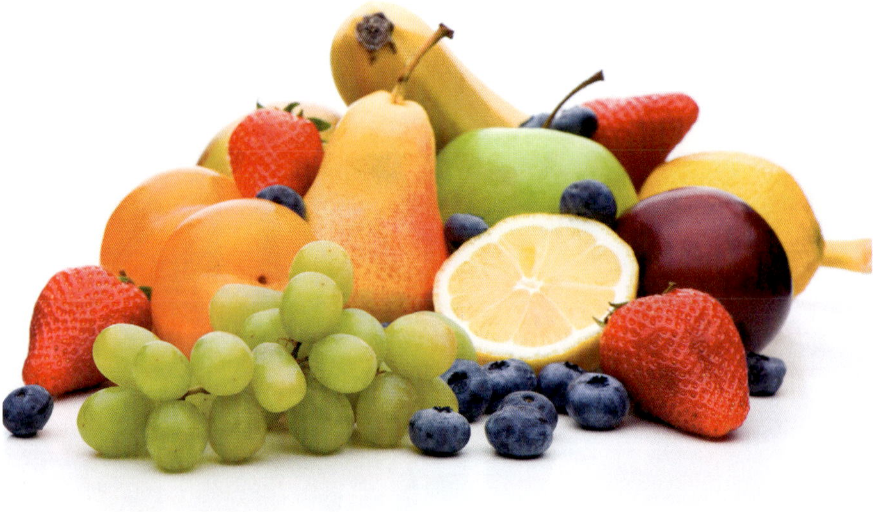

Speziell Beerenobst bietet ein Füllhorn an Antioxidantien, die Ihre Zellen vor Alterung und Erkrankungen schützen. Spitzenreiter unter dem Beerenobst sind hierbei Heidelbeeren. Alle Beeren enthalten besonders viele Flavonoide. Diese sekundären Pflanzenstoffe verbessern Ihre Sehfähigkeit, das Balancegefühl, die Koordination beim Sport und Ihr Kurzzeitgedächtnis. Aber auch Apfel, Orange & Co. sind vollgepumpt mit Antioxidantien, Ballaststoffen und Vitamin C. Neben den vielen gesunden Eigenschaften enthält Obst jedoch auch eine große Menge an (Frucht-)Zucker. In Maßen genossen, ist Obst sehr gesund. In Ihrem Frühstück sollte immer eine Portion Obst enthalten sein.

Meine Favoriten

- » Obstsalat
- » Obst-Joghurt-Creme
- » Porridge mit Heidelbeeren und Walnüssen

NUMMER 7: NÜSSE

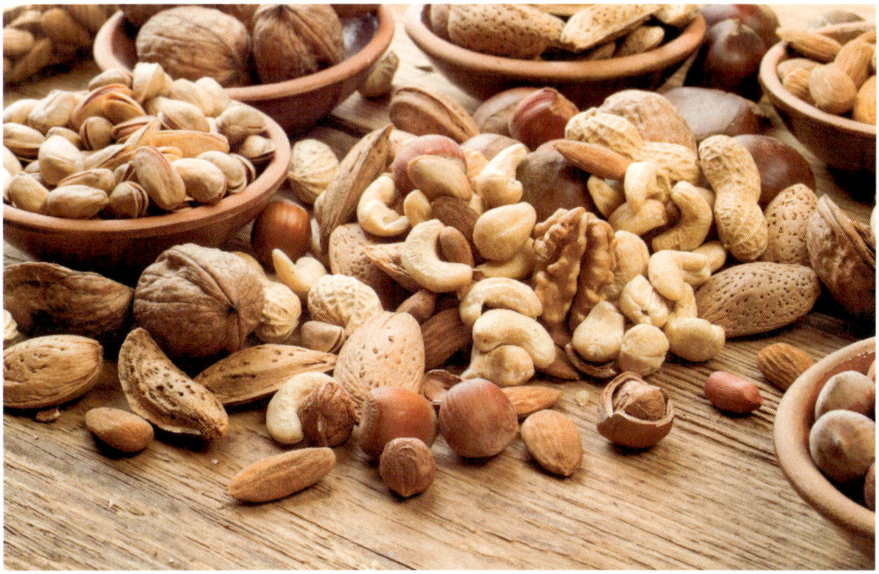

Nüsse sind wahre Stoffwechselbeschleuniger. Die Vorteile liegen auf der Hand. Nüsse enthalten viel Eiweiß, das Antioxidans Zink und Alpha-Linolensäure. Aus Alpha-Linolensäure bildet der Körper die Omega-3-Fettsäure Eicosapentaensäure EPA. Diese wiederum ist der Ausgangsstoff zur Bildung von wichtigen Eicosanoiden, welche für Körperfunktionen wie Blutdruck, Blutflüssigkeit, Herzfrequenz, Muskulatur, Vorbeugung von Herzproblemen und vielen weiteren Funktionen benötigt werden. Der hohe Anteil von Omega-3-Fettsäuren (Beispiel: Walnüsse) ist nur vergleichbar mit Seefisch.

Meine Favoriten

» Spaghetti mit Walnusspesto
» Pilzragout mit Nüssen
» Porridge mit Heidelbeeren und Walnüssen

NUMMER 8: EIER

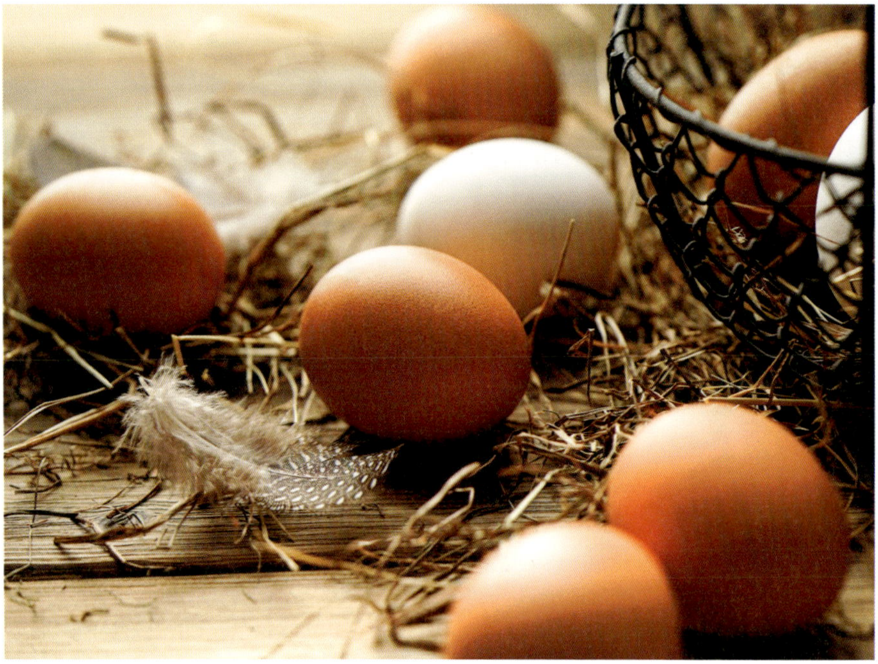

Eier sind wahre Eiweißbomben. Neben diesem wichtigen Makronährstoff sind in Eiern aber auch viele Vitamine wie Vitamin D, B_{12}, K und Biotin sowie Mineralstoffe, insbesondere Selen und Eisen, enthalten. Zudem weisen Eier einen hohen Anteil an ungesättigten Fettsäuren auf.

Meine Favoriten

» Omelette mit Gurkenjoghurt

» Eier in Senfsauce

3.21 DIE STARTDIÄT (28 TAGE)

In der ersten Phase Ihrer Ernährungsumstellung geht es darum, Ihren Körper in einer Art Schocktherapie an eine dauerhafte Umstellung zu gewöhnen. Ihr Körper wird sich durch diese reduzierte Kalorienzufuhr umstellen, aber durch die Einnahme von zwei *MetaShake*®-Ersatzmahlzeiten pro Tag gleichzeitig an den neuen, dauerhaften Rhythmus gewöhnen. Die Startdiät kann zudem als „Notfall-Diätplan" im Hinblick auf besondere Ereignisse wie Heirat, Urlaub etc. genutzt werden.

Mir ist bewusst, wie wichtig schnelle Erfolge für die Motivation sind, dennoch sollten Sie eine Ernährungsumstellung immer langfristig und im Fall dieser Sport-Diät-Kombination als Lebenseinstellung sehen.

Stellen Sie sich ganz bewusst die Frage, ob Sie dazu bereit sind. Fragen Sie sich, ob Sie dauerhaft ein bewussteres und gesünderes Leben führen möchten und ob Sie dafür anfängliche Unpässlichkeiten in der Ernährungsumstellung in Kauf nehmen würden.

In den ersten Tagen der Startdiät kann es aufgrund der Umstellung zu leichten Kreislaufbeschwerden wie Schwindel kommen. Auch Kopfschmerzen und Unkonzentriertheit können auftreten. Denken Sie daran, viel zu trinken, erst recht im Anschluss an Ihr tägliches Sportprogramm. Nach und nach werden sich diese Symptome verabschieden und Sie werden spüren, wie gut es Ihnen mit dem Programm gehen wird.

Ich kann Ihnen für dieses Programm Mut zusprechen. Ich weiß, dass es sich lohnen wird. Die Entscheidung treffen aber nur Sie allein.

STARTDIÄT – VIER WOCHEN TAG 1 BIS TAG 28			
Mahlzeit Rhythmus	**1. Mahlzeit *MetaShake*® je nach Metatyp**	**2. Mahlzeit Hauptmahlzeit nach Metatyp**	**3. Mahlzeit *MetaShake*® je nach Metatyp**
Frühaufsteher	09.00 Uhr	12.00 Uhr	17.00 Uhr
Spätaufsteher	11.00 Uhr	13.00 Uhr	19.00 Uhr

3.22 DIE LEBENSPHASE (AB TAG 29)

Herzlichen Glückwunsch! Die Umstellung auf Ihren individuellen Metatyp haben Sie gut überstanden. Von nun an werden Sie sich entsprechend Ihres Metatyps von zwei Hauptmahlzeiten am Tag ernähren.

Bleiben Sie weiterhin im 16/8-Stunden-Rhythmus. Ihr Körper wird sich bereits an diese Umstellung gewöhnt haben und Ihnen wird die Umsetzung keine Probleme mehr bereiten. Wählen Sie die beiden Hauptmahlzeiten aus dem Mahlzeitenkatalog Ihrer Metatypauswertung aus oder präferieren Sie die acht vorgestellten Lebensmittel in eigenen Mahlzeitenkreationen.

Als Motivationshilfe für Ihr Training können Sie sich bei Erreichen Ihres Sollpunktewertes am Wochenende einen *Refeed Day* erlauben. Übertreiben Sie es jedoch bei Ihrem *Refeed Day* nicht zu sehr. Speziell sehr fettreiche Mahlzeiten spiegeln sich auf der Waage und in Ihren Trainingsergebnissen wider. Die Zufuhr von Proteinshakes sollte sich Ihrem Fitnesslevel anpassen. Je höher die Trainingsleistung steigt, desto höher ist der Bedarf an muskelaufbauenden Proteinen.

Lebensphase

FITNESSLEVEL	VOLLWERTIGE HAUPTMAHLZEITEN PRO TAG IM 16/8-RHYTHMUS
Starter	2
Fortgeschrittener	2
Sportler	2
Athlet	2
Profi	2

Als Zwischensnack können Sie weiterhin einen *MetaShake®*, alternativ, bei vorhandenem Alpha- oder Beta-Metatyp, einen Eiweißshake zu sich nehmen.

3.23 ERNÄHRUNGSPROTOKOLL

Zur weiteren Dokumentation Ihres Erfolgswegs ist das Ausfüllen eines *Ernährungsprotokolls* unverzichtbar. Zusammen mit den Ergebnissen aus Ihren Trainingsplänen wird diese Dokumentation am Ende des Tages maximal 10 Minuten Zeit in Anspruch nehmen.

Ich empfehle Ihnen, sich maximal einmal in der Woche auf die Waage zu stellen. Ein tägliches Wiegen irritiert und setzt Sie unnötig unter Druck. Für eine gute Vergleichbarkeit ist es von großer Bedeutung, die Gewichtsmessungen immer morgens unter gleichen Bedingungen durchzuführen (nach dem Aufstehen und der Morgentoilette, aber vor der ersten Sporteinheit und der Einnahme der ersten Mahlzeit). Der Wasserhaushalt im Körper schwankt im Laufe des Tages, sodass es bei unterschiedlichen Messzeiten zu stark unterschiedlichen Ergebnissen, speziell bei der Körperfettmessung, kommen kann.

Im Ernährungsprotokoll ist neben der klassischen kg-Einteilung auch der Körperfettanteil in Prozent beigefügt.

Sollte Ihre Waage diese Messung nicht enthalten, lassen Sie das Feld leer oder veranlassen Sie eine Körperzellanalyse (Körperfettwert und Anteil der Muskulatur) bei einem Sportmediziner.

Viele Fitnessstudios im gehobenen Segment bieten mittlerweile ebenfalls spezielle Körpermessungen (BIA) an.

TIPP

Kreisen Sie stark fettreiche und zuckerhaltige Speisen und des Weiteren Mahlzeiten, die nicht Ihrem Metatyp entsprechen, mit einem roten Stift ein, um sich bewusst zu machen, wie oft Sie von den Ernährungsempfehlungen abweichen. Der Genuss sollte nie zu kurz kommen, und gegen ein Stück Kuchen oder Schokolade ist in geringem Umfang nichts einzuwenden.

Mehr und mehr sollte sich „das Rot" aus Ihren Ernährungstagen jedoch verabschieden.

ERNÄHRUNGSPROTOKOLL		
Datum:		
Ich bin Metatyp	Alpha Beta Gamma Delta	
Startdiät, Trainingstag, Refeed (Ladetag) oder trainingsfreier Tag? (bitte entsprechend eintragen)		
Aktuelles Körpergewicht in kg Körperfett in %	kg	Fett %
Körpergewicht zu Startbeginn in kg Körperfett in %	kg	Fett %
Bisheriger Körpergewichtsverlust in kg Bisheriger Körperfettverlust in %	kg	Fett %
Wunschgewicht in kg Wunsch Körperfett in %	kg	Fett %

Uhrzeit erste Mahlzeit	
Zusammensetzung der ersten Mahlzeit (in Stichpunkten)	
Welche und wie viele Zwischenmahlzeiten von der ersten bis zur zweiten Mahlzeit? Empfehlung: *MetaShake*® oder Eiweißshakes zum Muskelaufbau	
Uhrzeit zweite Mahlzeit	
Zusammensetzung der zweiten Mahlzeit (in Stichpunkten)	
Getränke des Tages Was und wie viel? Bitte die Menge jeweils hinter den Getränken eintragen	
Sonstiges (Besonderheiten oder Schwierigkeiten, Sättigung etc.)	

3.24 NAHRUNGSERGÄNZUNGEN – SINN ODER UNSINN?

Über vier Milliarden Euro setzen Hersteller von Nahrungsergänzungen jährlich alleine in Deutschland um. Unglaublich, zumal die meisten gesundheitlichen Versprechungen wissenschaftlich kaum belegt sind.

In der Regel werden Sie Ihren Bedarf an Makro- und Mikronährstoffen über eine gesunde und ausgewogene Kost ausreichend abdecken.

Mit steigender körperlicher Aktivität und Intensität und erst recht bei einer einseitigen Ernährung abseits der hier empfohlenen Mischkost (Veganer und Vegetarier aufgepasst!) macht eine Zufuhr bestimmter Nahrungsergänzungen durchaus Sinn.

Neben dem Makronährstoff Eiweiß empfehle ich meinen Kunden ein Trio an Ergänzungen in Form von *Magnesium*, *Zink* und einem *Vitamin-B-Komplex (alle B-Vitamine)*. Diese Stoffe wirken sich nach den Trainingseinheiten sehr positiv auf Ihren Körper aus, da sie die muskuläre und neuronale Regeneration unterstützen.

Eventuelle Eisen- und Omega-3-Defizite, die sich sehr limitierend auf den Fitness- und Gesundheitszustand auswirken, können über eine Blutanalyse festgestellt und sehr gut therapiert werden.

Vorteile der Nahrungsergänzungsmittel im Einzelnen

Magnesium

» entspannt die Muskeln und verhindert Muskelkrämpfe;
» ist ein natürliches Anti-Stress-Mittel und fördert die innere Ruhe;
» wichtig für starke Knochen und Zähne;
» steigert Energie und Leistung;
» steigert die Sauerstoffversorgung;
» stabilisiert den Blutzucker;
» fördert die innere Ruhe;
» beugt Herzrhythmusstörungen vor;

- weitet die Blutgefäße, fördert die Durchblutung und reguliert den Blutdruck;
- fördert die Fettverbrennung;
- sorgt für warme Hände und Füße;
- hilft bei Migräne und Ohrensausen.

Zink

- kontrolliert Entzündungen;
- erhöht die Immunität und senkt das Infektionsrisiko;
- wirkt als Antioxidans;
- verbessert Wundheilung und Gewebereparatur;
- stärkt die Kognition (mentale Prozesse) und schützt Neuronen;
- reduziert Stress und verbessert die Stimmung;
- ist antimikrobiell;
- fördert Wachstum;
- schützt den Darm;
- fördert die Gesundheit der Haut;
- stärkt die Knochen;
- hilft bei Gewichtsabnahme;
- bekämpft Ermüdung und verbessert die Schlafqualität;
- kann die sportliche Leistung verbessern;
- kontrolliert die Blutgerinnung;
- lindert Schmerzen;
- fördert die Schilddrüsenfunktion;
- reduziert das Risiko des metabolischen Syndroms;
- verbessert die mitochondriale Funktion.

Vitamin-B-Komplex

» verbessert die Funktion des Energiestoffwechsels und des Nervensystems;
» trägt zur Erhaltung normaler Schleimhäute bei;
» sorgt für eine normale Bildung der roten Blutkörperchen;
» sorgt für schöne Haut und Haare;
» trägt zur normalen psychischen Funktion bei;
» hilft mit, die Zellen vor oxidativem Stress zu schützen;
» verringert Müdigkeit und vorzeitige Ermüdung;
» trägt zu einer normalen Herzfunktion bei;
» schützt vor gefährlichem Homocystein;
» sorgt für eine normale Funktion des Immunsystems;
» wichtig bei einer normalen Zellteilung;
» wichtig für eine normale Eiweißsynthese und für den Glykogenstoffwechsel.

Neben diesen drei Topergänzungen empfehle ich meinen Kunden, durch einen einfachen Bluttest bei ihrem Hautarzt feststellen zu lassen, ob dem Körper genügend Eisen und Omega-3-Fettsäuren zur Verfügung stehen.

Ein Mangel an Omega-3-Fettsäuren kann sich zeigen durch

» Muskelschwäche,
» Zittern,
» Lichtempfindlichkeit,
» schuppige Haut,
» Konzentrationsstörungen,
» Schlafstörungen,
» Wachstumsstörungen.

Omega-3-Fettsäuren werden über die Nahrung zugefügt. Allerdings spielt auch das Verhältnis von Omega-6-Fettsäuren zu Omega-3-Fettsäuren eine wichtige Rolle, da sich beide Fettsäuren im Stoffwechsel wie Gegenspieler verhalten. Empfohlen wird ein Verhältnis von 3:1 (Omega 6 zu Omega 3).

Ein Mangel an Eisen kann sich zeigen durch:

- Müdigkeit und Erschöpfung,
- Kopfschmerzen,
- Schwindelgefühle,
- Konzentrationsprobleme,
- Leistungsabfall,
- Atemnot und Herzklopfen,
- Blässe,
- Appetitlosigkeit,
- Haarausfall,
- brüchige Nägel,
- eingerissene Mundwinkel.

Vorsicht bei Eigenmedikation. Eine Eisenüberlastung kann für Ihren Körper schädlich sein.

TIPP

Nehmen Sie Magnesium, Zink und Vitamin-B-Komplex vor dem Schlafengehen ein, um Synergieeffekte zu nutzen und eine optimale Regeneration für die Nacht zu erzielen.

Die Zufuhr eines Eisenpräparats (bei Eisenmangel) empfiehlt sich mit Aufnahme der ersten Mahlzeit des Tages.

Um den Mangel an Omega-3-Fettsäuren schnellstmöglich auszugleichen, wird für Erwachsene eine tägliche Einnahme von 3-4,5 g Fischöl empfohlen.

Als vegane Alternative können Sie auch auf Omega-3-Produkte zurückgreifen, die aus Algen gewonnen werden.

Weitere Informationen dazu erhalten Sie auf meiner Webseite
www.bewegung-petergerfen.de

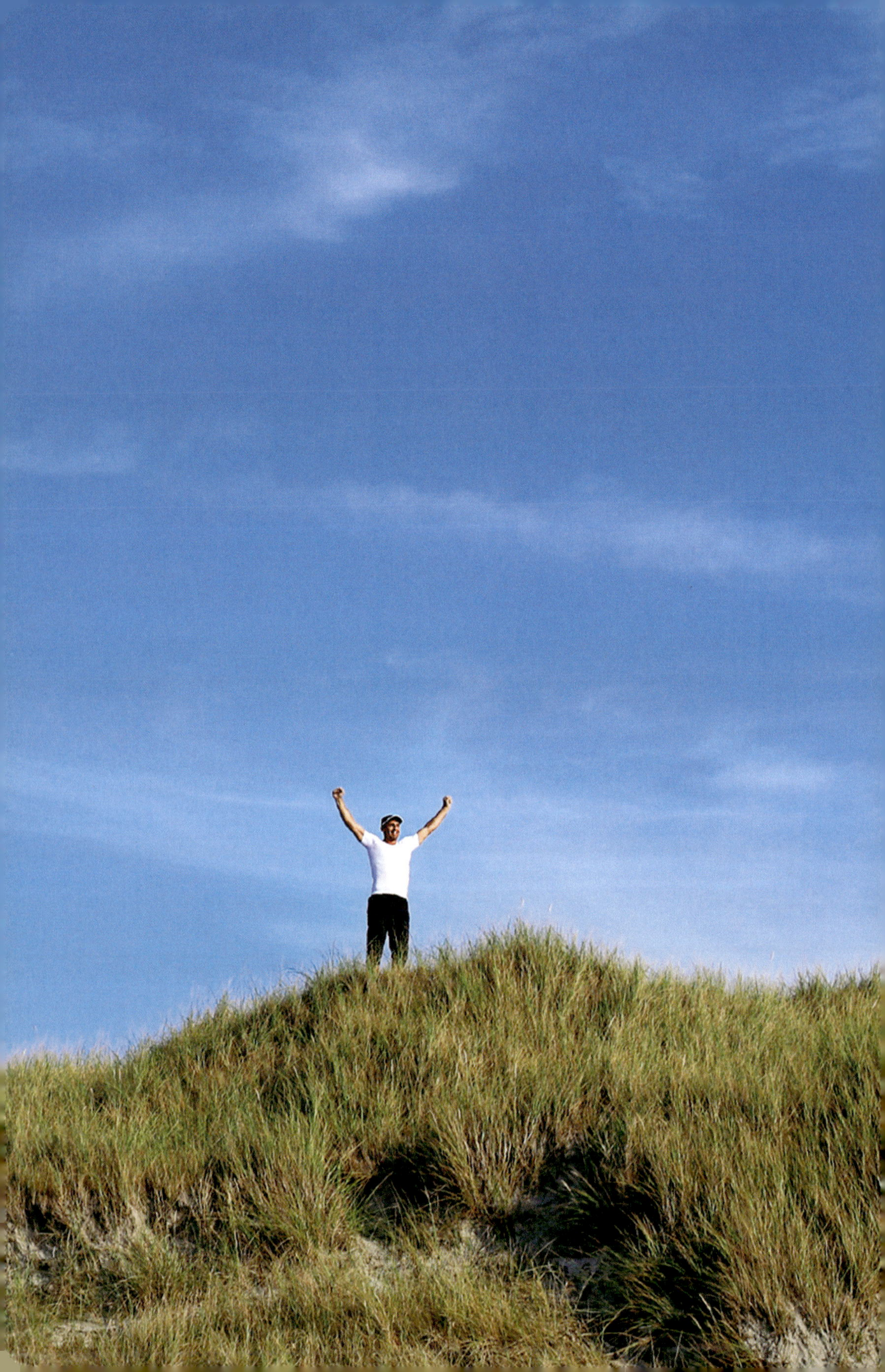

EPILOG - AM ZIEL

HERZLICHEN GLÜCKWUNSCH!

Sie sind an Ihrem ganz persönlichen Ziel angekommen.

„Begeisterung ist der nie erlahmende Impuls, der uns beharrlich unser Ziel verfolgen lässt."

Norman V. Peale

Sie haben den einen oder anderen Umweg in Kauf genommen und gegen innere und äußere Widerstände ankämpfen müssen. Und doch haben Sie sich während Ihrer Gehzeit nicht von Ihrem Weg abbringen lassen.

Sie haben Ihren Gipfel erklommen. Stey by Step. Anders als im Spitzensport, wo Stillstand Rückschritt bedeutet, können Sie nun in Ruhe auf das Erreichte zurückschauen und stolz auf sich sein.

Sie haben es allen gezeigt und, viel wichtiger noch, Sie haben es sich selbst bewiesen, zu welchen Fähigkeiten und Leistungen Sie in der Lage sind.

Vielleicht haben Sie dieses Buch in kurzer Zeit gelesen und sind noch ganz am Anfang Ihres Weges. In Ihrem Kopf sind Sie jedoch bereits einen sehr großen Schritt auf Ihrem Weg vorangekommen. Sie wissen nun, auf was es ankommt. Und das Visualisieren von Erfolg sollte ohnehin zu Ihrer täglichen Routine werden.

Ich wünsche Ihnen den bestmöglichen Erfolg.

Bleiben Sie in Bewegung!

Ihr
Peter Gerfen

ÜBUNGSKATALOG

DANKE!

Ich bedanke mich bei meinem Vater, dem ich dieses Buch widme und bei meiner Mutter, die beide immer an mich glaubten und das Potenzial zum Autor in mir sahen.

Ein herzliches Dankeschön gilt meiner Familie und insbesondere meinen beiden Söhnen, die mich stetig inspirieren und mir vor Augen führen, auf was es ankommt im Leben.

Ohne meine Kunden und die Teilnehmer meiner Fitnesskurse wäre dieses Buch niemals entstanden. Ein großer Dank geht an all diese Menschen, die mir ihr Vertrauen schenken, um fitter, schlanker und glücklicher zu werden.

Vielen lieben Dank an die Fotografin Anja Kunisch, die mit ihrer unkonventionellen und erfrischenden Art die Fotoshootings dieses Buchs zu Erlebnissen machte und an die Fotografin Katja Brandt, der es gelang, durch ihre Fotos die Atmosphäre der wunderschönen Insel Norderney in dieses Buch zu transportieren.

Zu guter Letzt geht mein Dank auch an alle Personen, die nicht an die Realisierung meines Buchs glaubten.

Auch das gab mir Kraft und machte mich nur konzentrierter und stärker auf dem Weg zu meinem Ziel.

Herzlichen Dank an folgende Firmen, die uns für die Fotoshootings des *Bewegung!*-Buchs ausgestattet haben:

Textilien: Firma ERIMA http://www.erima.de/de/

Widerstandsbänder und Fitnesstubes: Be Maxx Fitness https://www.be-maxx.com/

Pulsfrequenzuhren: SIGMA SPORT https://www.sigmasport.com/de/

Models im Buch

Danke an Julia Ristow (Model Beweglichkeit und Kraft), die auf Norderney als Trainerin und Ernährungsberaterin tätig ist. https://julia-ristow.de/

Herzlichen Dank an meinen Sohn Jarno, der mich auf Norderney und im Studio bei den Aufnahmen unterstützt hat.

Du hast das super gemacht!

LITERATURVERZEICHNIS

Anaerobe und aerobe Ausdauerleistungen [Bild/Grafik]. (o. D.). Abgerufen 15. April, 2016, von http://www.sportunterricht.de/lksport/enerschem.html

Arkadianos, I., Valdes, A. M., Marinos, E., Florou, A., Gill, R. D. & Grimaldi, K. A. (2007). Improved weight management using genetic information to personalize a calorie controlled diet. *Nutrition Journal, 6* (1). https://doi.org/10.1186/1475-2891-6-29.

Askari, H.O.S.S.E.I.N. (o. D.). *Die Gen-Diät: Ihren Stoffwechsel-Typ erkennen und endlich schlank werden.* Amazon.de: Hossein Askari: Bücher. Abgerufen 13. Januar, 2018, von https://www.amazon.de/Die-Gen-Di%C3%A4t-Stoffwechsel-Typ-erkennen-endlich/dp/3432105428

Bollinger, J. M., Scott, J., Dvoskin, R. & Kaufman, D. (2012). Public preferences regarding the return of individual genetic research results: findings from a qualitative focus group study. *Genetics in Medicine, 14* (4), 451-457. https://doi.org/10.1038/gim.2011.66

Geibel, et al. (2017) „Analysis of the distribution of metabolic types (meta-types) in the European population and their association with Demographic data.", *International Journal of Current Research, 9,* (11), 60257-60262.

Hatori, M., Vollmers, C., Zarrinpar, A., DiTacchio, L., Bushong, E., Gill, S., . . . Panda, S. (2012). Time-restricted feeding without reducing caloric intake prevents metabolic diseases in mice fed a high-fat diet. *Cell Metabolism, 15* (6), 848–860. https://doi.org/10.1016/j.cmet.2012.04.019

Holloway, T. M., Morton, R. W., Oikawa, S. Y., McKellar, S., Baker, S. K. & Phillips, S. M. (2018). Microvascular adaptations to resistance training are independent of load in resistance-trained young men. *American Journal of Physiology-Regulatory, Integrative and Comparative Physiology, 315* (2). https://doi.org/10.1152/ajpregu.00118.2018

Hummel, E., Wittig, F. & Schneider, K. (2013). The complex interaction of causing and resulting factors of overweight/obesity. Increasing the understanding of the problem and deducing requirements. *Ernährungs Umschau, 60* (1), 2-7. https://doi.org/10.4455/eu.2013.002

Kahleova, H., Lloren, J. I., Mashchak, A., Hill, M. & Fraser, G. E. (2017). Meal frequency and timing are associated with changes in body mass index in adventist health Study 2. *The Journal of Nutrition*, https://doi.org/10.3945/jn.116.244749

Kurscheid T. & Loewe L. (2013) Vergleichsstudie: Effektivität der nutrigenetischen Analyse „CoGAP *MetaCheck®*" zur Gewichtsreduktion. *AdipositasSpektrum, 13* (2), 10-16.

Nelson D. et al. (2010) Genetic phenotypes predict weight loss success: The right diet does matter. *NPAM March,* 2-4, 2010 I *EPI March,* 3-5, 2010 I Hilton San Francisco Union Square I San Francisco, CA.

Oezueak O. et al. (2016) Überprüfung der Effektivität und Nachhaltigkeit einer Gewichtsreduktion auf Basis der genetischen Stoffwechselanalyse MetaCheck, *Medical Fitness and Healthcare, 16* (2), 62-69.

Ranganathan, V. K., Siemionow, V., Liu, J. Z., Sahgal, V. & Yue, G. H. (2004). From mental power to muscle power-gaining strength by using the mind. *Neuropsychologia, 42* (7), 944-956. https://doi.org/10.1016/j.neuropsychologia.2003.11.018

Schübel, R., Nattenmüller, J., Sookthai, D., Nonnenmacher, T., Graf, M. E., Riedl, L., . . . Kühn, T. (2018b). Effects of intermittent and continuous calorie restriction on body weight and metabolism over 50 wk: a randomized controlled trial. *The American Journal of Clinical Nutrition, 108* (5), 933-945. https://doi.org/10.1093/ajcn/nqy196

Shahar, D. R., Schwarzfuchs, D., Fraser, D., Vardi, H., Thiery, J., Fiedler, G. M., . . . Shai, I. (2010). Dairy calcium intake, serum vitamin D, and successful weight loss. *The American Journal of Clinical Nutrition, 92* (5), 1017-1022. https://doi.org/10.3945/ajcn.2010.29355

Sun, F. W., Stepanovic, M. R., Andreano, J., Barrett, L. F., Touroutoglou, A. & Dickerson, B. C. (2016). Youthful brains in older adults: Preserved neuroanatomy in the default mode and salience networks contributes to youthful memory in superaging. *Journal of Neuroscience, 36* (37), 9659-9668. https://doi.org/10.1523/jneurosci.1492-16.2016

Vardarli, M. C. (o. D.). *Untersuchung der Insulinsensitivität und ß-Zellfunktion während der Ramadan-Fastenzeit bei männlichen Personen mit normaler Glukosetoleranz.* Abgerufen von http://archiv.ub.uni-heidelberg.de/volltextserver/14439/1/diss12_055.pdf

BILDNACHWEIS

Umschlaggestaltung:	Ariane Wollny
Umschlagfotos:	©Katja Brandt
Fotos Innenteil:	©Katja Brandt: S. 9, 13-14, 32, 34, 37 unten, 48, 53, 63, 71-73, 91-97, 101, 115-125, 132-135, 137, 139, 142-144, 146, 148-150, 151 oben, 152-153, 155-157, 160, 162-165, 167-172, 263
	© Anja Kunisch: 17, 19, 24, 27, 37 oben, 51, 57, 60, 88, 105, 109-112, 136, 138, 140-141, 145, 147, 151 unten, 154, 158-159, 161, 166
	©Peter Gerfen: 18, 98-100
	©Dr. Askari: 211
	©AdobeStock: 202, 225, 227, 230, 235, 237, 245-252
Grafiken:	©Dr. Askari: S. 213-215
Layout:	Anja Elsen
Satz:	www.satzstudio-hilger.de
Lektorat:	Dr. Irmgard Jaeger, Riccardo Rip

ybe
Gesfen